近代名医珍本医书重刊大系

（第二辑）

内科杂病综古

郑守谦　著

林宏洋　黄心洁　点校

天津出版传媒集团

天津科学技术出版社

图书在版编目（CIP）数据

内科杂病综古 / 郑守谦著；林宏洋，黄心洁点校
. -- 天津：天津科学技术出版社，2023.6
（近代名医珍本医书重刊大系．第二辑）

ISBN 978-7-5742-1181-0

Ⅰ．①内… Ⅱ．①郑… ②林… ③黄… Ⅲ．①内科杂病—中医临床—经验—中国—近代 Ⅳ．①R25

中国国家版本馆CIP数据核字（2023）第087526号

内科杂病综古
NEIKE ZABING ZONGGU
策划编辑：吴　頔
责任编辑：梁　旭
责任印制：兰　毅

出　　版：天津出版传媒集团 / 天津科学技术出版社
地　　址：天津市西康路35号
邮　　编：300051
电　　话：（022）23332392（发行科）23332377（编辑部）
网　　址：www.tjkjcbs.com.cn
发　　行：新华书店经销
印　　刷：河北环京美印刷有限公司

开本 880×1230　1/32　印张21.125　字数373 000
2023年6月第1版第1次印刷
定价：138.00元

近代名医珍本医书重刊大系第二辑专家组

学术顾问： 李佃贵

中医策划： 黄樵伊　党　锋

学术指导： 罗　愚　代红雨　李翊森　陈昱豪　严冬松

整理小组： 张汉卿　赖思诚　蔡承翰　朱吕群　林亚静　李　怡
徐　蕴　许颂桦　施玟伶　邱德桓　林慧华　郑水平
付大清　王　永　邬宏嘉　杨燕妮　丁　舟　孔庆斌
钱平芬　黄琬婷　吴思沂　李秀珠　姜乃丹　瞿力薇
来晓云　郭　铭　王杰茜　杨竹青　宋美丹　李盈月
张　云　郭晋良　周　洁　杨守亲　吴彦颉　马建华
王耀彬　李　娟　张　涛　吴文博

推荐文

中医药是我国劳动人民在长期防治疾病的实践中创造的独具特色的医学科学，千百年来为中华民族的繁衍昌盛做出了不可磨灭的贡献。作为新时代的中医药人，弘扬中医文化，传承国药精粹，使其更好地造福于民，是我们的神圣职责和义务。

当前，中医药自身正处在能力提升关键期，国际社会对中医药的关注度也日益提升。近年来，党和国家领导人非常重视发挥中医药在对外交流合作中的独特作用，并对新时期中医工作做出重要指示：一是全新、明确地界定了中医药学在中华文化复兴新时期的关键地位，是“打开中华文明宝库的钥匙”；二是指出了深入研究和科学总结中医药学的积极意义，即“丰富世界医学事业、推进生命科学研究”；三是揭示了中医药学在国际文化交流与合作中的重要作用，即“开启一扇了解中国文化新的窗口，为加强各国人民心灵沟通、增进传统友好搭起一座新的桥梁”。

天津科学技术出版社有限公司和北京文峰天下图书有限公司共同打造的“近代名医珍本医书重刊大系”第二辑包含 19 世纪中医名家代表作，如:《伤寒论启秘附仲景学说之分析》《集注新解叶天士温热论》《脏腑药式补正》《伤寒杂病论会通》《金匮要略释义》《研药指南》《伤寒杂病论义疏附医理探源》《金匮要略新义》《内科杂病综古》《女科综要附医案余笺》《金匮要略改正并注》《伤寒论改正并注》《香岩径》《张锡纯屡试屡效方》《张锡纯中药亲试记》《张锡纯中医论说集》《张锡纯医案讲习录》《张锡纯伤寒论讲义》《伤寒论新义》，包含了刘世桢、张山雷、黄竹斋、张锡纯等医家的代表作。

这些医家对中医发展、中医学术研究具有独特见地。时至今日，他们的学术思想和医案对临床及各类医学问题的研究仍具有重要参考和启迪作用。现将他们的经典医案和医论汇集整理重新出版，以为读者提供一份难得的了解、研究、继承中医的宝贵资料。

此系列丛书的出版，不仅具有示范意义，对全国中医药学术传承发展，也将起到积极的推动作用。且该丛书的点校与出版，并非单纯的医史研究，也非单纯的文献整理点校，而是有着很专业的实用价值，在阅读过程中，可以与这些医家的思想碰撞，产生火花。欣慰之余，愿为之推荐。

名老中医药专家学术经验继承工作指导老师

李佃贵

2023年1月16日

序 言

“近代名医珍本医书重刊大系”具有包含医家更多，选取品种更全、更具代表性，梳理更细致，点校者权威等特点。在第一辑的基础上，第二辑继续扩充19世纪中医名家代表作，共计19个品种。具体包括《伤寒论启秘附仲景学说之分析》《集注新解叶天士温热论》《脏腑药式补正》《伤寒杂病论会通》《金匮要略释义》《研药指南》《伤寒杂病论义疏附医理探源》《金匮要略新义》《内科杂病综古》《女科综要附医案余笺》《金匮要略改正并注》《伤寒论改正并注》《香岩径》《张锡纯屡试屡效方》《张锡纯中药亲试记》《张锡纯中医论说集》《张锡纯医案讲习录》《张锡纯伤寒论讲义》《伤寒论新义》，包含了刘世桢、张山雷、黄竹斋、张锡纯等医家的代表作。这次点校着重以中医传统理论结合著者学术经验予以诠解，汇辑各家注解，但不为古人注释所囿，联系所论的因、证、治疗等加以阐论和分析，凭证论治，论证用药。这套书深挖中华医藏，系统梳理19世纪中医名家代表作，可以为中医研究者提供坚实的文献研究基础，承前启后，为复兴中医药文化、提升中医药社会地位提供理论基础。也进一步贯彻了新时期中医工作重要指示精神：全新、明确地界定了中医药学在中华文化复兴新时期的关键地位，是“打开中华文明宝库的钥匙”。

“近代名医珍本医书重刊大系”是目前最系统地甄选19世纪中医名家代表作的系列丛书，特聘国医大师李佃贵指导，并邀请当今的中医名家、青年临床医师加入，进行严谨的点校重刊，旨在为研究中医药知识提供理论基础，传承发展祖国中医药文化。

全景脉学创始人

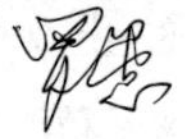

2023年2月11日

序

传曰："医不三世，不服其药。"诚以医理深邃，非世传其学者，不可轻于尝试也。同邑郑仁轩，封翁于逊清康雍间，以医济人，且助以药，乡人德之，其玄孙大司寇恪慎公，以文学侍从之臣兼精岐黄术荷宣宗成皇帝特达之知，擢陟津要，勋业灿然，盖以医人者，进而医国矣。

吾友郑君啬园，恪慎公之侄曾孙也，世承家学，经术淹通，自科举废后，专精医学。其尊甫修诚先生，主讲明道医校，学者宗仰之，啬园趋庭之暇，取晋唐以下诸大家书，潜心玩索，于异同疑似之处，折衷至当，融会贯通，辑《内科杂病综古》一书，间亦参以己意，着为论述，以附其后，俾学者有所遵循，神而明之，以期合于十全为上之旨，询寿世之宝书也。爰志数语，以志钦佩云。

乙丑岁冬月　愚弟　王恩浚　谨序

自 序

余幼承家学典坟而外，兼究岐黄诸书，始知医理深邃，非可蠡测，于是搜集晋唐以下各名家言，潜心玩索，务归条贯，二十余年来，手录在成帙，未敢示人。甲子之春，先君主讲明道医校，命余编集杂病要法，因取囊集读之，则缺然其若未备也。

呜呼！医学岂易言哉！炎黄而后，作者代出，言人人殊，其下焉者，朱紫混淆，龃龉层见，使学者徘徊岐路，无所适从，固无足论，即如子和主攻，河间论火，东垣以专理脾胃擅长，丹溪以气血痰郁食湿分治，四家为世所宗，而其派实别，倘或偏执拘守，则学有异同，不能集思广益，讵足以符博审慎明之旨，而成望闻问切之功哉。

兹复集四家菁华，标为治病圭臬，取互相发明之妙，无宗张非李之偏，且欲即古书而补其所缺也，遂于各证之中，首摭病源，次节金元学说，及后代名家精义，其他零珠碎玉，不能尽收者，则窃师其意，总为一篇殿其末幅，务令后先一贯，斐然成章，颜曰《杂病综古》。俾读者无太繁太简之嫌，而数千年之医学，百十部之医书，均略见于此，医者得之，不无小补云。

民国乙亥年　守谦　自识

凡 例

一、是书专以简要为主，首载病源，次列晋唐以来名论，再次以臆说阐厥精征。但其中间有难显之处，只得于本文下，以小注释之，或因名目繁多，则汇证以列其后，盖欲纲举目张，俾人心目了然，胸有成竹，不致临证混淆也。

二、他书每症必首引经文，以示好古，而兹编但取《巢氏病源》，冠其首者，以《内经》具在，可窥全豹，且余所撰全体病源书已录经文，而兹编则不雷同也。

三、伤寒、温病、时疫，各有专书，学者当窥全豹，无庸割裂为一脔之用，故兹编不另采入。

四、辨证莫详于巢元方，而出方治病则张、刘、李、朱四大家，各具神妙，即近代喻嘉言之书，其言亦有嘉者，故皆节取其长，并录于此，以广人之闻见。

五、杂病，惟《金匮》为医门之经，其他皆医门之子、史。然经当读，而子、史亦不可不读。兹书搜自晋唐，下迄清代，辨证独宗巢氏，其治法则祖述金元四家及喻嘉言，其间语意不相蹈袭，各有发明，学者能从此集思广益，则可出而活人。

六、篇目分立六淫、气血、伤痛、九窍、疟痢、妇幼各条，另有目录可考。惟每条中相类之证，虽受病处方不同，亦得连类及之，如风门之有眩晕、麻木、痉痫厥等类是也，余悉放此。

七、秋燥病，为《内经》《难经》《金匮》《千金》《外台》所未道，而近时沈目南、吴鞠通大畅厥旨，是书即遵其法，分为外感、内伤两种，故编次之例，与本书各篇编次例，微有不同。

八、男妇老幼，原不分科，但其间经产为妇人特证，而脐风、惊痫、胎毒、麻痘，又为小儿特证，故另立妇、幼两门。凡属于妇、幼者，各择其要录之于此，然法虽大备，尚非专书，读者甚毋谓观止，而不勤绎各家也。

九、此篇叙证，多不论脉，似非全书。然历考诸书叙证中，兼叙脉者，不过略标数、热、迟、寒数字，简而不详，倘非平日熟玩脉学专书，何能得其要领，是故千变万化之脉，断不能以片言只字尽之。余曩集古说，为脉诀大全一部，盖欲人先求诊法，又尝谓必合望闻问切，以测病情，乃能辨病，然则欲求仁术之全，非兼习四诊不可也。此书之作，专以讲明杂病为主，故证详脉略者居多。

十、每门殿列应用各方，均载明出自何书，间及后人增减易名之处，以便稽考，惟已见于仲师《伤寒》《金匮》两书者不复赘。

目 录

第一篇 六气各证 / 1

第二篇 疟痢 / 164

第三篇　诸气 / 209

第四篇　诸痛病类 / 277

第五篇　诸血病类 / 337

第六篇 虚损劳瘵 / 368

第七篇　神志类 / 399

第九篇　妇科各证 / 499

第十篇　儿科各证 / 562

第一篇　六气各证

第一章　风证

第一节　中风

（内附类中，均散见各条中。）

【《病源》】

中风者，风气中于人也。风是四时之气，分布八方，主长养万物。从其乡来者，人中少死；不从其乡来者，人中多死。其为病也，藏于皮肤之间，内不得通，外不得泄，其入经脉行于五脏者，各随脏腑而生病焉。诊其脉，虚弱者，风也；缓大，亦风也；滑散者，亦风也。脉法总五脏言。（一卷　风病　第一条）

血气俱虚，风邪并入。在于阳，则皮肤缓；在于阴，则腹里急。（一卷　风论　第十条）

偏枯由血气偏虚，腠理开，受风湿。风湿在分腠之间，使气血凝涩，不能润养。其状半身不遂，肌肉偏枯，小而痛也。邪初在分腠之间，宜温卧取汗，益其不

足，损其有余，乃可复也。（一卷　风论　第十三条）

半身不随者，脾胃气弱，血气偏虚，为风邪所乘故也。（一卷　风论　第十八条）

【戴人】

真气内弱，风邪袭之，或为寒热，或为疼痛，或为偏枯，或为拘挛，其候不一。内不得通，外不得泄，此谓之病生于变乱也。或失音昏冒，或口目㖞斜，可用三圣散吐之（牙关闭者，煎三圣散鼻内灌之。），吐出涎沫。次服人参、半夏除湿养液之药，忌动风及引痰之物。（《儒门事亲》十一卷　风论）

〖谦按〗《仁斋直指》卒中，用开噤喷嚏法，次用摄生饮，煎汤调苏合香丸灌之。痰甚者，加全蝎。颇与子和吐法大略相同，特附于此。

【河间】

（以下所录刘、李、朱三家之说，多指类中风症，宜细察之。）

中风瘫痪者，非谓肝木之风，亦非外中于风，由乎将息失宜，心火暴甚，肾水虚衰，不能制之，则阴虚阳实，而热气怫郁，心神昏冒，筋骨不用，而卒倒无所知也。因喜、怒、思、悲、恐之五志过极而卒中者，皆为热甚也。热气太甚，郁结壅滞，气血不能宣通，阴气暴绝，则阳气后竭而死。(《素问玄机原病式》)

〖谦按〗又曰："或问中风既为热症，治法或用乌、附之类何也？"答曰："欲令药气开通经络，使气血宣行而无壅滞也，然亦以消风热、开结气之类寒药佐之，可以制其药之热性也。"

热则风动，宜以静胜其躁，是养血也。中腑者宜汗之，中脏者宜下之，汗下各得其宜，然后治在经(初谓表里不和，须汗下之，表里已和者，是宜治之在经也。)。其中腑者，面五色，脉浮恶风寒，拘急不仁，或中身后、或身前、或身侧，其治多易；中脏者，唇吻不收，舌不转，鼻不闻，耳聋而目瞀，大、小便秘结，其治多难。大抵中腑者，多着四肢；中脏，多滞九窍。(《经》曰："六腑不和，流结为痈；五藏不和，九窍不通。若外无留结，内无不通，则病在经也。")

中腑者，先以加减续命汤随证发其表；若忽中脏，宜三化汤通其滞。自古名医，不能越此。

中风外无六经之形证，内无便溺之阻格。知血弱不能养筋，手足不能运动，舌强不能言语，宜大秦艽汤。

外有六经之证者，先以加减续命汤随证治之。内有便溺之阻格，以三化汤主之。

中风者，俱有先兆之证，凡觉大拇指及次指麻木不仁，或手足不用，或肌肉蠕动者，三年内必有大风之至。《经》曰："肌肉蠕动，命曰：微风。"宜先服愈风汤、天麻丸，一料为效。手大指、次指、手太阴、阳明经风，多着此也。

中风之人，如小便不利，不可以药利之，既得自汗，则津液外亡，小便自少。若利之，使荣卫枯竭，无以制火，烦热愈甚，当候热退汗止，小便自行也。

中风多能食者，风木甚则克脾，脾受敌求助于食（多食则脾气愈盛，土克肾水，水亏则病愈增也。）。当泻肝木，治风安脾，脾安则食少也。

中风之人，不宜用龙、麝、犀、珠，使风邪入于骨髓，如油入面，莫能出也。若痰潮不省，宜用药下其痰。（以上均节《保命集》）

【东垣】

中风者，非外来风邪，乃本气病也。凡人年逾

四十，气衰之际，或因忧喜忿怒伤其气者，多有此疾，壮岁之时无有也。若肥盛者，则间有之。（出王安道《溯洄集》）

〖谦按〗东垣于中风一证，并无专论，大意主元气不足，盖谓邪之所中，其气必虚也，并无专方。他书中所引东垣方论云云者，恐属后人伪撰，且论证立方，俱与河间相似，兹故勿取焉。

【丹溪】

中风大率主血虚，有痰治痰为先，次养血行血，或属虚挟火与湿，又须分气虚、血虚。半身不遂，大率多痰，在左属瘀血，在右属痰，左以四物汤加红花、桃仁、竹沥、姜汁，右以二陈、四君子等汤加竹沥、姜汁。痰壅盛者，口眼㖞斜，不能言者，皆当用吐法，或探吐法，引其风出耳。惟虚者不可吐。气虚卒倒者，用参、芪（遗尿亦属气虚。），有痰，加竹沥、姜汁。血虚用四物汤，俱用姜汁，恐凝痰故也。

治中之法，初得即当顺气，日久即当活血。若先不顺气化痰，遽用乌、附，又不活血，徒用防风、天麻、羌活辈，吾未见能治也。（久患风痰，以四物汤吞活络丹而愈者，即是此义。）

《经》曰：“风从汗泄。”可以微汗，正如解表，表实无汗者，散之劫之；表虚自汗者，温之解之。若气滞者，又宜吐之。可下者，因内有便溺之阻隔，故里实，三、五日不大便者，可与机要三化汤或子和搜风丸，老人只用润肠丸。理气者，气滞气郁，肩膊麻痛之类，此七情也，宜乌药顺气、八味顺气之类。理血者，无表无里之急，但因血弱举发不时者，用大秦艽汤或羌活愈风汤。(《心法》)

〖谦按〗上节金元四家之说，惟子和吐法一条，为治外风实证而设，余三家均论，内藏本气自病之风邪，实非真中八方不正之邪气也。

尝考外感风邪为病，有因四时之胜气而袭之者，有随时随藏而为病者，其病状各有不同。亦有内伤而适与风邪相会者，又有因热汗出，受风邪气加临而发者，此非纯然外感，所谓内外合邪也。

至于皮肤疡痍，为厉风；随藏府俞穴左右所入者，为偏风；上入脑户，曰脑风；饮酒而中，曰漏风；入房汗出而中者，为首风；传变入于大肠者，亦为肠风；其在腠理为汗泄者，曰泄风。病虽异名，皆风之变，此《内经》所谓“风为百病之长”，而四大家之所忽而未之发明者也，故略补之。

【嘉言】

〖谦按〗喻氏中风一论，确遵古法，迥异诸家，并非意有所偏，实自各有其理耳。兹集杂采异同，俱收并蓄，盖欲为学者临证酌取之赀，以收殊途同归之效，故不假号折衷，宗张非李，且非欲效骑墙之派，朱刘混投也，用特申明，后录仿此。

中风方首，仲景推侯氏黑散为主，后人罔解其意。夫风为阳邪，人身卫外之阳不固，阳邪乘阳，尤为易入（《内经》所谓"外伤空窍"。）。如偏枯卒倒（设非阳虚，其人必轻矫便捷，何至卒倒。），皆阳气虚馁所致。

仲景（《金匮》）所出诸脉诸证，字字皆本阳虚而言。又《金匮》取《古今录验》续命汤治风痱（气厥不至而瘖者）之身无痛而四肢不收者。仲景所重，原不在此，所重维何？则驱风之中，兼填空窍，为第一义也。

又云：《金匮》风引汤，当在侯氏黑散之下。侯氏黑散耑主补虚以熄其风，（〖谦按〗黑散为初中，邪未侵心之堵截法。）风引汤则兼主清热湿以除其风也。（〖谦按〗风引汤为既中后，邪已入心之下热法。义详《金匮》。）

又云：检《宣明方》，有地黄饮子，治肾虚气厥不至舌下。先得我心。资寿解语汤，乃治风入脾脏，舌强不语之证者。至于少阴，脉萦舌本，肾虚风入者，昌每

用此方去羌活，加熟地、首乌、枸杞、甘菊、胡麻、天冬，治之获效，特识于此。（节《医门法律》）

〖谦按〗喻氏论中，曾谓中风湿、火、气三者，均每兼有之。其意盖即指阳虚，邪害空窍为本；而风从外入者，必挟病人身中素有之邪，或湿、或火、或气而为标也，不然则湿、火、气之说，又将混入类中一门，而非真中风之说法矣。

但本篇所录，地黄饮子及解语汤二条，则纯属类中风证。古人论风，往往混乱如此，真眼人自识之。

【谦论述】

郑守谦曰：中风者，外风乘虚而入也。自来名家主虚、主火、主痰，其说不一，验之各证，诚如所言。然如此立说，颇易混入类中一门，何不曰虚（一则阳邪贼风，一则脏腑自虚。）为得病之本，其夹火与痰者皆为病之标耶！

今试从虚字，而推其受病之深浅。一曰表气虚者，始中经络；再则腑虚而中；三则脏虚而中；四则血脉虚而中，其中之轻重各别焉。中经者，外有六经见证（不拘手足，宜从小续命汤，随各经加减治之。）。中腑者，病在表，必面加五色，脉浮弦而恶风，手足不随，大法宜微汗之（小续命汤，如夹有经证，则用防风通圣散双解表里，但不可过汗。)，又中腑之时，亦多兼脏证者，不可不知。

中脏者，病在里，多滞九窍，内有便溺之阻格；正气尚存者，治宜下之(尚可假手于一下，三化汤主之。)；古法于心脾证，用芳香(牛黄至宝丹)通窍之药，亦即引导之义也；如遇口开(心绝)、目闭或上视(肝绝)、手撒(脾绝)、遗尿(肾绝)、汗大出(肺绝)及面赤发冲，脉大而急者(中风体虚甚者，故见此证，即所谓类中也。)，则又皆阳脱之证矣。(虚极则阳脱，宜三生饮加人参。)

至于中血脉者，病在半表半里，外无经证(于此可悟中腑、中藏两者，皆能兼六经形证矣。)，内无阻隔，病名偏枯(肝藏血而左升，肺藏气而右降，气分偏虚则病在于右，血分偏虚则病在于左，随虚而病，故曰：偏枯。)。以其非表非里，既不可汗，又不可下，惟静乐养血，润药滋燥，其风自除。(方书多用大秦艽汤，然适可而止，静药过用，则伤脾矣！不如陈修园法，偏左用六君子汤加竹沥、姜汁，治气以祛其风；偏右用四物汤加桃仁、红花、竹沥、姜汁、天麻、僵虫、羚角，补血以行其气者为稳。又云：气血两虚，则八珍、十全大补均可选用。)

总之治风大法，于猝然昏倒者，必先顺气，然后治风(苏合香丸等、或吹鼻散。)，尤须辨明气血之所属，此要法也。若夫禀赋不齐，七情异趣，六气殊伤，多患似风非风之证，即为类中，医者察之。

再按，中络者，邪方入卫，尚在经络之外，故但肌肉不仁；中经则入营脉之中，骨肉皆失所养，故身体重着。中腑中脏，则离外而内，邪入深矣。中腑必归于胃，以胃为六腑之总司也，胃之大络入心，风热蒸化精液，结为痰涎，堵其出入之窍，故中腑者，多不识人。中脏必归于心，以心为神明之主也，诸脏受邪，并入于心，则神明无主，舌为心苗，故中脏者则舌蹇难言。此中络、中经、中腑、中脏，四证之区别，本于《金匮》。

而《金鉴》因此四证，各分虚、实治法，曰：中络实证，主以乌药顺气散；曰：中络虚证，主大秦艽或小续命汤。曰：中经实证，主搜风顺气丸；曰：中经虚证，主小续命汤。曰：中腑实证，三化汤；虚证，搜风顺气丸。曰：中脏实证，牛黄清心丸；虚证，参附汤、回阳救急汤。又曰：中经络而为表邪固闭者，还魂汤；中脏腑而为风痰闭结者，夺命散。此治病之准绳也。

【汇证】

（以上所述，皆指内证，因证繁故列明之。）

口噤不开：肝风乘胃也。

口眼㖞斜：风摇血耗，筋无所养也。

语言蹇涩：内夺而厥，则为瘖痱也。

四肢不举：或血枯筋急，或湿盛痰多。

身体疼痛：风客肌肤如痹，或且夹痰兼虚也。

痰涎壅盛：肥人气虚于外，而歉于内，故痰逆虚、实两证皆有之。

遗尿不禁：一为脾气下陷，一为肾气不收也。

小便不利：多由自汗，则津液外亡，小便自少，非不利也。

善饥善食：风木太过，脾土受攻而求救也。

自汗盗汗：或由表虚，或因里热，义与杂证无异也。

神气昏瞀：痰气冲逆，故昏也。

左瘫右痪：肢麻骨痛，皆风与湿为之也。

【《内经》四法补述】

一、偏枯：即半身不遂，由气血偏虚也。

二、风痱：身无痛，但四肢不举，或一臂不遂，或左瘫右痪，邪入至深者也。

三、风懿：亦名风癔。其痛在藏府间，由痰塞心窍，昏倒不言是也。此证有汗身软者可治。

四、风痹：《经》曰：“邪之所凑，其气必虚。留而不去，则为痹；卫气不行，则为不仁。”又曰：“风之病，当半身不遂，或但臂不遂者，此为痹也。”大约皆为汗出风吹，血凝皮肤之故。

【列方】

牛黄至宝丹（见后　类中。）　**回阳救急汤**（见后　中寒。）　**防风通圣散**（见后　痉厥。）**还魂汤**（见后　痫病。）

小续命汤（《千金》）　治中风不省，痰壅拘挛，及脚气缓弱。

麻黄　人参　黄芩　芍药　防己　桂枝　川芎各一两　防风两半　附子五钱　杏仁　甘草各一两

共末，每服五钱，姜煎，食前服。

〖附〗各经药味加减法。（兼附针法）

中风无汗恶寒，加麻黄、防风、杏仁一倍。

中风有汗恶风，加桂枝、芍药、杏仁一倍。

上太阳经二证（无汗恶寒，针至阴昆仑；有汗恶风，针风府。）

中风无汗，身热不恶寒，加石膏、知母，方中甘草加一倍。一本云：去附子。（无刺法。）

中风有汗，身不热不恶风，加葛根，方中桂枝、黄芩加一倍。（针陷谷、厉兑。）

上阳明经二证

中风无汗身凉，加干姜，方中附子加二倍。（刺隐白穴。）

上太阴经证

中风有汗无热，桂枝、附子、甘草加一倍。（刺太溪穴。）

上少阴经证

中风六经混淆、繁之，于少阳厥阴、或肢节挛痛、或麻木，加羌活、连翘。

上少阳厥阴经证（少阳炙绝骨，厥阴刺大敦。）

大秦艽汤（洁古）　治中经，邪在血脉，口瘖肢废，风邪散见，不拘一经者。

秦艽　甘草各三两　川芎　当归　芍药　石膏　独活各二两　羌活　防风　黄芩　白芷　白术　生地　干地　茯苓各一两　细辛半两

十六味，每煎服一两。如天寒加生姜，心下痞者加枳实一钱。

愈风汤（洁古）　中风证，内邪正除，外邪已尽，当服此以行导诸经。

羌活　防风　川芎　细辛　枳壳　人参　麻黄　甘

菊 薄荷 枸杞 当归 知母 黄芪 独活 杜仲 白芷 秦艽 柴胡 熟地 半夏 前胡 厚朴 汉防己 甘草 蔓荆子 地骨皮各二两 桂 黄芩 茯苓各一两 石膏 苍术 生地各四两 芍药三两

上剉每服一两（水煎温服）。天阴加生姜，空心一服，临卧再服，俱宜食远。

天麻丸（洁古） 治风因热生，热甚则动，宜以静胜其燥，是养血也。（去肾间风）

天麻三两，酒浸，晒干秤 牛膝六两，同上法 萆薢 玄参各六两 杜仲七两 当归 姜活各十两 生地一觔（觔同斤） 附子一两（一方有独活四两）

上为末，蜜丸，桐子大，常服五、七十丸，空心（前食），温酒或白汤下。

地黄饮子（《宣明方》） 治中风舌瘖足废，此少阴气厥不至，名曰风痱。（宜急温之。）

熟地 枣皮 五味子 苁蓉酒浸 石斛 麦冬 石菖蒲 远志 茯苓 桂心 附子 巴戟去心 薄荷各等分

上十三味，每服三钱，姜、枣煎，此类中风方，外风甚，而兼痰火者（忌服）。

资寿解语汤（《医门法律》，一作（沈氏）） 治风入脾脏，舌强不语。至于少阴不语，喻氏用此方加减，见前论中。

防风　附子　天麻各一钱　桂八分　枣仁三分　羌活　甘草各五分　羚羊角八分

水煎，入竹沥、生姜汁，食远服。

侯氏黑散(《金匮》)　治大风，四肢烦重，心中恶寒不足者。

菊花四十分　白术　防风各十分　桔梗八分　黄芩五分　细辛　茯苓　牡蛎　人参　矾石　当归　干姜　川芎　桂枝各三分

上十四味，杵为散，酒调服，禁一切鱼、肉、大蒜，药宜冷服。

风引汤(《金匮》)　治除热瘫痫。巢氏云："脚气宜服"。

大黄　干姜　龙骨各四两　桂枝三两　甘草　牡蛎各二两　滑石　寒水石　赤石脂　白石脂　紫石英　石膏各六两

上十二味，杵粗筛，每取三指撮，井花水煎，温服。

搜风顺气丸(《太平圣惠方》)

大黄　牛膝　麻仁　车前　山药　枣仁　枳壳　郁李仁　菟丝　防风　独活　槟榔

研作丸，每服二钱。

搜风丸（子和，一名人参半夏丸）

人参　茯苓　南星各五钱　半夏　干姜　白矾用生　凝水石各一两　蛤粉二两　薄荷五钱　藿香少许

细末，水丸豌豆大，姜汤下。

润肠丸（子和）

郁李仁　大黄　桂心　黑牵牛　当归　黄柏生用，各五钱　轻粉少许

上细末，滴水为丸，桐子大，每服三十丸，姜汤下。

乌药顺气丸（丹溪）

大黄　陈皮　乌药各三两　僵蚕　川芎　枳壳　白芷　桔梗　甘草各一两　炮姜五钱

为末，每服三钱，姜三片、枣一枚，煎服。

八味顺气散（丹溪）

白术　茯苓　青皮　白芷　陈皮　台乌　人参各一两　甘草五钱

上为末，每服五钱，水煎，仍以酒化苏合香丸，间服。

三化汤（洁古） 治风中脏，瘀塞不通。壮实者，用此彻表彻裹。

厚朴姜制　大黄　枳实　羌活

上各等分，剉如麻豆大，每服一两，以微利为度。脾胃虚者，则不用也。

活络丹（《局方》） 此小活络丹也。治风中经，及风痹身痛等证。

南星　川乌　草乌　地龙炙，各一两　乳香　没药，另研各三两

上末，酒糊丸，梧子大，每用二十丸，空心酒下。

乌药顺气散（《局方》）

乌药　陈皮　枳壳　麻黄　桔梗　白芷　川芎　僵虫　炮姜　炙草　葱　姜

自汗者去麻黄，加黄芪。

换骨丹（《沈氏》）

苍术　防风　川芎　首乌　蔓荆子　白芷　苦参　五味　桑皮　槐角　人参　木香　威灵仙

晒，研极细，另切麻黄四两，水煎成膏糊，前药为丸，每重二钱，用冰片、麝香、朱砂滚丸为衣。

苏合香丸(《局方》) 治中风中气，牙紧不省及邪祟证。

白术　青木香　犀角　香附炒　朱砂飞研　诃子煨　檀香　安息香另末，酒熬膏　沉香　麝香　丁香　荜拨各二两　龙脑　苏合香油入安息香膏内　熏陆香别研一两

均研，入安息膏内加炼蜜丸。

三生饮(宋·王硕《易简方》) 治中脏闭证，行经络，治寒邪之圣药也。

南星一两　川乌　生附各五钱　木香二钱半

上捣，每用五钱，生姜十片煎服，或加人参两许，辅正驱邪。

夺命散(《济生》)

南星　半夏　葶苈　白芷　巴豆霜

研末，每用五分，以吐为度。

摄生饮(《直指》) 治卒中，不省人事，无热者。

南星　半夏各五分　木香　苍术　细辛　菖蒲　甘草各一钱

加姜煎。

三圣散(《太平圣惠方》)

防风 瓜蒂炒，各三两 藜芦任加减

粗末，每服四钱，齑汁三盏，先用二盏，煎三五沸，去汁，次入一盏，煎三沸，去滓澄清，放温徐服(以吐为度)。

吹鼻散(沈氏，一名搐鼻通天散)

川芎 细辛 藜芦 白芷 防风 皂角 薄荷

各等分为末，每取少许吹鼻，即提起顶发，便苏有嚏愈，无嚏不治。

四君子汤(《局方》) 治气虚，专走脾胃。

参 术 苓 草

四物汤(《局方》) 治血虚及妇科冲任虚损、腹痛等证。

当归 生地(一作熟地) 芍药 川芎

第二节 类中风

〖谦按〗此节略述类中大概，凡后篇所列内风各证，亦俱可以类中称之，宜参看。

【《病源》】

风邪者，谓风气伤于人也。人以身内血气为正，外来风气为邪，若其居处失宜，饮食不节，致脏腑内损，气血外虚，则为风邪所伤。故病有五邪，一曰：中风（凡属中风以外之证，即为类中。），二：曰伤暑，三曰：饮食劳倦，四曰：中寒，五曰：中湿，其为病不同。（第二卷　十六条　风邪候）

〖谦按〗《病源》风病诸候上篇凡二十九论，下篇凡三十论，除第一条中风本候及贼风、偏枯、风痱、不仁等数条外，其余风痉、风湿痹、血痹、风惊悸、历节、身痛、五藏恍惚、头面风、头眩、五癫、风狂、瘾疹瘙痒、诸癞等候，虽皆病起于风，要不得以中风混言之也。因文繁不能尽录，故附记于此。

【戴人】

夫风者，厥阴风木之主也。诸风掉眩，风痰风厥，涎潮不利，失音不语，留饮，飧泄，呕逆，旋运，口㖞，搐搦，僵仆，目眩，小儿惊悸狂妄，胃脘当心而痛，上支两胁咽膈不通，偏正头风，手足挛急，皆肝木为病也。（上录《儒门事亲》卷四　风论）

刘、李、朱三家之说，备载前幅，下列但举其大意。

【河间】

河间谓将息失宜，心火暴盛，水不制火，是为火中。

【东垣】

东垣谓气虚卒倒，力主培元，是为气中。

【丹溪】

丹溪以东南卑下，湿生痰，痰生热，热生风，是为湿中。

【附】辨证法

凡中暑、中寒、中湿、痰厥、气厥、食厥、热厥、虚晕，皆卒倒不语，非若真中风，必有歪斜搐搦，或偏枯之症也。又就诸类症之中分之，惟中气与中风尤相似，但中气身冷、脉沉、无痰涎；中风则身温、脉浮、有痰涎，以此为异耳。

【谦论述】

郑守谦曰：中风大纲分真中、类中两项。真中风者，风自外来，虽由内虚所召，究之邪实为多；若类中，则风自内生，阴亏阳越。千古论治，混淆不清，即本篇前幅统录诸说，亦属泾渭不明。在诸家论风，每因连类而及，阅者不察，遂易紊治，殊为偾事，兹故单举类中一说，而详述之。

夫类中者，非风中五脏六腑之俞，故无六经㖞斜偏废等证。而内风时起，其夹火者，当动而抽掣昏狂；其夹痰食与湿气者，又必壅塞而麻痹眩仆矣。推其状之所类，故名之曰类中风，其实则纯系内风为患也。

尝考叶氏治法，意谓内风必起于肝，肝为风脏，因血液衰耗，水不涵木，肝阳偏亢，内风乃起，于是窍络阻塞，头目不清，眩晕跌仆，甚至痉厥等证皆作矣。法宜滋液熄风，濡养营络（熟地、首乌、枸杞、当归、牛膝、胡麻、石斛、五味子、白菊花、牡蛎粉之类。），补阴潜阳（如虎潜丸、固本复脉汤类。）。若阴阳并损，无阳则阴无以化者，宜温柔濡润（如沙苑、苁蓉、枸杞、人参、阿胶、当归之类。），或通补法（如地黄饮子、还少丹之类。）。

若风木过动，中土受戕，则有不寐不食，卫疏汗泄，饮食变痰之证（用六君子汤、玉屏风散、茯苓饮、酸枣仁汤之类。）。又若风阳上升，痰火阻窍，神识不清者，芳香宣窍（至宝丹），或辛凉之品（如菊花叶、菖蒲、山栀、羚角、天麻、丹皮、钩藤之类。），清上痰火。若阴阳交失，真气欲绝者，用参、附回阳，佐以摄阴（如五味子、龙骨、牡蛎之类。)。此其治法也。

自李士材以类中证，条分火中、虚中、湿中、寒中、暑中、气中、食中、恶中等证，而《金鉴》因之，亦可效法。但火中，河间已言之；寒中之体强口噤、脐腹冷痛，则从姜附汤、麻黄汤可也；虚中，东垣已言之；湿中，丹溪已言之；其余暑中，从治暑法；气中，从苏合香顺气散法；食中厥逆，从通胃导气法；恶中，则《金鉴》所称尸厥者，多从逐秽调气等法也。

缪仲淳曰："降气，则阳交于阴；和肝，则木不贼土；滋肾，则真阴生而津液足。"此三法者，其得叶氏、士材、《金鉴》立法之本旨欤！类中治法如是，临证者复奚疑焉。

【列方】

论中间引《伤寒》内药味简单之方(如本篇麻黄汤，不载者是)，均不录入。(以下仿此)

苏合香丸　地黄饮子　乌药顺气散　六君子汤(均见前　中风门，四君加半夏、陈皮，即名六君子。)

虎潜丸(丹溪)　治肾阴不足，筋骨痿软。

黄柏四两　知母　熟地　虎胫骨酥　琐阳　当归各一两　陈皮七钱半　白芍两半　牛膝三两半　龟板三两

共研细末，羯羊肉煮糊丸，盐汤下。冬月加建姜五钱。（一本加附子治痿躄。）

固本丸（《张氏医通》）治上下消，老人津亏，咳逆便秘。（一名人参固本丸。）

人参二两　天冬　麦冬　生地　熟地各四两

捣细蜜丸。

复脉汤（《伤寒》，即炙甘草汤）治伤寒脉结代，心悸动者。

炙草四两　生姜　桂枝　人参　阿胶各三两　生地一斤　麦冬　麻仁各八两　大枣十二枚

水酒各半煎。

还少丹（杨氏）此通治脾肾虚寒，精乏气虚之剂。

熟地二两　山药　牛膝　枸杞各两半　枣皮　茯苓　杜仲　远志　五味子　楮实　茴香　巴戟天　肉苁蓉各一两　石菖蒲五钱

为末，枣肉和蜜为丸，温酒或盐汤下。

玉屏风散（《得效方》）

黄芪　防风各一两　白术二两

外台茯苓饮

茯苓　人参　白术　枳实　橘皮　生姜各等分

酸枣仁汤（《金匮》）治虚烦不眠及盗汗。

枣仁　甘草　知母　茯苓　川芎

至宝丹（《局方》）

乌犀角　朱砂　雄黄　玳瑁　琥珀各一两，研碎　麝香　龙胆各一钱　金箔　银箔各五十片　牛黄半两，研　安息香一两

将安息香熬膏，和诸药末，分作百丸，蜡护。

第三节　麻木不仁

（以下所列，皆内风各证。）

【《病源》】

风不仁者，由荣气虚，卫气实，风寒入于肌肉，使血气行不宣流。其状，搔之皮肤，如隔衣是也。（一卷　二十一条　风不仁侯）

【河间】

（此段应与痹证治法参看。）

着痹者，留着不去，四肢麻木拘挛也。《内经》曰："病久入深，荣卫之气涩，经络时疏，故不痛，皮肤不荣，故不仁。"夫所谓不仁者，或周身、或四肢，唧唧然麻木不知痛痒，如绳扎缚初解之状，古方书名为脾痹者也。（出《医学正传》）

【东垣】

久坐而起，亦有麻木，知其气不行也，当补其肺中之气，则麻木自愈。

【丹溪】

麻是气虚，木是湿痰死血。（〖按〗麻与木，即不仁，此二而一者也。）

【谦论述】

郑守谦曰：营卫之气，滞而不行，则麻木（《灵枢》云："卫气不行，则为麻木。"《素问》云："营气虚，则不仁；卫气虚，则不用；营卫俱虚，则不仁且不用。"），盖气虚而风湿与痰凑之也。

麻则不关痛痒，肌肉内如小虫乱行，如沙点乱击，按之不止，搔之愈甚，当其突然而来，尚有知觉，其病偏于气分而稍轻；木则肌肉顽痹不仁，掐之如同木石，阳气既滞，而湿痰败血，遂丛聚于斯，甚至累月经年，缠绵不愈。

大约治麻以补气为主，而兼用去风痰之药，味宜辛通（生姜为之向导，枳壳开气，陈皮、半夏逐痰，羌、防散风，乌药、木香行气，木通、威灵仙、僵虫行经络，手臂用桑枝、钩藤，足股用牛膝，病减用补中益气汤。）。

治木以顺气为本，而兼用入络和血之药，法宜温散（木症以附、桂为向导，乌药、木香行气，当归、川芎、枸杞、桃仁、红花和血，穿山甲、牙皂、细辛通经络，病减者用八珍汤以补虚。）。

妇人悒郁气结，致发麻痹者，又当从郁治（逍遥散加香附、川芎。）。

沈金鳌谓　治麻木须补助气血，不可专用消散。盖因方书有谓：大、次指忽然麻木，三年内须防中风。宜服散风之药，然过散，开其元府，漏其真液，适足以召外风，故云：不可专用消散，当补气血也。此说亦学者之所应知。

又麻木证各有不同，如浑身麻木者，为卫气不行；

皮肤麻木者，肺气不行；肌肉麻木者，营气不行；暑月麻木者，热伤元气为多；足屈不伸者，冷风麻痹为多；腿足忽如火灼而麻木者，属湿热下注；手臂麻，属气虚或夹风；十指麻木，属脾胃湿痰败血；又指尖麻者，或属经络气虚；舌麻木，属心经与胃之风痰；有一块不知痛痒，遇阴寒即发，属痰与瘀血。此方书分证酌治之法，依法辨证，庶不混淆。

【列方】

补中益气汤（东垣） 治调理脾胃，升举下陷，病后扶元胜邪，功难尽述。

黄芪钱半　人参　甘草各一钱　白术　陈皮　当归各五分　升麻　柴胡各三分　姜　枣各三件

水煎，温服。

八珍汤（《准绳》） 治气血两虚。

即四君、四物合方

逍遥散（《易简》） 治肝脾二经，血虚火证。

当归　白芍　白术　茯苓　柴胡各一钱　甘草五分

水煎服。

立斋加丹皮、山栀，名加味逍遥散。又一本云，古方逍遥散，即前方，无丹皮、山栀，有薄荷、陈皮、地骨皮数味，附记于此。

第四节　眩晕

【《病源》】

（巢氏言风入而眩，可统风寒入脑之头风症而言。）

风头眩者，由血气虚，风邪入脑，而引目系故也。五脏六腑之精气，皆上注于目，血气与脉并于上系，上属于脑后，出于项中。逢身之虚，则为风邪所伤，风入于脑，则脑转而目系急，目系急故成眩也。（风病诸候　下卷　十三条）

【河间】

风气甚，而头目自眩运者，由风木旺，金衰无以制木，而木复生火，风火皆属阳。火本动也，焰得风则自然旋转，但有微甚而已。（《原病式》）

【丹溪】

痰夹气虚并火，治痰为主，兼补气降火药。又风则有汗，寒则掣痛，暑则热闷，湿则重滞，此四气乘虚而眩晕也。又或七情郁而生痰动火，随气上厥，此七情致虚而眩晕也。淫欲过度，肾不纳气，诸气逆奔而上，此气虚眩晕也。吐衄崩证，肝家不能收摄荣气，使诸血失

道妄行，此血虚眩晕也。要寻致病之因，随机应敌，不可妄施汗下。(《心法》)

【谦论述】

郑守谦曰：头目本清空之窍，浊阴上冒者晕，烦劳伤阳者眩，是则眩晕一证，不当独以肝风论也。《内经》谓“眩掉属肝”者，盖指肝木本证而云也。今试举内外虚实言之，则知病因不一矣。

凡属外因者，伤风之眩，必然自汗恶风；火热之眩，则兼烦闷引饮；风湿之眩，多见昏冒，此皆属实者也。又属内因者，痰饮、痞呕而晕眩，为实证；气郁夹痰而晕眩，亦为实证；其余血虚而冒，气虚而冒，则因肝因肾者皆有之，又不可以一例拘也。

至于持重角力，强醉妄呼，伤气而眩；及金疮跌扑，伤血昏眩者，皆属不内外因。何能拘定曰：无痰不作眩，又曰：头晕为风之渐也哉。病因各殊，相其所因而药之可也。

至为肝风本病，其因亦非只一端，如冬不潜藏、春气发泄、身心过动、情志郁勃、老年肾衰、病后未复、天人交感之际，阴阳偶有不符，则风动阳升，震眩不定。既非发散可解，沉寒可清，固应于六淫七情之外，另立一法。则叶氏所用辛甘化风，甘酸化阴，缓肝之急以熄风，滋肾之液以清热者是也。盖肝风既平，而眩晕斯止矣。

条其治法：

上焦窍络火郁，用泄热法从胆治之（羚角、山栀、连翘、丹皮、生地、桑叶、钩藤、天麻。）。

中虚风阳扰胃，用填补法从胃治之（人参、山药、黄芪、小麦、炙草、龙眼肉等。〖按〗肝风内扰，阳明正当其冲，土受木克，故宜急补中气。）。

下元水涸火升，用摄纳法从肝肾治之（阿胶、熟地、石斛、枸杞、首乌、天麻、天冬、黑芝麻、磁石、五味子。）。

肾阳不潜，用龟板、淡菜。

痰多作眩，用贝母、姜橘、竹沥、茯苓。

心悸不寐，用枣仁、麦冬、龙骨。

厥阳不敛，用白芍、牛膝、枣皮。

呕吐不食，泄肝安胃，用橘皮、苓、夏、木瓜。

动怒郁勃，痰、火、风交炽者，则用二陈汤下龙荟丸，并加熄风之品。

此皆从肝肾分虚实而治之者，可谓丝丝入扣矣。

【列方】

二陈汤（《局方》） 治除一切痰饮。

半夏姜汁制，二钱　陈皮　茯苓各一钱　甘草五分加姜煎。

龙荟丸(《宣明》) 治泄肝胆火邪。

当归酒洗 龙胆草酒浸 栀子炒 黄连炒 黄柏炒 黄芩炒，各五钱 大黄酒浸 青黛 芦荟各二钱半 木香一钱 麝香二分五厘

上共研细末，以蜜为丸，姜汤送下。非实火者，不可轻投。

第五节 痉痫厥

【《病源》】

风痉者，口噤不开，背强直。由风邪伤于太阳经，后遇寒湿，则发痉也。诊其脉，策策如弦直上下者，风痉也。(一卷 七条 风痉候)

痉之为状，身热足寒，项颈强，恶寒，时头热头摇，卒口噤，背直，身体反张是也。此由肺移热于肾，传而为痉。痉有刚柔，太阳病，发热无汗而反恶寒，为刚痉；发热汗出而恶寒为柔痉。诊其脉沉细，此为痉也。(八卷 伤寒痉候)

产后中风痉者，因产伤动血脉，脏腑虚竭。荣

卫虚，伤风气，得入五脏，伤于太阳之经，复感寒湿，寒搏于筋则发痉。气急如绝，汗出如雨者死。（卷四十四　产后诸症　二十七条）

小儿风痉之状，如痫而背脊颈项强直，是风伤太阳之经。小儿解脱之脐疮未合，为风所伤，皆令发痉。（四十八卷　小儿杂病诸候之十三条）

上论痉证共四条

痫者，小儿病也。十岁以上为癫，十岁以下为痫。其发之状，或口眼相引而目睛上摇，或手足掣纵，或背脊强直，或颈项反折。诸书说痫，名证不同，大体发源皆因三种，风痫、惊痫、食痫是也。风痫者，因衣厚，汗出，而风入为之；惊痫者，因惊怖大啼乃发；食痫者，因乳哺不节所成。然小儿气血微弱，易为伤动，因此三种，变作诸痫。（四十五卷　小儿杂病诸候　七条）

上论痫证一条

厥者，逆也。谓手足逆冷也。此由阳气暴衰，阴气独盛，阴胜于阳，故阳脉为之逆，不通于手足，所以逆冷也。伤寒，一至四、五日厥者，必发热。前热者后必厥，厥深热亦深，厥微热亦微。伤寒先厥者，不可下之。（七卷　伤寒厥候）

夫厥者，逆也。谓阴阳二气卒有衰绝，逆于常度。若阳气衰于下，则为寒厥；阴气衰于下，则为热厥。热厥之为热也，必起于足下。阳起于五指之表，集于足下，而聚于足心故也，故阳胜则足下热。

热厥者，酒入于胃，则络脉满，而经脉虚，胃不和，则精气不荣其四肢，酒气与谷气相并，热起于内，阳气独盛，故手足热。

寒厥之为寒，必从五指始，至于膝下。阴气起于五指之里，集于膝下，聚于膝上，故阴气胜，则五指至膝上寒。其寒也，不从外，皆从内。阳气日损，阴气独在，故手足为之寒。

夫厥，令人腹满，或令暴不知人，此阴盛于上，邪逆而阳气乱也。（节十二卷　治热病候　七条）

尸厥者，阴气逆也。此由阳脉卒下坠，阴脉卒上升，阴阳离居，荣卫不通，真气乱厥，寒邪乘之。其状如死，犹微有息，脉尚动而无知也。（二十三卷　中恶诸候　三条）

上论厥证三条

【戴人】

风痫病发，项强直，不省人事，此肝经有热也。或咬牙者，先用葶苈苦酒汤吐之，后服泻青丸下之，次

服防风通圣散。如病重者，可用白矾、礞石、代赭石，《经》云："重剂以镇之"。（《事亲》十一卷　风论）

上论痫证一条（〖按〗子和法，于虚证，不胜吐下者，则以豁痰清火为主。）

阳胜则足下热，阴胜则足下寒。热厥寒在上也，寒厥热在上也。寒在上者，以温剂补肺金；热在上者，以凉剂清心火则愈矣。若尸厥（形体无知。）、痰厥（喉中有涎，声如拽锯。）、风厥（手足搐搦。）、气厥（暴怒而得。）、酒厥（因醉而得。），可以涌吐而醒，次服降火、益水、和血、通气之药，使粥食调养，无不瘥者。（《事亲》四卷　十一条）

上论厥证一条

【东垣】（论痫一条）

病痫者，涎沫出于口，冷汗出于身，清涕出于鼻，皆阳蹻、阴蹻、督、冲四脉之邪上行，肾不任煎熬沸腾为之也。此奇邪为病，不系五行阴阳十二经所拘，当从二蹻、督、冲四穴治之。（洁古云："昼发灸阳蹻，夜发灸阴蹻"，又孙一奎云："当灸长强、气海、阴交等穴"。）

【丹溪】

痓，切不可作风治而用风药（诸痓项强，皆属于湿，湿过极反兼风化制之，兼风化为虚象，实非风证也。）。多是气虚有火兼痰，宜用人参、竹沥之类。

上论痉证一条

痫证惊与痰，宜吐，吐后用平肝之法（因惊而得，神不守舍，舍空而痰聚也，宜星香散加全蝎三个）。有热者，以凉药清其心。（《心法》）

上论痫证一条

厥逆，气虚为主，亦有因血虚者。（气虚脉微，血虚脉大，热厥脉数滑，外感脉沉实，有痰脉必弦。）

阳厥，是热深则厥深，不可作阴证而用热药。宜大、小承气汤，随其轻重而治之。

阴厥，身冷脉沉，四肢逆，唇口青，或自利不渴，大便色白。治之以四逆、理中之辈，速炙关元。

尸厥，飞尸卒厥，此即中恶之证。因冒犯不正之气，忽然手足逆冷，肌肤粟起，头面青黄，神色不守，或妄语，牙紧口噤，或昏不知人，此是卒厥。客忤、飞尸、鬼击、吊死登冢，多得之，以苏合香丸灌之。候稍醒，以调气散和平胃散服。

痰厥，因寒痰迷闷，肢冷，宜姜附。（《心法》）

上论厥逆

【附录】厥论

戴元礼云：阴阳之病皆能发厥，故有阳厥、阴厥，皆病之深也。二厥惟阳厥易误，当问其初得病如何。若初病头不痛，肢逆多挛，恶寒，不渴，或利清谷，小便自调，人体甚静，此寒厥也，是为阴中之阴，宜四逆、理中等物。

若初病头痛身热外，别有阳证，至五、六日方发厥，其人虽厥，或畏热渴饮，或烦燥不眠，大便闭，小便赤，多昏愦者，此热厥也，是为阴中之阳，宜白虎汤，或大承气汤。

热厥虽手足冷而指甲暖，不若寒厥并指甲俱青冷，此辨阴阳之要法也。（又阳病，腰上热，两脚冷，盖三阴脉上不至头，阳脉下不至足也。）

【附录】痉论

徐忠可云：痓即痉，强直之谓也，痓病必有背项强直等的证。但治痓于刚、柔之辨最为吃紧，以无汗为刚，有汗为柔，为辨证之要领。

夫发热、无汗、恶寒，本伤寒家证，若痓而项强背直，乃卫阳与肾中真阳气本相通，今太阳寒湿相搏，而气侵少阴，真阳不达，故反恶寒也，寒性劲切，故曰刚；发热、有汗、不恶寒，本伤风而并阳明证，若痓而项强背直，是太阳、阳明伤湿而兼风，非寒邪内侵之比也，风性温和，故曰柔，非止项强而身体则软为柔痉也。

仲景以葛根汤为刚痉主方，所以杜太阳项强，渐成阳明胸满之势也；以栝蒌、桂枝为柔痉主方，所以大润太阳经既耗之液，使经气流通，风邪解，湿气行，筋不燥而痉愈也；以大承气汤，为由表入里主方，又因痉病内入而胸满，太阳之邪仍不解，而口噤、角弓反张、卧不着席，于是邪入于内必热，阳热内攻，而脚挛齿齘。

盖太阳之邪并于阳明，阳明脉起于脚而络于齿也，故只攻其胃，使太阳、阳明之邪一并而散，此下其热，非下其食也。

又《经》曰："诸痉项强皆属于湿"，乃仲景论痉，前后未尝重湿，即方药亦不专主湿，但寒湿相搏一语，略露机倪。其立三方，仍治风寒或内驱热，可知痉证之说，非湿流关节之比，彼乃浸淫为病，燥湿为主，此则风寒为微湿所搏，故仍以治本为急也。

曰：然则痉病之湿，从何来乎？不知痉之根原，由亡血阴虚，其筋易强；而痉之湿，即汗余之气搏寒为病也。故产后血虚多汗，则致之；太阳病汗太多，则致之；风病原有汗，若下之而并耗其内液，则致之；疮家发汗，则致之。此仲景明知有湿，而不专主治湿，谓风寒去而血自行耳。

【谦论述】

郑守谦曰：痉、痫、厥三证，俱与厥阴风木有关系，名虽殊而源则一也。痉谓强直，即角弓反张是也，其蠕动引缩者，或呼为瘛；痫者，昏倒瘛疭，口流涎沫，或喉中作声，时发时止，止而复发也；厥者，肢冷或热也。

推其病因，痉发于肝，总由津血枯燥所致；痫发于心、脾、肝，总由风痰所致；厥发于肝、肾，总由水亏木燥所致。三者不离厥阴，以风木与相火同居，肝气逆，则风火俱动也，故肝风鸱张，或从实化而成无汗之刚痉，或从虚化而成有汗之柔痉（伤寒刚、柔痉，主栝蒌、桂枝及葛根汤者，因风寒致然，另是一说）。

土为木克，则聚液成痰，而归并于心，遂为昏仆叫吼之痫证；待其正气复而后止，至其逆行于内，或乘肾之虚，则瘖痱而成肾厥；或烦劳扰其阳，阳亢阴亏，而成煎厥；或怒火载血上行，气血乱于胸中，相薄逆而成薄厥；或怫郁阳气不伸，而成气厥；或阳络腾沸，而成血厥；或秽浊蒙神，而成尸厥；或饱食后有所触犯，胃气不行，阳并于上，而成食厥；又时见吐泄为蛔厥；湿痰上逆为痰厥；以及阳衰而阴凑之，令人五指至膝上皆冷，则为阴厥；阴衰而阳凑之，令人足下热甚，则为热厥。

《左传》云："风淫末疾"于此可知，风之为害不浅焉！尝考天士治法，多用门冬汤、琼玉膏，为补金柔木之助；而缓急镇摄，则以龙、牡、磁、朱；息风清络，假钩藤、羚角；益体宣用，兼重桂、芍、椒、梅，总之不离于肝，可谓深得其源矣！但古来各有可采之方法，而三证名目分岐，既得其源，复搜其流，勤绎各家，亦好古敏求者所不厌也，兹故分三证而叙列各方于后。

【汇证】

痉（筋病，因风、寒、热、误汗、误下、中风、亡血、急惊、慢惊、破伤风。）

刚痉：太阳病，发热、无汗、反恶寒，为风，故性劲，治法见前。

柔痉：太阳病，发热、有汗、不恶寒，为湿，故性缓，治法见前。

三阳痉：前列刚、柔二痉，属太阳为表，如胸满、口噤、脚挛、齘齿、便鞕，属阳明者，仲景主大承气汤则属里证矣。《张氏医通》云："一边牵搐，一眼㖞斜者，属少阳，必往来寒热，此半表半里症也，宜小柴胡汤加桂枝、芍药"。

三阴痉：痉而兼厥冷，则属三阴。脉沉者，太阴证；四肢不收，喜闭目，恶寒甚者，属少阴；头摇口噤，或兼蛔厥者，则厥阴矣。治法可仿伤寒六经法加减也。（又薛立斋谓："痉以厥不厥辨阴阳。"）

六淫痉：此统六气所致之痉而云，皆实痉也。治法均视六气所受之轻重，而解散之。

寒痉：风寒、风湿等因，又体虚寒痰所致者。治之各以其法。

热痉：温、热、暑、燥为外感，火盛、阴涸、血虚而热为内伤，随症施治。

虚痉：分气虚、血虚。小儿神怯受惊而痉者，为气虚；亡血致痉，为血虚；误下者，虚其气；误汗者，伤其血也。

上痉证各节，尚宜参看《金匮》及吴鞠通《解儿难》书，方为明晰。

痫（心、肝、脾、肾病，旁及阴阳维、蹻、督诸经，因热、因风、因燥、因痰。）

阳痫：《千金法》：体热、瘛疭、惊啼，而后发痫。脉浮洪，病在腑，宜妙香丸。又阳痫必由痰热客心、胃。

阴痫：先身冷，不惊掣啼叫。病发脉沉微，为在脏，宜引神归舍，五生丸。又阴痫必由痰，或误用凉药所致。

风痫：骤发项强直视，肝经有热。

五痫：马心、牛脾、猪脊、羊蹄、鸡肝五者，内应心、脾、肾、肺、肝五藏，因其喊声恰似五畜之鸣也，实宜称为五藏痫症。治法分火与痰，古方以五痫丸通治，或用定痫丸，人参汤下，或用钱氏五色丸均可。

上痫证，多因心气不足，或肾虚而成，其余痰火，均属于标。惟胎痫得自母腹者难治，宜烧丹丸。

厥（仲景以厥隶厥阴。《活人书》亦谓：属厥阴，寒热皆有。寒厥宜补阳，热厥宜补阴。总为真元虚竭之病。）

七厥：寒、热、尸、痰、气、食、暴。寒宜桂、附。指尖独冷，名精厥。热宜清凉，热入血室者，宜凉血。尸厥宜芳香，或还魂丹。痰宜顺气通闭，实者可吐之。气宜通降，亦有虚有实。食宜行胃气。暴厥由伤血而成，宜蒲黄酒，或姜汤下苏合丸、备急丸。

血厥：脱血，宜烧醋炭以收气，后进参汤。血逆，因暴怒者，宜理气以通瘀。

风厥：见前风证内，主小续命汤。

煎厥：烦劳火逆，孤阳上冒，如煎如熬，宜咸寒降逆，人参固本丸。

薄厥：火起于肝，迫血上行而厥，与上血厥证略同。

痿厥：亦热症，厥从肝起，致四末不用，因水太亏则风火灼筋，须用咸润之品。

瘖厥：乃类中症。经所谓内夺而厥，则为瘖痱是也，宜地黄饮子。

蛔厥：吐蛔而厥，为胃寒木克，宜乌梅丸

上厥证，据前人所述，名目极多，有如酒厥、色厥、疟厥、痛厥、痹厥、骨厥、郁厥等证，皆属随病立名，本可随证用药，何必多立名目，使人眩惑哉。此编于病名繁冗者，特设汇证一门，以清眉目，要不过录，其必要于无谓之说，一概从删。

【列方】

四逆　附子　理中　白虎　承气　栝蒌桂枝葛根汤　乌梅丸等（均见《伤寒》书中。）苏合香丸（见前　中风类。）　地黄饮子　固本丸（均见前　中风。）

泻青丸（钱乙）　治肝火郁热。

龙胆草　山栀炒　大黄酒蒸　川芎　当归　羌活　防风

上各等分为末，蜜丸，竹叶汤下。

防风通圣散（河间）　治此治风、热、燥三者之总剂。

黄芩　滑石　石膏　桔梗各七分　甘草二分　防风　当归　川芎　赤芍　大黄　麻黄　连翘　薄荷　芒

硝各四分半　白术　荆芥　山栀各三分半　生姜五片

星香散（丹溪）

南星八钱　木香一钱　生姜十片

调气散（丹溪）

白豆蔻　丁香　檀香　木香各一钱　藿香　砂仁　甘草各二钱

上末，每服二钱，入盐少许，沸汤泡服。

平胃散（《局方》）　治脾湿、痰痞及呕泄。

苍术二钱　厚朴姜制　陈皮　炙草各一钱

加姜、枣煎。

麦门冬汤（《金匮》）　治火逆上气。

麦冬七升　半夏一升　人参三两　炙甘草二两　大枣十二枚　粳米三合

琼玉膏（申先生）　治干咳。

地黄四觔　茯苓十二两　人参六两　白蜜二觔

上四味，先将地黄熬汁去滓，入蜜炼稠，再将参、苓为末和入，磁罐封好水煮半日，白汤化服。臞仙加琥珀、沉香各五钱，自云神妙。

妙香丸（《苏沈良方》） 此疏决肠胃，制服水火之剂。力专攻窍豁痰。

朱砂九钱 牛黄 腻粉各三钱 巴豆霜三十粒 金箔九方 黄蜡六钱 冰片 麝香各三钱

蜜和，每两捣丸三十，每服一丸，米饮下，取利。

五生丸（《准绳》）

南星 半夏 川乌 白附子 黑豆生用，各一两

姜汁捣丸。

五痫丸（杨氏） 治五痫，不问新久。

白附子五钱 半夏 乌蛇 全蝎 南星 皂角各二两，打碎用水浸透，揉取汁，去渣，用白矾二两同煮干 蜈蚣半条 僵虫半两 朱砂 雄黄各钱半 麝香三分 姜汁糊丸，豆大，每服三十丸，食后姜汤下。

定痫丸（《准绳》） 治小儿诸痫。（〖按〗此方非《准绳》原剂，疑后人以《准绳》之乌蛇、熊胆难办，遂以此方易之也。）

天麻 川贝 胆星 半夏 陈皮 茯苓 茯神 丹参 菖蒲 麦冬 远志 全蝎 僵虫 琥珀 辰砂 竹沥 姜汁糊丸

定痫丸原方（补入）

蜈蚣半条，酒炙　乌蛇酒炙　全蝎　白附子　半夏姜制，各二钱半　熊胆　白矾各一钱二分五厘

研末，稀面糊丸，朱砂为衣，每服二丸，薄荷汤下。

钱氏五色丸（钱乙）　治通治诸痫。

朱砂另研　雄黄熬，各一两　铅三两　水银二钱半，同铅熬，结砂子　珍珠五钱

上共碾细末，面糊丸小麻子大，薄荷汤下，三、四丸。

烧丹丸（《沈氏》）　治胎痫。

元精石　轻粉各一钱　粉霜　硼砂各五分

研细，入寒食面一钱，水和成饼，再用面裹煨黄，去面研再研，水丸如米大。

一岁五丸，两岁十丸，温水下，取下恶物为度。先服此丹，继以四物汤入黄连少许，随时令加减进服，且令淡味以助药力，须数月方愈。

还魂汤（《千金》亦名还魂丹）　治尸厥中恶，客忤鬼击。即麻黄汤去桂枝加肉桂也。

麻黄三两　杏仁二十五粒　肉桂　甘草各一钱

水煎灌服。噤口者，斡开口灌之，药下立愈。

备急丸（《金匮》）　治暴厥中恶，客忤鬼击，口噤腹痛者。一名三物备急散。（称散者，可以为散而服也。）

大黄　干姜　巴豆霜各二两

蜜捣丸如豆大。猝厥者，酒下三丸即活。

第二章　寒证

中寒

【病源】

夫虚邪在于内，与卫气相搏，阴胜者则为寒。真气去则虚，虚则内寒生。视其五宫色白，为有寒。诊其脉，迟则为寒；紧则为寒；微者为寒；寸口虚为寒。（十卷　冷热候　第三条）

夫脏气虚，则内生寒也。气常行于腑脏，腑脏受寒冷，气即为寒冷所并。其状或腹痛胀，甚则逆上而面青、手足冷。（十三卷　气候　第十条）

【戴人】

夫寒者，太阳寒水之主也。诸寒冷湿痹，肘臂挛急，寒咳为嗽，痰厥心痛，胸胁胃脘痛，不食不饥，吐则腥秽，屈伸不便，上下所出不禁，目盲坚痞，色炲，饮冷积水，足浮肿，囊缩，四肢冷，爪甲青。

宜用：姜附汤、四逆汤、术附汤、理中汤。(《事亲》)

【河间】

诸病上下所出水液，澄彻清冷，下痢清白，吐利腥秽，食已不饥(疑是饱字)。坚痞、腹满、急痛、癥、瘕、疝，屈伸不便，厥逆禁固，皆属于寒。(《病机篇》)

【东垣】

仲景论伤寒而未及乎中寒，前人治冒大寒而卒中者，附子理中汤，其议药则得之。然曰伤、曰中，未有议其异同者。夫伤必大发热，病邪循经而行，以渐深入。中寒则仓卒感受，其病暴发，而一身受邪，难分经络。无热可发，温补自解，此气太虚也。(《局方发挥》)

【丹溪】

有卒中天地之寒气者，有口得寒物者。邪之所凑，其气必虚，必当温散。正治温散，宜桂枝汤，四逆汤辈，甚者霹雳散。从治用热药加冷剂饮之。(《心法》)

【朱肱】

有内伤真阴证者，因房劳伤肾，生冷伤脾，内既伏阴，外又感寒，比之中寒更重。亦有伤寒阳证，过服凉剂而变成者。其证五、六日后，渐见精神恍惚，身倦懒言，头额手背冷汗（中寒无汗，此则有汗。）时出，舌生冷滑黑胎，心下结硬，四肢寒冷，唇、甲青黑如烟煤，腹痛吐利，咽痛睛痛，身如被杖，囊缩舌卷。宜温经之剂，回阳散、返阴丹，并外灸气海、丹田两穴。（《活人书》）

【安道】

中寒之证，不拘冬夏，或外中天地之寒，或受饮食之冷。元阳既虚，肤腠空豁，寒邪直入三阴之经，其病骤发，非若伤寒内有郁热，与邪相拒，循经渐入之缓也。（《溯洄集》）

【嘉言】

内寒先生，外寒后中，血脉不通，其脉盛大（外寒），以涩（血闭）。请先明之，人身卫外之阳最固，太阳卫身之背，阳明卫身之前，少阳卫身之侧。寒气不由三阳经来，而直中少阴者，盖厥气上逆，积于胸中则胃寒，胃寒者，口食寒物，鼻吸冷气，皆得入胃。肾者，胃之关也，外寒斩关直入少阴肾脏，故曰：中寒也，此《内经》隐而未言者也。（《法律》）

上录各家之说，直指中寒本证者数条，比类中寒证者数条，以备学者采择。

【谦论述】

郑守谦曰：夫中寒者，非如伤寒表邪之自阳经传入，而实与伤寒直中阴经之证相等者也（厥逆、脉微、下利，宜四逆汤。）。其源乃卒感严寒暴冷，其来也比伤寒为猛烈，故于伤寒之外，而另立中寒之名。

凡身冷强直、口噤战栗、卒倒无汗、其脉沉细或紧涩者是也。其甚者，肢冷唇青、寒颤吐沫、腹中绞痛，命曰：寒毒所伤，宜麻、附、细辛，或回阳救急及姜艾灸脐法。至于乘凉、饮冷而发者，为中寒轻证，可用五积散温之。古人云："寒多中脏，寒必伤荣。"又云："中寒虽兼见燥热烦渴，亦与附子理中浸水冷服之。"盖言寒入至深而阳将绝，故治法一主乎温也。

【列方】

理中　四逆　附子理中　桂枝　麻黄　附子　细辛等汤（均见《伤寒》书中。）

姜附汤

即干姜、附子两味

术附汤

附子、白术、甘草三味。（此方加生姜、大枣，即名白术附子汤。）

霹雳散（《准绳》）　一方有细辛少许。

附子（一枚及半两者，炮熟取出细研，每服水一盏煎，临熟入蜜半匙，温服。）

〖谦按〗此方与《温病》书中，下焦秋燥条中所载之霹雳散不同，但《温病》中之霹雳散，亦可用治中寒之证，参看自知其妙也。

回阳散（《活人》）

即附子二枚，炮制

生姜酒和调服。

返阴丹（《活人》）

硫黄五两　附子　干姜　桂心各五钱　硝石　玄精石各二两

上为末，水糊丸，艾汤下。

回阳救急汤（节庵）　治三阴中寒，无表证者。

附子　干姜　肉桂　人参五分　白术　茯苓一

钱　半夏　陈皮七分　甘草三分　五味子九粒

加生姜煎入麝（三厘），调服。无脉者，加胆汁；吐涎，加吴萸。

五积散（《局方》）　治外感风寒，内伤生冷。

白芷　陈皮　厚朴六分　当归　川芎　芍药　茯苓　桔梗八分　苍术　枳壳七分　半夏　麻黄四分　干姜　肉桂（表重者用桂枝）　甘草三分

加生姜、青葱煎。

第三章　暑证

第一节　诸暑

（伤暑、中暑、伏暑、暑风，此暑病之兼湿邪者）

【《病源》】

《经》言："夏气暑热。暑病者，热重于温也。"（节七卷　伤寒病诸候　一条）

夫热暍不可得冷，得冷则死。人当盛暑之时，触冒大热，热气入腑脏，则令人烦闷郁冒，至于困乏也。（节二十三卷　中恶候　十二、三条）

【戴人】

夫暑者，为少阴君火之主也。宜辛凉解之，或辛温散之。大不可下。

白虎汤、化痰玉壶丸、桂苓甘露饮、益元散。（即天水散也。）

【东垣】

《刺志论》云："气虚身热，得之伤暑，热伤气故也。"《痿论》云："有所远行劳倦，逢大热而渴，则阳气内伐。内伐，则热舍于肾。肾者，水脏也。今水不能胜火，则骨枯髓虚，足不任身，发为骨痿。"故《下经》曰："骨痿者，生于火热也。"此湿热成痿，令人骨乏无力，故治痿独取阳明。

当长夏湿热大盛，蒸蒸而炽。人感之者，多四肢困倦，精神短少，懒于动作，胸满气促，肢节沉痛；或气高而喘，身热而烦，心下膨痞，小便黄而少，大便溏而频，或痢出黄糜，或如泔色；或渴不思饮食，自汗体重；其或汗少者，血先病而气不病也。其脉得洪缓，若湿搏者，加之以迟。宜以清燥之剂治之，名曰清暑益气汤。（《内外伤辨》）

【丹溪】

暑，乃夏月炎暑也。盛热之气者，火也。有冒、有伤、有中，三者有轻重虚实之分。或腹痛水泻者，胃与大肠受之；恶心者，胃口有痰也，此二者，冒暑也；可用黄连香芋饮、清暑益气汤。或身热头痛，躁乱不宁者，此为热伤也，当以解毒汤、白虎汤，加柴胡；如气虚者，加人参。或咳嗽发热，盗汗不止，脉数者，热在肺经，此为中暑，用天水散。

脉沉弱者，切不可用寒凉；吐泻、脉沉微者，可用附子大顺散；伏热伤冷，缩脾饮、冷香饮子，皆可浸冷服之。（《心法》）

【嘉言】

春分以后，秋分以前，少阳相火，少阴君火，太阴湿土，三气合行其事。是故天本热也，而益以日之暑，日本烈也，而载以地之湿，三气交动，时分时合。其分也，以风动于中，胜湿解蒸，不觉其苦；其合也，天之热气下，地之湿气上，人在气交之中，受其火蒸，多有昏倦、消渴、痈疽、吐泻、疟痢之病。其不能淡滋味，屏声色者，且以湿热预伤金水二脏，为秋冬发病之机。故病繁而且疴者，夏月为最。

夫天气无形之热，与地气有形之湿相合，而大生广生之机愈彰，然杀机每伏于生机之内，均于夏月见之，人身亦然。《内经》运气主病，湿淫所胜，平以苦温，佐以酸辛，以苦燥之，以淡泄之。下文即出治热之法云：湿上盛而热，治以苦温，佐以甘辛，以汗出如故而止。可见湿淫而至于上甚，即为热淫，其人之汗，为湿热所郁，而不能外泄，故不更治其湿，但令汗出如故常，斯热从汗散，其湿即随之俱散矣。

中暑卒倒无知，名曰暑风。大率有虚、实两途，实者，痰之实也，积痰满络而阻其气，此湿热暍合病之最剧者也。宜先吐其痰，后清其暑。虚者，阳之虚也，阳微而阴寒用事，感召盛暑，邪凑其虚，此湿暍病之得自虚寒者也。宜回阳中兼清其暑，最为难也。(《法律》)

〖谦按〗此条中痰、中气之谓，如气厥、痰厥之类是也。实者，必用芳香豁痰，苏合香丸；虚者，用大黄龙丸，或加人参、法夏。俟苏后，再清其暑可也。

【附录】喻氏论治暑各方

《金匮》治暍，只用白虎加人参汤、瓜蒂汤二方。其一，白虎汤专救肺金以治其热，而孙思邈之生脉散实祖之；其二，瓜蒂汤专去皮间之水，以治上甚为热之湿淫，令或吐、或泻而出，则肺气得以不壅；而后人利湿诸方之所不及也，一去无形之热，一去有形之湿，金针暗度，故特举之。

至元丰朝，立和剂局，选方于暑门独详。其取用小半夏伏苓汤，不治其暑，颛治其湿，又以半夏茯苓少加甘草，名消暑丸，亦见消暑在消其湿矣。其香芋饮，因香芋、扁豆、厚朴为主方，热甚，则去扁豆加黄连为君，治其心火；湿甚，则去黄连加茯苓、甘草，治其脾湿。

其缩脾饮，则以脾为湿伤，于扁豆、葛根、甘草中，佐以为乌梅、砂仁、草果，快脾而去湿，甚则用大顺散、来复丹，以治暑证之多泄利者，又即缩脾饮之意而推之也。

其枇杷叶散，则以胃中湿兼秽浊，故用香芋、枇杷叶、丁香、白茅之辛香，安胃而去恶臭，甚则用冷香饮子，以治暑证之多呕吐者，又即枇杷叶散而推之也。医者于热湿虚寒、浅深缓急间酌而用之，其利溥矣，后来诸医，以益虚继之。

子和之桂苓甘露，意在益虚而兼去浊；东垣之清暑益气，又补兼去湿矣；又如益元散而加辰砂，则并去其热矣。合之《局方》，法为大备，故综群方而论列之。

【附】张石顽所论治暑各方

中暍者，用白虎汤，热伤卫气之治也；加人参，兼伤元气之治也。中暑用生脉散，亦暑伤元气之治也；用清暑益气汤，暑伤上、中二焦之气，兼挟风湿热，乘虚伤其经也。伤暑用十味香芋饮，风热湿合而伤形气也；偏于表，则变香芋饮为十全；偏于里，则变香芋饮为六和。其用消暑丸者，上盛之湿，而为痞满也；用益元散者，下盛之热，阻滞而为溺涩也。用大顺散者，水果伤脾也；用冷香饮者，冷食伤肾也。用来复丹者，阴气固结于下也；用五苓散者，阳气遏绝于内也。

【谦论述】

郑守谦曰：时至于夏，天道南行，属火而气热，在人则心脏应之，病火者，必伤阴血，暑热盛者，直入营分，此一说也。寒则伤形，热则伤气，夏月天之阳气浮于地表，人之阳气浮于肌表，表虚者受暑，口鼻吸邪，首先犯肺，而病归于卫分，此亦一说也。

天之阳气既动，地之湿浊上升，人或外受暑邪，内伤生冷水湿，以至暑中挟湿，此又一说也。

总之，浅则伤卫，深则入营，内外合邪，则暑湿交并。治之者，当先审其人之阴阳体质如何？而后立泄卫、清营、去湿、消暑之法，不可偏执一端。

窃考世俗所尚之法，于表证，用香芋饮；于里证，用六和汤，皆从乎温，不可为训。惟叶氏以三焦立论，在上，清以辛凉（竹叶、连翘、杏仁、薄荷、栀皮、郁金、荷叶露水）；在中，通以辛苦（半夏泻心汤类）；在下，以温行寒性质重趋下（如桂苓甘露饮之类）。

又曰　治气分有寒温之别（寒则白虎汤、天水散，温则二陈汤、藿香正气散。)，理营分有清补之殊（清则犀角地黄汤加入心之品，补则三才汤、复脉汤、人参固本丸也。)，而宣闭逐秽（至宝丹、牛黄丸)，扶虚养正，各有法度（参附汤、两仪膏)，随其变幻，审其阴阳而药之，则泛应曲当，不可谓非治暑之准绳也。

至《内经》所载，“因于暑汗，烦则喘渴，静则多言，体若燔炭，汗出而散”一段，不可不阅。发于秋后者（伏暑)，不可不知。旁搜远绍，集思广益，以之治暑，其庶几乎。

再按，伏暑，久伏病也。缘人先受些小暑邪，伏于三焦肠胃之间，至秋或冬，因别有热邪相引而发。又或夏月曝衣及久晒食物，随时收藏，不令透气，此暑邪即伏于衣物之内，至着人身，而病随起。故非暑月亦发暑病，伏之一字，宜分别解之。以其证亦多有兼湿者，故附于诸暑一类，至后章所论中暍一门，则纯以热症言矣。

【列方】

白虎　瓜蒂　半夏泻心等汤　五苓散（均见《伤寒》书中。）　至宝丹（见前。）　苏合香丸（见前　中风内。）　复脉汤　人参固本丸（见前　类中。）　二陈汤（见　眩晕。）

益元散（河间）(六一散)

滑石、甘草 加辰砂少许（子和书中即指为六一散）

黄连香芋饮（《局方》） 治即四味香芋饮，去扁豆也。

香芋一两 厚朴五钱 黄连姜汁炒，三钱

冷服。

黄连解毒汤（相传为太仓公方） 治一切火热。

黄连 黄芩 黄柏 栀子各等分

枇杷叶散（《局方》） 治中暑，伏热烦渴，呕哕恶心，头目昏眩。

枇杷叶去毛，炙 陈皮去白，焙 丁香 厚朴姜制，均为五钱 白茅根 香芋 麦冬 木瓜 甘草各一钱五分

上捣筛为末，每服二钱，水煎，加生姜三片。三岁儿可服五分（余量大小）。

藿香正气散（《局方》） 治外感风寒，内伤生冷，憎寒壮热，霍乱吐泻，岚瘴不正之气所伤，元虚气弱及感温邪者忌用。

藿香 紫苏 白芷 伏毛 茯苓各三两 白术土炒 陈皮 半夏 厚朴 桔梗各二两 甘草一两

每服五钱，加姜、枣煎。

消暑十全饮（石顽）

香芋钱半　扁豆　厚朴　苏叶　白术　赤苓　藿香　木瓜　白檀香各一钱　甘草五分

亦名消暑十全散。

六和汤（《局方》）　治夏月内伤生冷，外感暑气，寒热交作，霍乱吐泻。

香芋三钱　赤茯苓　藿香　厚朴各一钱半　杏仁　半夏　砂仁　人参　甘草各五分　木瓜　扁豆各一钱（一方有白术，一方加麸炒黄连一钱，名清暑六和汤。）

加姜、枣煎。

香芋饮（《局方》）　治暑证，头痛身热，呕恶吐利，心烦口渴。

香芋二斤　白扁豆炒　厚朴姜制，各八两

每服三钱，煎后沉冷服。加黄连，名黄连香芋饮；加陈皮、人参、白术、黄芪、甘草，名十味香芋饮。

消暑丸（《局方》）　治伏暑口渴，脾胃不调。

半夏　甘草　茯苓等分

为末，姜汁糊丸，热汤下。

化痰玉壶丸（子和）

南星　半夏并生用　天麻以上各五钱　白面三两

上为末，滴水丸如桐子大，每三十丸水煎沸，候药浮即熟，漉出放温，别用生姜汤下。

清暑益气汤（东垣）　治暑湿脉虚，自汗烦渴，身重者。

黄芪汗少者，减五分　苍术各一钱五分　升麻一钱　人参　白术　橘皮　神曲　泽泻各五分　黄柏炒　当归　麦冬　青皮　葛根各三分　五味子九粒

加减法，如大汗津脱，加五味、黄柏、知母数分；湿热乘肝肾，两膝痿弱，加黄柏、知母；大便涩滞，血中伏热者，加当归、生地五钱，麻仁、桃仁一钱。

立方本旨《内经》有云："阳气者，卫外而为固也"，"炅则气泄。"今暑邪于胃，故身热自汗，以黄芪、人参、甘草，补中益气为君；橘皮、归身甘辛微温，养胃、和气、和血脉为臣；二术、泽泻渗湿；升麻、葛根苦辛平，善解肌热，又风胜湿也。湿胜为痞，故以炒曲甘辛、青皮辛温，消食快气；肾恶燥，急食辛以润之，故以黄柏苦辛寒者泻热；以五味子、麦冬之酸甘微寒者，滋水之化源，以救暑伤庚金者为佐也。

桂苓甘露饮（子和） 治伏暑烦渴，脉虚水逆。

肉桂　人参　藿香以上各五钱　茯苓　白术　甘草　葛根　泽泻　石膏　寒水石上各一两　滑石二两　木香一分

上为末，每三钱，白汤或姜汤下均可。

〖谦按〗此即河间桂苓甘露饮，去猪苓，加人参、干葛、藿香、木香者也。河间之法，以五苓六一合剂，俾清六腑之热。子和则去渗利中之一，而加以生津导气之药也，此与《局方》甘露饮之有生、熟地者不同，查汪氏《医方集解》自知。

大黄龙丸（喻氏） 治中暑，身热头痛，状如脾寒，或烦渴呕吐，昏闷不食。

舶上硫黄　硝石各一两　白矾　雄黄　滑石各五钱　白面四两

上五味研末，入面和匀，滴水丸如桐子大，每服三十丸，新井水下。嘉言谓："中暍昏死者，灌之立苏。"

缩脾饮（《局方》） 治清暑止渴，及霍乱吐泻，酒食所伤。

砂仁　草果　乌梅　炙草各四两　扁豆炒　干葛各

二两

上㕮咀，每服四钱，水煎冷服。

大顺散（《和剂局方》）　治避暑着寒，生冷伤脏，呕吐霍乱。

干姜　肉桂　杏仁　甘草各等分

每服二钱。上甘草（用白砂糖炒黄），次入干姜（同炒令裂），次入杏仁（同炒焦），筛过再入桂末。

来复丹（《局方》）

硫黄　硝石（各一两，硝、硫同研末，石瓷器内漫火炒，转色再研细。）　太阴玄精石（如无真者，可以青盐代之）一两　五灵脂　青皮　陈皮各二两

为末醋煮，米糊丸，米饮下。

冷香饮子（石顽）

草果三两　附子　陈皮各一两　甘草四两

生姜煎，冷服。

生脉散（《千金》）　治元气不足、脉虚无力之暑证，亦治疰夏之疾。

人参　麦冬五分　北五味七粒

水煎服。又本方加陈皮、炙甘草，名五味子汤。

犀角地黄汤(《济生》) 治胃火热盛，吐血衄血，阳毒等证。

生地五钱　白芍一两　丹皮　犀角三钱半

每服五钱。热狂者，加黄芩；因怒致血者，加黑栀仁。

节庵加当归、红花、桔梗、甘草、生藕汁，名加味犀角地黄汤，治同。

两仪膏(《景岳》) 治补润之方。

人参八两　熟地一斤

熬膏，白蜜收。

牛黄清心丸(《局方》)

牛黄一两二钱，另研　白芍　麦冬　黄芩　当归　防风　白术各两半　柴胡　桔梗　川芎　茯苓　杏仁各两二钱五分　神曲　蒲黄　人参各二两　羚羊角　麝香　龙脑各一两　肉桂　阿胶　大豆黄卷各一两七钱半　犀角二两　雄黄八钱　淮山七两　甘草五两　大枣百枚

共为末，蜜蒸研膏，枣肉丸，每两作十丸，金箔为衣，每服一丸，竹叶汤下。一方有朱砂。

第二节　中暍

(暑瘵附疰夏、解㑊，此暑证之不兼湿者)

〖谦按〗中暑中暍，只以兼湿与不兼湿言之，故分立两项，其实一也。故此章独选载《金匮》原文一段，以证明之。至各门中不采《金匮》《内》《难》两经者，则以诸籍皆医家应全读之书，不必管窥也，诸方通参上篇暑剂用之。

【《金匮》】

太阳中暍，发热恶寒，身重而疼痛，其脉弦细芤迟，小便已，洒然毛耸，手足逆冷，小有劳，身即热，口开，前板齿燥；若发其汗，则恶寒甚；加温针，则发热甚；下之，则淋甚。

〖附注〗徐灵胎曰：此件中暍，乃指时行之热气而言，与卒然中暑病象，如霍乱者不同，当分别之。

【丹溪】

中暍是阳证，中暑是阴证。（《心法》）

【安道】

洁古以静得为中暑属阴，动得为中热属阳。东垣遂分，避暑深居而得，名中暑，为阴寒所遏，宜大顺散温之；若行人农夫，劳役日中而得者，为中热，外伤肺气，宜苍术白虎汤凉之。

愚谓夏令受伤，其实一也，中暑热者，多在劳役之人，劳则虚而邪入，邪入则病，若不虚则亦无由伤之。彼避暑而得头痛恶寒者，盖夏月之寒气所伤，阳气郁遏，不可以暑名之也，故宜以辛温散之。

今世佥谓夏月阴气在内，大顺散为必用之物者，误也。夫阴气，非寒气也，乃夏月阳气发外，而阴气在内耳，岂可视阴为寒，而用温热之药乎。（《溯洄集》节句）

〖谦按〗王氏之意，一以辨明洁古动、静二说，一则谓夏月多热证。故《溯洄集》中，又有谓白虎宜用，尚必参治暑诸方，随所见之证而用之，云云也。

【嘉言】

暍者，中暑之称。《左传》荫暍人于樾下，其名久矣。后世以动、静二字强分之。夫动、静只可分外感、内伤。动而得之，为外感天日之暑热；静而得之，因避天日之暑热而反受之。或阴湿风露、瓜果生冷所伤，则有之矣。总之，时令大寒、小寒，而人受之者，为伤寒；时令小暑、大暑，而受之者，即为伤暑也。

【谦论述】

郑守谦曰：暑乃六淫中无形之火，大率以五行中有形之水（清冷之剂）制之。但解暑者，必与和中；泻火者，当固元气，二法并行，不可偏废也。所以中暍虽属阳证，而古方每于白虎剂中加人参。

又相传中暍卒倒途中者，有急救一法，掬道上热土围脐，令中开作一窍，使人尿其中，后用捣蒜泡童便热服，外将青布醮沸汤摩胸脐，令热透即苏，其效甚捷。

盖热伤阴，阴亏则阳亦无所附，若仅泻其热，而不顾其津气则阴阳同尽，外闭之证未愈，而内脱之象旋增矣，可不惧哉！是以暑瘵吐血，当知其为热灼阴津，先伤肺脏，必用清络育阴之法，如吴瑭《温病》书中所载者是也（法律温病）；至其甚者，当加阿胶；欲求更进之法，均可于《温病》书中暑门参看之，兹不多赘。

又按，治暍，汗液大泄，中气先伤。虽有膈满潮热，最忌攻下，以无形之热，不能随药攻散也；虽有头额重痛，最忌发汗，以表药能升举痰食浊气支撑膈上也。此是要法，宜切记之。

【附】疰夏　解㑊

昔人谓：疰夏发于夏，亦名痿，以其倦怠、四肢不举，有类于痿故也。然疰夏与痿，其原毕竟不同。疰夏者，夏月头痛足软，食少体羸，倦怠嗜卧，五心烦热，多属元气不足，或肺、胃两虚。

丹溪云："疰夏属阴虚，元气不足，补中益气汤去柴胡，加炒黄柏、麦冬、白芍、五味子，挟痰者加南星”，又曰：“疰夏宜服生脉散、参归益元汤”，盖以阴阳而分其治法也。（补中益气汤见 麻木类。生脉散见前。）

《平人气象论》云：“尺脉缓涩，谓之解㑊”。（尺者，阴部也，腹肾主之。缓为热中，涩为无血，故主解㑊也。）解㑊之证，懈倦困弱，寒不甚寒，热不甚热，恶见人，心惕惕然，或热多而汗出，肢体百骸散解痿弱而不能任持，少气不欲言，谓之解㑊，亦类似疰夏之虚证也。其治法，则方书均主以大生脉汤加木瓜、苡米。

【列方】

（只录附说内二方，余与前同者，参阅可也。）

参归益元汤（《沈氏》） 治疰夏。

人参五分 当归 白芍 熟地 茯苓 麦冬各一钱 陈皮 黄柏酒制 知母各七分 甘草三分 五味子十粒

加粳米煎。

大生脉汤（仝上） 治心热脉痿，胫纵不任地。亦治疰夏，体倦嗜卧，百凡懒动，动则喘作者。

人参 麦冬 五味子 天冬 黄柏 当归 牛膝 红花 枸杞 生地

有汗加黄芪；解㑊加木瓜、苡米煎服，分两临时酌用。

第三节　霍乱

（干湿霍乱、转筋，附痧证略考一条，并歌一首）

【《病源》】

霍乱者，由人温凉不调，阴阳清浊二气有相干乱之时。其乱在肠胃之间者，因遇饮食而变发，则心腹绞痛。其有先心痛者，则先吐；先腹痛者，则先利；心腹并痛者，则吐利俱发。挟风而实者，身发热，头痛体痛而复吐利；虚者，但吐利心腹刺痛而已。

亦有饮酒、食肉、腥脍、生冷过度，或起居不节，或露卧湿地，或当风取凉，而风冷之气归于三焦，传于脾胃，脾胃得冷则不磨，不磨则水谷不化，亦令清浊二气相干，脾胃虚弱则吐利，水谷不消则心腹胀满，皆成霍乱。（二十二卷　霍乱诸候　第一条）

霍乱者，多吐利也。干霍乱者，是冷气搏于肠胃，致饮食不消，但腹满烦乱，绞痛短气，其肠胃先挟实，故不吐利也。（二十二卷　十四条）

霍乱而转筋者，由冷气入于筋故也。夫霍乱大吐下之后，阴阳俱虚，其血气虚极，则手足逆冷，而营卫不理。冷入于足，则脚筋转；冷入于手，则手筋转。随冷所入而转者，皆邪冷之气，击动其筋而转移也。（二十二

卷 十六条）

【戴人】

夫霍乱吐泻不止者，可用五苓散、益元散，冰水调下，或用桂苓甘露五、七钱。大忌术、附燥热之药。

【河间】

吐泻不止者，其本在于中焦，或渴饮过量，或大饱，或湿内甚，故阴阳虽交而不和，是为吐泻。仲景谓："邪在上焦则吐，邪在下焦则利，邪在中焦则既吐且利。"此为急病也，如挥霍扰乱而不得吐泻，此名干霍乱，多死。

转筋吐泻，其气有三，一火，二风，三湿。吐为暍，热也（火能炎上），泻为湿也，风胜则动，筋属肝而应风木，故脚转筋燥急也。凡觉此证，或先五苓、益元、桂苓甘露散，慎毋与粟米粥，汤谷入胃则必死。（《保命集》）

大法：吐泻烦渴为热，不渴为寒；或热吐泻，始得之，亦有不渴者，若不止，则亡津液而后渴；或寒本不渴，若亡津液过多，则亦燥而渴也。但寒者脉当沉迟，热者脉当实大而数。（《原病式》）

【丹溪】

内有所积，外有所感，致成吐泻，乃阳不升，阴不降，乖隔而成，切莫与谷食，必待吐泻过二、三时，直至饥甚，方可少与稀粥。转筋属血热，转筋不住，男以手挽其阴，女以手捧其乳，近面，此《千金》法也，可采用之。干霍乱，当以吐提其气。(《心法》)

〖谦按〗湿霍乱，邪因吐利而去，故死者少；干霍乱，上不得吐，下不得泻，留邪在中，壅闭正气，阴阳不交，故多死也。

【谦论述】

郑守谦曰：《经》云："五郁之发，民病呕吐霍乱注下"。又曰："太阴所致，为中满霍乱吐下"。又曰："岁土不足，风乃大行，民病飧泄霍乱，体重腹痛"。其曰：五郁者，不专指寒、热而言，曰：太阴者，则专指邪入中焦而言；曰：岁土不足者，则专指脾土虚而言也。启元子欲以'脾热所生'四字统括之，拙见不以为然。盖霍乱有热者，亦有寒者，不然，仲景又何以特分寒热两端，而曰：热多欲饮者用五苓，寒多不欲饮者用理中哉？

审是，则霍乱固有寒(寒者，多因体虚。)、热(热者，天运本气。)二证之分矣；至《千金》所论霍乱四逆，用附子粳米汤(即二味)；及转筋入腹(阳明以养宗筋，吐泄津液暴亡，宗筋失养，故筋急而转痛。)。手足逆冷之证，则又纯属于寒，故用艾灸脐心，蒜涂两足心法，及木瓜、食盐、吴萸、茴香、苏叶等药而救之。凡此，皆前圣垂训后世之方也。

他如孙真人主食积；河间主火；丹溪主内有积外有感；子和主风、湿、暍三气合邪，而谓转筋为风木之变；士材论分虚实；谦甫主气不和，诸说各有至理，随证用药，不必拘定何方。

又尝推求是证，本有暑湿、寒湿（挟暑湿者为热，挟寒湿冷积者为寒。），肝木克土（转筋腹痛），厥气上逆（太阴厥气上逆，或因过饱，或兼秽浊也。）之不同，且或因外感风寒暑毒，内有饮食郁结而致，要当明以辨之，不可错乱。

大要吐泻多者，当保全胃气；渴者，与养津液；其逆冷欲脱者，急当回阳复脉（阳回之后，热剂不可再投。）。干霍乱，邪已入营，则分上下，与探吐（邪在上，用盐汤探吐。）通利（邪在下，于药中加大黄及利气之品。）两法。又凡霍乱初起，不可服米汁，有暑邪者，姜并忌之，而愈后亦不可急进谷食，此皆要法，不可不知。

【列方】

五苓散　理中汤（均见《伤寒》。）　益元散　甘露饮（均见前　暑证。）

附选《外台》所录各家治寒热霍乱方数则，以示一隅。

寒证用方

猪胆汤（《小品方》、《千金》同）　霍乱吐痢汗出，外无热，脉微欲绝，或恶寒，四肢拘急，厥逆者，宜此方。

炙甘草二两　炮姜五钱　附子一枚，生用　猪胆汁半合

乱发汤（《小品方》）　治虚人感寒，霍乱吐利中心烦者。

乱发一握，烧　人参一两　吴茱萸一升　炙甘草一两

酒水煎。寒证中，兼有热毒在经者用方。

竹叶汤（《小品方》）　疗霍乱吐利，已服理中汤不解者，是为经中热毒霍乱，宜服此汤。

竹叶一虎口，寸切之　小麦一升　生姜十两　炙甘草　芍药酒炒　人参各一两　炮附子二枚　肉桂　当归　橘皮各二两　白术三两

腹满者加厚朴，水煎。

热证用方

人参汤（《小品方》）　霍乱卒吐利不禁，脉暴数者，宜此方。

人参　茯苓　葛根　陈皮　麦冬　炙甘草各二两

水煎服。

土浆服法（《外台》） 若热霍乱，则心烦渴饮冷水，宜恣饮土浆。

以土浆澄清，仍煮沸候冷，或以沸汤调土作浆冷饮。

霍乱渴方（《备急方》） 疗霍乱不吐下，气急而渴。（此即干霍乱也。）

木瓜一枚，切

水煑，细细饮尽。根茎亦可用。更作吐不止者，亦瘥。

〖谦按〗《圣惠方》以木瓜、桑叶合用，名木瓜汤，治转筋腹痛者，意与此同。

湿霍乱方（《必效》） 疗上吐下痢。

黄牛粪大半升

水煮三沸，取汁饮。

〖谦按〗此方与吴瑭《温病》书中马粪酒冲方，大意相同。其余霍乱方法《温病》中最详，宜参考之。

【附】痧证略考　并痧证歌

近世有所谓绞肠痧、乌痧等项者，以名繁不及备载，其实即干霍乱之偏于热者也。如欲得其详，则王养吾《痧证全书》可看；欲求美备，则吴鞠通《温病》书中已载数则；王孟英又搜各家要义，辑为《霍乱论》一篇，均甚明悉，可细心领略之。

【附录】新撰霍乱歌一首（歌中古方，不另录出。）

以下寒证：

暑湿风寒饮食伤，（霍乱多兼食伤。）
三焦浊犯夏秋间。
吐泻（伤脾胃）转筋（伤肝）成霍乱，
降浊升清肠胃安。

暑湿寒湿分寒热，
调气泄水和阴阳。
痛不吐泻干霍乱，（邪入已营。）
针刺（委中穴）并与盐汤探（吐以提之）。

肢温不渴太阴（脾）顺，
吐蛔肢厥厥阴（肝）伤（转筋同）。
吐泻烦渴腰痛急，

失音气喘少阴（肾）残。

少阴救脱四逆（汤）茯，
参麦川连解渴烦。
筋青冷汗目直视，
脉伏或微左金汤。
泻心（汤）茹藿治渴呕，
理中（汤）连枳泄哕良。
通痞温胆（汤）藿香进，
伤寒夹表长沙方。（热多欲饮五苓散，寒多不欲饮者理中汤，乃伤寒兼表治法，非统治霍乱方也。吐利而渴，谓表热未衰，非如热霍乱之津渴，宜与甘凉也。）

寒者兼虚伤气分，
得平慎口俟回阳。
神倦肢凉为好候，
温补不宜投再三。（过投反热也。）

挟风表实头痛热（烦），
虚仅吐泻心腹难（痛）。
凡此皆为寒湿化，
莫比时行疫毒看。

以下热证：

暑热霍乱夺胃液，
暴利呕渴小便黄。
甚或肢青并逆冷（假症），
少气自汗脉伏详（假脉）。
药用甘凉温疫解，
蒲公益母银竹桑。
栀芩莱菔枇杷叶，
丝瓜膏戽苡详商。
驾轻汤可治暑热，
扁豆石斛橘皮香。
木瓜栀豉枇杷叶，
竹叶煎合阴阳汤。

亦有热证干霍乱，
昏痛唇舌目红狂。
童便食盐清血热，
斑毒益母蜜煎尝。

〖谦按〗寒湿之干霍乱，因冷气搏于肠胃，又因先挟实积，故不得吐利，宜用芳香。暑热之干霍乱，为邪毒入营，阻逆经隧脏腑，故不仅以探吐、针刺两法疗之，且宜与清血毒之药也。

亦有热烁转筋证，
脾衰肝盛风鸱张。
口渴唇红手足热，
有汗非寒（凡有汗之霍乱，便非真寒。）活血汤（活血解毒汤方）。
连翘紫菜丝瓜络，
蚕砂益母地丁菖。
川连银苡茅根藕，
童便绿豆和地浆。

暑兼食滞连朴饮，
栀豉半夏芦根菖（蒲）。
暑秽夹湿舌苔白，
豉栀芩滑朴蔻襄。
汗少香芋呃柿郁，
木瓜鸡屎转筋参。
（以上暑兼滞、兼湿、兼表，及厄逆转筋各证，临时细认清楚，任意加减各药。）

若还妊娠染痧痛，
蚕砂荷叶（并蒂）服之安。

热者雪羹寒砂橘，
涂脐藕汁伏龙肝。（名罩胎法）

【试法】

试嚼生豆或生芋，味甘可食。痧证详嚼铜，可消金畏火（热证），嗜姜不辣乃真寒。（寒证必然神情清爽。）

【禁忌】

米汤浓浊、糖甜腻，姜酒（寒证不忌姜酒）辛散并热汤，暑热忌之难冒犯，阴寒熨贴有温方。（寒证仍用热药，如吴萸、大蒜贴足心、绵浸热酒里熨、炒盐熨心腹、姜汁涂眼角等外治及诸温热方法皆是。）

第四章　湿证

第一节　湿病　湿温　寒湿

（五水及五藏水可细玩《金匮》，兹不赘。）

【《病源》】

脾与胃俱象土，脾胃和则土气强盛，水湿不能浸之，否则翻为水湿所伤。又有天行之湿，初得不觉，恒少气力，或微利或不利。（节十八卷　湿𧏾病论　第一条）

十水者，青水、赤水、黄水、白水、黑水、悬水、风水、石水、暴水、气水也。青水先从面目肿偏一身，其根在肝；赤水先从心肿，其根在心；黄水先从腹肿，其根在脾；白水先从脚肿，上气而咳，其根在肺；黑水从脚趺肿，其根在肾；悬水面肿至足，其根在胆；风水四肢肿满，目尽肿，其根在胃；石水先从四肢小腹肿独大，其根在膀胱；暴水先腹满，其根在小肠；气水乍盛乍虚，乍来乍去，其根在大肠。由荣卫痞涩，三焦不调，府藏虚弱所生。（二十一卷　水肿病候　第四条）

水病名目，方家所立，各不同有。所谓二十四水、或十八水、十二水、或五水者，寻其病根，皆由营卫不调，经脉痞涩，脾胃虚弱，使水气流溢，故令肿满喘息、目窠浮肿、颈脉动，不得眠、股间冷，小便不通，是其候也。（二十一卷　十八条）

【戴人】

夫湿者，太阴湿土之主也。诸湿肿满，霍乱泄注，胕肿骨痛，风痹痿厥。三阳受之，可汗而已；太阴、少阴、厥阴，可下而已。

又肾水为病。

五苓散、白术木香散、大橘皮汤。

【东垣】

有阳气不升湿邪内陷者，当用升阳风药，不可过服淡渗，重竭其气。(《脾胃论》)

【丹溪】

湿本土气，火热能生湿土。热郁生湿，湿生痰，故用二陈汤加酒芩、羌活、防风，去风行湿，盖风能胜湿也。又曰：湿者，土浊之气。头为诸阳之会，其气清，其体虚，湿气熏蒸，清气不行，则似乎有物蒙冒之，失而不治，湿郁为热，热伤血，不能养筋，故大筋拘挛。湿伤筋，不能束骨，故小筋痿弱。

又曰：湿上甚而热，治以苦温，佐以甘辛，平胃散主之。湿在上，宜微汗而解；湿在中下，宜利小便。(《心法》、《杂病源流犀烛》丹溪心法中无此详文，于沈金鳌书中查获丹溪曰……)

【嘉言】(此论兼风湿言)

风湿二气无定体，而随时变易者也。湿在冬为寒湿，在春为风湿，在夏为热湿，在秋为燥湿。以湿土寄旺于四季之末，其气每随四时之气而变迁。其中人也，风则上先受之，湿则下先受之。风伤其卫，湿流关节，风邪从阳而亲上，湿邪从阴而亲下，风邪无形而居外，湿邪有形而居内，上下内外之间，邪相搏击，故见汗出、恶风短气、发热头痛、骨节烦疼、身重微肿等证。此固宜汗解，第汗法不与常法相同，用麻黄汤（金匮法）必加白术、或苡仁，以去其湿；用桂枝汤必去白芍加白术，甚者加附子，以温其经。

其取汗，又贵徐不贵骤。又有不可汗者，缘风湿相搏，多挟阳虚，阳虚即不可汗，但用辛热气壮之药，扶阳以逐湿而已。凡见短气，虽为邪阻其正，当虑胸中阳虚；凡见汗出微喘，虽为肺气感邪，当虑真阳欲脱，明眼辨之必早也。

《伤寒论》中风湿相搏，以冬寒而例三时；《金匮》痉湿暍篇中，亦论风湿相搏，是以夏热而例三时。皆言可汗，而不言可下，盖下之则虚其胃气也。

其湿流关节之痛，脉见沉细者，则非有外风与之相搏，只名湿痹。湿痹者，湿邪痹其身中之阳气也，利其小便，则阳气通而病解矣。设小便利而痹不解者，必其人阳气，为湿所持，不得外泄；或但头间有汗而身中无汗，反欲得被向火者，又当微汗以通其阳也。

因《金匮》风湿之文，错见不一，故并及之。

【谦论述】

郑守谦曰：湿为重浊粘腻之阴邪。其伤人也，内外上下，无所不至，宜分别之。雾露潮湿，自外而来者，《经》所谓："地之湿气，害人皮肉筋脉"也。脾阳不运，水谷生冷，自内而生者，《经》所谓：“诸湿肿满，皆属于脾”也。

有蒸于上而头痛者，《经》所谓：“因于湿，首如裹”也。有感于下而跗肿者，《经》所谓：“伤于湿者，下先受之”也。有在经络而痿痹者，《经》所谓：“湿热不攘，大筋软短，小筋弛长”也。有在脏腑而粪溏下利者，《经》所谓：“湿胜则濡泄”也。

考治法于古人，多从三焦立论。在上，以风药胜之（五积散、防风汤）；在中，以燥土克之（宜胃苓汤、或实脾饮）；在下，以渗利治之（五苓散）。或分部位所着而治；或以微汗利便，为上下分消两法；或以芳香开窍，为清肃募原滞浊之法。

合观诸说，似已详备，然湿有本气、化气之辨，则寒热（湿之本气为寒，然气蕴化热，或随温暖之时令化热，则有之矣。）又不可不分也。鞠通吴氏曰：“湿有寒热之分”。寒者湿之本气（湿本寒邪，在天之阳时为雨露，阴时为霜雪，在山为泉，在川为水，包含于土中者为湿。），损人身之阳；热者即长夏盛热蒸动之湿也，在人身郁遏阳气而生热（湿者土之气，土者火之子，故湿亦有化热者。寒为湿之本，气为湿之化，气亦不独长夏一时为然也。），损人之阴液。

寒者宣之而愈，热者清之即愈。其寒湿之重者，往往宣之不愈，待其化热而后清，清而后愈。一为阳病，一为阴病，不可不察也。大凡湿着人身，上合于肺，见证如伤寒，则以开肺救心阳为治；中合于脾，见证如外感或如内伤，则以开沟渠运中阳崇土作堤防为治；其流于下焦与少阴癸水合，见证如内伤，治法则以护肾阳，使火能生土为主。

肾与膀胱为夫妻，泄膀胱之积水，从下治也；脾为肾之上游，升脾阳，从上治也。从下治者，所以安肾中之真阳；从上治者，所以俾水不没肾中之真阳也。

又土为杂气，藏垢纳污，为湿所归之乡。故古人专以脾胃为重，而分外至、内生，内外相合，入脾入胃，伤阴伤阳。两伤脾胃之治法，其所谓外至者，自表传来，一由经络而藏府，一由肺而脾胃；内生者，水谷内蕴，肺虚不能化气，脾虚不能散津，或形寒饮冷，或酒客中虚；内外相合者，客邪即从表入，而伏邪又自内生也。

伤脾阳，在中则不运痞满，传下则洞泄腹痛；伤胃阳，则呕恶不食，膈胀胸痛。脾阴伤，则舌先灰滑后反黄燥，大便结坚；胃阴伤，则口渴不饥，两伤脾胃，既有脾证又有胃证也。

若夫伤及厥阴之证，水太过则木反不生，计惟复其风木之本性，使能疏泄而已。其他肿满、痰饮、痹疸、疟痢、痔漏各证，于水湿有关者，均当参考各门，或于《温病》书湿温条中求之，循法而治，各中肯綮，又何虑湿病之不痊哉！

又按，仲景谓："湿家忌汗"以身本多汗，易致亡阳也。然久冒风雨，郁遏阳气者，又不得不微汗之。东垣谓："治湿不利小便，非其治也。"然真阳素虚之人，汗出、小便点滴、正阴竭而阳欲亡之候，若以为湿热而大利之，真阳无水顷刻脱离而死矣，两者不可不知

【列方】

五苓散（见《伤寒》书。）　二陈汤（见前卷　眩晕类。）　五积散（见前卷　中寒门中。）　平胃散（见一卷　痉厥痫后。）

白术木香散（《准绳》）

白术　朱苓　泽泻　赤茯苓各半两　木香　槟榔各三钱　陈皮　滑石各三两　桂枝一钱

上为末，每服五钱，生姜三片同煎。

大橘皮汤（《准绳》）

橘皮一两半　木香一分　滑石六两　槟榔三钱　茯苓一两　甘草二钱　猪苓　泽泻　白术　官桂各五钱

上为末，每服五钱，生姜三片同煎。

防风汤（《准绳》）〖按〗河间亦有防风汤，与此相同，但少葛根一味，一本多麻黄一味。

防风　葛根　羌活　秦艽　桂枝　当归　杏仁　黄芩　甘草　赤茯苓　生姜

酒煎，分两酌用。

胃苓汤（《准绳》）

苍术　厚朴　陈皮　甘草　名平胃散

白术　泽泻　猪苓　茯苓　名四苓散

合二方，名胃苓汤。

水煎，分两酌用。

实脾饮（《济生》）

白术土炒　茯苓　炙甘草　厚朴姜汁炒　伏毛　木香　木瓜　草豆蔻　附子　炮姜

加姜、枣煎，分两酌用。

第二节　痰饮

（胶固稠粘者为痰，涎清而稀薄者为淡饮，《金匮》论饮最详，可熟玩之。）

【《病源》】

痰饮者，由气脉塞，津液不通，水饮停在胸府，结而成痰。又其人素盛，今瘦，水走肠间，漉漉有声，谓之痰饮。其病也，胸胁胀满，水谷不消，结在腹内（两胁)，水入肠胃，动作有声，体重多唾，短气好睡，胸背痛；甚则上气咳逆，倚息短气不能卧。其形如肿是也。脉偏弦为痰，浮而滑为饮。(二十卷 痰饮候 第一条)

热痰者，谓饮水结积，阴阳否隔，上焦生热。冷痰者，谓胃气虚弱，不能宣行水谷，使痰水结聚停于胸腹之间。诸痰者，由血脉壅塞，饮水积聚而不消散，故成痰也。

流饮者，由水走肠胃之间，漉漉有声，令人短气，亦能虚胀；久不瘥，结聚而成癖也。留饮者，由饮酒后，饮水多，水气留于胸膈，令人胁下痛。癖饮者，由水气停聚两胁之间，遇冷相搏，则结而成块，按之作水声(有形为癖)。诸饮者，皆由营卫气否，三焦不调，而饮水过多，遂停积而成痰饮。

支饮令人咳逆。溢饮谓因大渴暴饮水，水气溢于肠胃之外，在于皮肤之间。悬饮留注胁下悬痛，咳唾引肋下痛。(节二十卷 痰饮诸病候 各条)

【**戴人**】(专论实证)

留饮者，饮止也，不过蓄水而已。有因愤郁而得、或困乏而得、思虑而得、痛饮而得、热时伤冷而得，饮证虽多，无出乎此。

夫愤郁则肝气乘脾，脾气不化，故为留饮。肝主虑，脾主思，思虑久则肝脾气结，亦为留饮。劳役乘困饮水，脾胃力衰，因而嗜卧，不能布散于脉，亦为留饮。饮酒多，肠胃满，又复增之，脬经不及渗泄，亦为留饮。隆暑津液焦涸，饮冷过多，逸而不动，亦为留饮。人若病饮，岂能出此五者之外乎。

夫水者阴物也，积水生湿，停酒生燥，久则成痰。在左胁者同肥气，在右胁者同息贲；上入肺则多嗽，下入大肠则为泻，入肾则为涌水，濯濯如囊裹浆；在阳不去则化气，在阴不去则成形。今之用方者，皆用温热补燥。

夫寒饮在中，以热药从上投之，为寒所拒，水湿未除，反增心火，其上焦枯，其下寒慄。《内经》曰：“留者攻之”。故今代刘河间依仲景十枣汤，制三花神佑丸，而加大黄、牵牛，下三、五十丸，气流饮去。昔有病此者，余诊右脉三部皆滑而大，以瓜蒂涌其寒痰，次以导水禹功去肠胃中燥垢，复未尽者，以杏仁、椒目逐之，伏水皆去矣。（节《儒门事亲》饮当去水论）

夫一切沉积水气、两胁刺痛、中满不能食、头目眩者，可用茶调散轻涌之，次服七宣丸则愈矣。木香槟榔丸、导水饮丸亦妙。（《事亲》）

【东垣】（东垣只论痰症）

夫血气两虚，痰客中焦，妨碍升降，不得运用，致十二官失职，视听言动，皆有虚妄。以邪治之必死，先宜多饮姜盐汤探吐，或多灌竹沥、香油，次服消痰药饵。（此言痰病似邪祟者之治法。）

又言湿在心经为热痰，在肝经为风痰，在脾经为湿痰，在肺经为气痰，在肾经为寒痰。（节录《东垣十书》）

【丹溪】

凡痰之为患，为喘咳，为呕利，为眩晕，心嘈杂、怔忡、惊悸，为寒热痛肿，为痞膈，为壅塞，其胸胁间漉漉有声，或背心一片水冷，或四肢麻痹不仁，皆痰饮所致。

善治痰者，不治痰而治其气，气顺则一身之津液，亦随之而顺矣。百病中多有兼痰者，世所不知也，凡人身中有结核，不痛不红不作脓者，皆痰注也。治痰法，实脾土，燥脾湿，是治其本也。（《心法》）

【嘉言】

胃为水谷之海，五脏六腑之大源。饮入于胃，游溢精气，下输于脾，脾气散津，上归于肺，通调水道，下输膀胱，水精四布，五经并行，以为常人。《金匮》即从水精不四布，五经不并行之处，以言其患。谓人身所贵者水也，天一生水，乃至于充周流灌，无处不到。一有瘀蓄，水道日隘，横流旁溢，有所不免，必顺其性因其势而疏导之。

浅者在于躯壳之内，藏府之外，其名有四，曰痰饮（水走肠间，漉漉有声。）、曰悬饮（水流胁下，咳唾引痛。）、曰溢饮（水流四肢，汗不出，身重。）、曰支饮（咳逆，倚息短气，其形如肿。）。一由胃而下流于肠（痰饮），一由胃而旁流于胁（悬饮），一由胃而外出于四肢（溢饮），一由胃而上入于胸膈（支饮）。

痰饮之成，必先团聚于呼吸大气难到之处，故由肠而胁、而四肢，至渐积于胸膈，其势愈逆矣。其患未有不从胃起者，由胃上入于阳分则及心、肺，由胃下入于阴分则及肝、脾、肾。故水在心，心下坚筑，短气，恶水不饮；水在肺，吐涎沫，欲饮水；水在脾，少气身重；水在肝，胁下支满，嚏而痛；水在肾，脐下悸。

夫五脏为藏神之地，积水泛为痰饮，包裹其外，讵非人身之大患乎！故特随其所辨名定位，以祈治不乖方耳。（上录《医门法律》）

〖谦按〗治饮法，仍参《金匮》全书。

【谦论述】

郑守谦曰：痰有内因，亦因外患；饮则纯为外因。

盖痰者肠胃之液，自内而生；饮者蓄水之名，自外而入。其初各别，其后同归，故积饮不散，亦能变痰。有痰居中，尤易积饮，是饮为痰之渐，痰为饮所化也。若其外出，则饮形清稀，痰形稠浊，实有不同，治法亦别，故将二者条列而论述之。

夫痰之生也，伏于膻中，逆于肺络，随气上升，因嗽而动。其稀者为涎而浊，其浓者不结则粘，其变幻亦能注入经隧皮肤之间，其为患虽无定处，终属有形有质之邪，非如饮证以水气论治也。古人曾分寒热二大法门，一则阴虚火炎（用六味丸、八味丸等。），一则阳虚水泛（用都气丸、肾气丸，以上俱属肺、肾。）。又非仅脾湿生痰（脾为生痰之源。），风寒入肺（肺为贮痰之器。），之当以辛温通降为法者也。总之黄浊为热，清白为寒。

老人不宜速降其火，虚人不宜尽劫其痰。攻之太甚，病转增剧，须兼顾其元气，使藏府经络之气顺，而一身之津液乃顺矣。至于热痰宜清，冷痰宜温，湿痰宜燥，风痰宜散，郁痰宜开，顽痰宜软，食痰宜消；在胸臆者宜吐，在肠胃者宜下，此皆为实证之治法。若施之于脾肺气虚，肾阳不摄者，又大不相宜。证有虚实，此所以不可不辨也。（一说咳咯之痰属肺，吐出之痰属脾，唾出味咸者属肾，痰之初出于脾，痰之源出于肾。）

水本阴物，而其气为浸淫之邪。人身之阳气衰微，水浆入胃，积郁中州，遂留为饮，每随藏府经络空虚之处凭着而为患。在阳分不去者，久则化气；在阴分不去者，久则成形。其初也，挟寒、挟气者为多；其继也，入络为热者亦有。

大法：内饮治肾（真武汤、肾气丸），外饮治脾（外台茯苓饮、苓桂术甘汤），一以辛散为主；而二陈汤、五苓散可佐之；化热者，略与清利；若脾肺极虚者，宜仿五饮汤之意。痰饮同称而殊治，岂可混乎！（《内经》有饮无痰。其论饮，皆由湿淫土郁。至《金匮》始立痰饮等名，皆指水停为患。）

【汇证】（统古今深浅各例，条列之。）

风痰：多瘫痪奇症，头风眩晕，或搐搦瞤动。宜天麻、防风、白附子、南星、全蝎、川乌等散之，或千缗汤。

湿痰：凡因湿所生之痰，症见身重而软，或生痰包。宜二陈、二术。

燥痰：即因热而生之痰也，多烦热燥结，或喉闭、癫狂、怔忡、嘈杂。宜清热导痰，如贝母、巴、杏、栝蒌、芩、连、竹沥、荆沥之类。

寒痰：冷痰凝结，骨痹、胸痞、气刺。宜温中化痰，用药不离姜汁。

惊痰：因惊气结，痰积成块，在胸腹跳动，痛不可忍。宜控涎丹加辰砂，或天竺黄、胆星、牛黄等。

食痰：饮食不消，或挟瘀血，遂成窠臼，痞塞不通，此食积痰郁之候也。宜用山楂、神曲、法夏、姜汁之类；挟死血者，必有刺痛，宜控涎丹。

酒痰：此与食痰相近，或因酒积湿，或酒后渴饮，呕吐酸水。宜瑞竹堂化痰丸，或葛花解酲汤。

实热老痰：顽痰壅遏胸膈腹中，久之化热，致成痰毒。宜舟车神佑丸、滚痰丸酌用。

风寒痰涌：痰色白如米泔，其病在肺，夹湿者则寒及脾经。宜青州白丸子；病在表者，小青龙汤。

痰在四肢经络：或成痰核，或则肢疲筋痛，其症不一。统宜竹沥、姜黄、桂枝、木香、旋覆花之属；臂痛者，指迷茯苓丸。

痰在皮膜胁下：有块如肿毒，与痰核近似，或瘰沥至胁，或硬痛，或麻木，乍寒乍热，是谓痰气在肤。亦宜姜黄、白芥子、枳壳、青皮之类。

以上痰证。

痰饮：饮在阳，则呼气短，苓桂术甘汤；在阴则吸气短，肾气丸。

悬饮：饮流胁下，脉必沉弦，十枣汤。

溢饮：饮流四肢，身体疼重，小青龙汤。

支饮：冒眩咳逆，倚息短气不得卧，葶苈大枣泻肺汤、或五苓散。

留饮：水停心下，背冷如掌大，肢节痛引缺盆，即于《金匮》各法中求之，或即茯苓桂枝汤亦可。

伏饮：膈满呕吐，喘咳寒热，腰背痛，身振瞤，古法用倍术丸。

以上饮证。

再按，《金匮》云："病痰饮者，当以温药和之"。而《温病》书中云："饮家反渴，必重用辛。上焦干姜、桂枝，中焦枳实、橘皮，下焦生姜、附子"，此遵《金匮》之法也。然大青龙主脉洪面赤之热饮，小青龙主脉紧不渴之寒饮；又水在阳者宜汗，水在阴者宜利；及外饮治脾，内饮治肾等法，亦皆至要之言。

即后贤所云，甘遂、甘草同用，下饮尤速；半夏、生姜捣炙，最利上膈之痰；细辛、干姜，善泄满止咳；五味合生姜同捣，纳贤气而开上焦之痰，亦皆经验之法。为医人所不可不知者也，因附记于此。

【列方】

瓜蒂散　真武汤　五苓散　大、小青龙汤（均见《伤寒》。）《金匮》治饮各方（均在《金匮》，兹不录。）　二陈汤（见前卷　眩晕类。）

三花神佑丸　（《准绳》名三花神佑丸，刘河间所用者名神佑丸。)

甘遂以面包，不令透水，煮百余沸取出，用冷水浸过去面，焙干　大戟醋浸，焙干，煮用　芫花醋浸，煮，各半两　黑牵牛一两　大黄一两

上为末，滴水为丸，小豆大，每服五、七十粒，临卧温水下。又河间以此方加枣肉为丸，名神佑丸，盖本仲景之十枣汤而加入牵牛、大黄、轻粉三味也。

导水丸(《准绳》)

大黄　黄芩二两　滑石　黑牵牛四两

泄水、泄肿满，久病加甘遂一两；去遍身走注疼痛，加白芥子一两；退热、散肿毒、止痛、久毒，加朴硝一两；散结滞、通关节、润肠胃、行滞气、通血脉，加郁李仁一两；去腰膝沉重，加樟柳根一两

上为细末，水丸梧子大，每服五十丸，或加至百丸，临卧温水下。

禹功散(子和)

黑牵牛四两　茴香一两，炒　或加木香一两

上为末，以生姜自然汁，调一、二钱，临卧服。

茶调散(《准绳》)

即前导水丸方，《准绳》用以治经闭。

七宣丸（《局方》）

大黄湿纸裹，煨　枳实面炒　木香　柴胡　柯子各五两　桃仁六两，炒　甘草四两，炒

上为末，炼蜜为丸，如梧子大，每服三十丸，酒下。

木香槟榔丸（《卫生宝鉴》）

木香　槟榔　青皮　陈皮　广茂烧（即莪术）　黄连面炒，以上各一两　黄柏　大黄各三两　香附子炒　牵牛各四两

上为细末，水丸如小豆大，每服三十丸，食后生姜汤送下。

导饮丸　（此子和书中所录之方，与朱丹溪所用之导饮丸不同。今将丹溪之方附后，以便采用。）

青皮　陈皮　京三棱炮　广茂烧（即莪术）　黄连　枳壳炒，各一两　大黄　黄柏各三两　香附　黑牵牛各一两

上为细末，梧子大同水丸，每服三、五十丸，食后生姜汤下。

以上均子和书中方。

【附】丹溪导饮丸

吴茱萸三钱　茯苓　苍术各一两　黄连五钱　独活七钱

神曲煮糊为丸。

六味地黄丸（钱氏）　**八味丸**（仲景）　**肾气丸**（仲景）

地黄八两，酒伴蒸炭　枣皮　山药四两　丹皮　泽泻三两　茯苓三两

加附子、肉桂，名八味丸，即肾气丸。钱氏减桂、附，名六味，作丸服。

都气丸（一名都炁丸）

即前八味丸，加五味子三两，作丸。

外台茯苓散（见前一卷　类中风　方中。）

千缗汤（《妇人大全良方》）

半夏七个　皂角　甘草各一寸　生姜如指大

水煎。

控涎丹（《三因方》，一名炒应丸。）

甘遂　大戟　白芥子各等分

舟车神佑丸（河间）　治水肿、水胀，神气俱实者。

甘遂面裹煨　芫花醋炒各一两　大戟酒浸，二两　大黄二两　青皮炒，八钱　黑牵牛四两　陈皮一本无　木香　槟榔各五分　轻粉少许

水丸椒子大，空心服，五丸，日三服。如痞闷者，多服反烦满，宜初服二丸，每服加一丸，以快利为度。

礞石滚痰丸（王隐君方。元洞虚子王中阳，亦称隐君着有《泰定养生至论》。）

青礞石一两　沉香五钱　大黄酒蒸　黄芩酒制，八两

上将礞石打碎，用焰硝一两，同入瓦罐，盐泥固封，晒干，火煅，石色如金为度，研末和诸药，水丸，量人虚实服之。

青州白丸子（《局方》）

白附子生用　南星生用，二两　半夏生用，七两　川乌生用，五钱

上为末，绢袋盛之，水摆出粉，未尽再擂再摆，以粉尽为度，贮磁盆，日曝夜露，春五日、冬十日，晒干，糯米糊丸如绿豆大，每服二、三十丸，姜汤下。

指迷茯苓丸（《指迷方》即宋・王贶《全生指迷方》）

半夏曲二两　伏苓一两，乳拌　枳壳五钱，麸炒　风化硝二钱半

姜汁糊丸，姜汤下。

倍术丸（《和济局方》）

肉桂（或用桂心） 干姜 白术

蜜丸，每服三十粒，米饮下。

五饮汤（海藏）

旋覆花 人参 陈皮 枳实 白术 厚朴 半夏 泽泻 云茯苓 猪苓 白芍 前胡 桂心 炙甘草各等分

生姜水煎服。

瑞竹堂化痰丸（《瑞竹堂经验方》元·沙图穆苏 撰）

半夏 南星 生姜 白矾 皂角各四两

同入砂锅内水煮，以南星无白点为度，去皂角不用，再加青皮、陈皮、葛根、苏子、神曲、麦芽、楂肉、莱菔子、香附、杏仁各一两，姜汁糊丸，食后临卧，茶酒任下五、七十丸。

葛花解酲汤（东垣） 专治酒积。

葛花 豆蔻 砂仁一钱 木香一分 青皮 陈皮 人参 白术炒 茯苓四分 神曲 干姜 猪苓 泽泻三分

第三节 肿胀

（肿本乎水，胀由乎气。）

【《病源》】

腹胀者，由阳气虚，阴气内积故也。风冷，邪气在腹内不散，与藏府相搏，脾虚故胀也。（节十六卷　腹痛病诸候）

水病者，由脾肾俱虚故也。肾虚不能宣通水气，脾虚又不能制水，故水气盈溢，渗灌皮肤，流遍四肢，所以身肿也。令人上气体重，小便黄涩，肿处按之，随手而起是也。（二十一卷　水肿诸候　二条）

肿之生也，皆由风邪、寒热毒气客于经络，使血涩不通，壅结成肿也。风邪肿无头根，浮在皮上，不赤不痛，或肿或散；寒气与血相搏者，有头有根，色赤肿痛；热毒作者，亦无正头，但急肿，热气结盛，壅则为胀。（三十一卷　肿病候　一条）

【戴人】

夫小儿通身浮肿，是水气也。小便不利者，通利小便即愈。《内经》曰："三焦闭塞，水道不行，水满皮肤，身体否肿"，是风乘湿之症也。可用灯芯煎、五苓散灌

之，更于不透风暖处，频浴汗出则愈，内外兼治故也。（上节《儒门事亲》五卷　八十八论）

肿蛊者，三焦闭涩，水道不行，水满皮肤，身体否肿，宜越剂、发剂、夺剂。膜胀者，浊气在上不散，可服木香槟榔丸，属大肠为浊气逆，属肺金为清气逆，气化则愈矣。（上节《金匮》十全之法　六、七两条）

【河间】

肿有短气不得卧，为心水；两胁痛，为肝水；大便鸭溏，为肺水；四肢皆肿，为脾水；腰痛足冷，为肾水；口苦咽干，为胆水；乍虚大实，为大肠水。各随其经络，分其内外，审其脉证而别之。

风水、皮水、石水、黄汗，推各藏以论之。风合归肝，皮合归肺，黄汗归脾，石水归肾。风水脉浮恶风；皮水脉亦浮，按下没指；石水脉沉，腹满不喘；黄汗脉沉迟，发热而多涎，久不愈，必致痈脓。

水脉必沉，脉出者死，与病不相应也。

燥热于肺为肿者，乃绝水之源也，当清肺除燥，水自生矣。于栀豉汤中加黄芩；如热在下焦，阴消，使水

气不化者，当益阴则阳气自化，黄柏、黄连是也。（节《保命集》）

肿胀热胜于内，则气郁而为肿也，阳热气甚则腹胀也。火主长而高茂，形貌彰显，升明舒荣，皆肿之象也。

或云：水肿由脾土衰虚，不能制肾水，水气妄行，而脾主四肢，故水气游走四肢，身面俱肿者，此似是而实非也。《经》曰："诸腹胀大，皆属于热"。又曰："热胜则跗肿"。故诸水肿者，湿热之相兼也。古人制以苦辛寒药利之，盖以辛散结，而苦燥湿，以寒除热，湿去结散，热退气和而已。所以妄谓"脾虚不能制水"者，但指数下致之，又多水液故也。（节《原病式》）

〖谦按〗此专以经语为主而立论也，参看后录东垣论，即知此段之是非。

【东垣】

《六元政纪论》云："太阴所至为中满，诸湿肿满，皆属脾土"。《论》云："脾乃阴中之太阴"。同湿土之化，脾湿有余，故腹满食不化。天为阳为热，主运化也；地为阴为湿，主长养也，无阳则阴不能生化，故云："藏寒生满病”。调经篇云：“因饮食劳倦损伤脾胃”始受热中，末传寒中，皆由脾胃之气虚弱，不能运化精微而制水谷，水谷聚而不散，遂成胀满。《经》曰：“腹满䐜胀，支膈胠胁，下厥上冒，过在太阴阳明”，乃寒湿郁遏也，宜以辛热散之，以苦泻之，淡渗利之，使上下分消其湿也。

或曰：诸胀腹大皆属于热者何也？此乃病机总辞。假令外伤风寒有余之邪，自表传里，寒变为热，而作胃实腹满，仲景以大承气汤下之。此亦膏粱之人，湿热郁内而成胀满者，此热胀之谓也。大抵寒胀多而热胀少，治者宜详辨之。热胀中满，分消丸主之；寒胀中满，分消汤主之。（《兰室秘藏》）

【丹溪】

水肿因脾虚不能制水，水渍妄行，当以参、术补脾，使脾气得实，则自健运而水行，切不可下。诸家只知湿当利小便，执此一途，用诸去水之药，往往多死；又用导水丸、舟车丸、神佑丸之类大下之，此速死之兆。盖愈下愈虚，虽或目前有效，而正气日损，病不旋踵而至矣。大法宜大补中宫为主，看所挟加减，不尔则死。当以严氏实脾散加减用之。（《心法》，上论水胀。）

心肺阳也，居上；肾肝阴也，居下；脾居中央，亦阴也，属土。《经》曰：“饮食入胃，游溢精气；上输于脾，脾气散津；上归于肺，通调水道；下输膀胱，水精四布，五经并行”。是脾具坤静之德，而有乾健之运，故能使心肺之阳降，肾肝之阴升，而成天地相交之泰，是为无病。

今也，七情内伤，六淫外侵，饮食不节，房劳致虚，脾土之阴受伤，转运之官失职，胃虽受谷不能运化，故阳自升阴自降，而成天地不交之否，清浊相混，隧道壅塞，郁而为热，热留为湿，湿热相生，遂成胀满。《经》曰：“鼓胀”是也（又名单胀）。以其外虽坚满，中空无物，有似鼓革，其病胶固难治。又名曰蛊，若虫侵蚀之义。理宜补脾，又须养肺金以制木（补脾即运脾，养肺即扶正气之义。），使脾无贼邪之患，滋肾水以制火，使脾得清化，却厚味，断妄想，无有不安。古方惟禹余粮丸，又名紫金丸，制肝补脾，殊为切当。（《心法》）

五脏六腑皆有胀，《经》云：“平治权衡，去菀陈剉，开鬼门，洁净府”。平治权衡者，察脉之浮沉也；去菀陈剉者（菀者积也，陈者久也，剉者腐也。），疏涤肠胃也；开鬼门者，发汗也；洁净府者，利小便也。蛊胀之病，治以鸡屎醴酒调服；水胀之病，当开鬼门洁净府也。（《活法机要》）

【附录】刘宗厚论一条：按河间以水肿为湿热，谓在表有热宜汗，在里有热宜下，盖言有余之症也。丹溪以脾虚不能制水，治当补中、行湿、利小便，盖言不足之症也。若夫滋肾制火之说，愚切以为未当，盖补肾之药，多阴滞柔润，适以滋湿耳，岂理也哉！

【谦论述】

郑守谦曰：水溢于肤则为肿，气积于中则为胀。肿属水，有形而显于外，望而知之。阳水多热，其证实；阴水多寒，其症虚，脾、肺、肾三经统之。（《经》云："三阴结，谓之水"。又曰："诸湿肿满，皆属于脾"。又言："其本在肾，其末在肺，皆积水也，肾何以聚"。水，肾者，胃之关也。关门不利，故聚水以从其类也。是知肿胀无不由脾、肺、肾者，以肺主气化，脾主输运，肾主藏液也。）

胀属气，无形而患于内，问而后知。证分鼓胀、肤胀、蛊胀（浊气在上者为实，中气不运者为虚。），更分湿郁痰积，气血寒热之不同，藏府、经络、表里、上下之各异，至其甚者，又未有不由肝气之横逆也。

岐伯曰："水始起，目窠微肿，如新卧起之状，其颈脉动，时咳，阴股间寒，足胫肿，腹乃大，水已成。以手按其腹，随手而起，如裹水之状（光肿如泡）"此水肿之象也。心腹胀满，旦食则不能暮食，形如鼓，色苍苍腹筋起，外虽坚满，中实无物，证名单鼓。此鼓胀之状也。（鼓胀属脾，腹胀身体皆大者，名鼓胀；四肢不肿不胀，但腹胀者，名单鼓胀。）

其有痞噎妨食者，曰胀满。（《经》云："浊气在上则生肿胀"，此实胀也。又曰："起居失节，入五藏则腹满闭实"，此因虚而召实也。又曰："藏寒生满病"，此寒胀也。又曰："诸胀腹大，皆属于热"，此热胀也。凡属胀满者，由此类推。）

寒气客肤者，曰肤胀。（《经》曰："营气循脉，卫气逆之，为脉胀；卫气并脉循分肉，为肤胀"。肤胀属肺，皮厚色苍，一身尽肿，或自上而下者，多属于气；皮薄色泽，肿有分界，或自下而上者，多属水。）

血虚而郁者，曰蛊胀。（气血郁痹，腹形充大，中实有物，非蛊即血。与鼓胀之腹皮绷急，中空无物者，有别也。）

大凡胀或不兼肿，而肿则多兼胀，势必然也。其分辨之法，水肿，则饮食不妨；鼓胀，则饮食多碍。先头足肿后腹大者，水也、肿也；先腹大后四肢肿者，气也、胀也。又《经》云："面肿为风，脚肿为水"，上下之分也。《金匮》五水者，表里藏府之别也，可胜言哉！（诸症见后汇症条中。）

大要阴阳虚实之辨，必详审也。阳证热而实，阴证寒而虚（阳症按之痛，阴症按之不痛；阳病起中上，阴症起下焦也。），前已言之。第实症必先胀于内，而后肿于外；虚症必先肿于外，而后胀于内。实则溺黄便结，虚则尿清便溏。又色与脉，均有盛衰可验。

凡诸实症，或六淫外客、或饮食内伤，阳邪急速，其至必暴，每成于数日之间；若为虚证，或情志多劳、或酒色过度，日积月累，其来有渐，每成于经月之后。故实证易治，虚证难愈；阳水易治，阴水难愈；肿症易治，胀病难愈。胀病之无形者，稍轻而治亦稍易；胀而有形者，则更重而治尤难也。

若肿胀并至者，又宜分水分、气分。病在水分治水为主，而兼理气，气化而水亦化也；病在气分理气为主，而兼与利水，水行则气亦行也。

总之，治水肿，必健脾导水（此言阴水肿，宜实脾饮。）；治鼓胀，必通腑疏肝（厚朴、青皮、益智、伏毛之类。）。湿在下者，用分利（小分清饮、大橘皮汤。）；湿遍上中下者，用分消（通草、杏仁治上，厚朴、内金、半夏、茯苓、陈皮治中，海金砂、木通、莱菔子治下。）。湿浊在里者，洁净府（即利水也。又腰以下肿，当利小便，用四苓散。）。风水脉浮者，开鬼门（即发汗也。腰以上肿，当发汗，用越婢汤。）。

肺脾不运者，消皮水（防己茯苓汤、五皮饮之类。）。肺气壅热者，用肃降（此即阳水肿也，用茯苓皮、山栀、滑石、苡米、豆豉、石膏之属。）。脘痞郁热者，用苦降（半夏泻心汤。）。清阳痞结者，通腑阳（栝蒌、杏仁、半夏、茯苓、薤白、姜汁。）。胃满浊逆者，泄肝木（杏仁、厚朴、槟榔、椒目、吴萸、川楝。）。胃阳虚者，用温通（人参、橘皮、半夏、砂仁、荜拔、生姜。）；脾阳虚者，用健运（六君子汤加益智、乌药、神曲。)；脾肾阳虚者，用气化(八味肾气丸。)。

中气陷者，用升提(补中益气汤。)。木邪侮土者，和肝胃(木香、枳壳、白芍、陈皮、木瓜、当归。)。肝经热郁者，降逆火(山栀、丹皮、黄莲、钩藤、青皮、橘络。)。暴怒伤肝者，平逆气(白芍、砂仁、苏梗、厚朴之类。)。三焦壅滞者，用疏利(廓清饮。)。湿热夹滞者，兼消利(鸡金散。)。食滞中满者，专消导(陈、苓、枳、夏、砂仁、麦芽、五谷虫、香附之类。)。气虚中满者，兼消补(陈、夏、曲、厚、楂、枳、莱菔之类。)；气虚兼寒者，宜温补(理中汤、温胃饮。)。气血郁积夹湿热者，平肝胃(小温中丸。)。

清浊混淆、气喘溺少、通身肿胀者，暖下泄浊(禹余粮丸。)。湿热痰积、脉实有力者，涤宿水(禹功散。)。血沫凝涩经隧者，宜搜逐(桃仁承气汤。)。腹实坚满按拒者，下坚积(大、小承气汤。)。病后虚肿及产后面浮足肿者，补元气(六君子汤、归脾汤。)。单腹胀证，多属腑，腑宜通，勿用滋腻守补。(单腹胀，俗名蜘蛛胀，四肢瘦而腹独大也。宜辛温通降；气虚者，兼与扶脾。)

妇人先肿胀而后经断者，为水分；先经断而肿胀者，为血分(此言经水为病，血不归经亦能化水，必四肢浮肿，小便不通，选用大、小调经散、椒目丸。水分者，用五皮饮送小调经散亦可。)。先喘后胀者，治在肺(五皮饮，加苏子、葶苈等药。)；先胀后喘者，治在脾(理中汤、肾气丸。)。

水肿先起于腹，后散四肢者可治；先起于四肢，后走入腹者多死。此邪机向内、向外之分也（凡病在水分，纯属阴症；病在气分，则阳症、阴症俱有之。）。至于虚肿溺涩，湿胜不化，皆属阳虚，有因于肺者（上焦），有因于脾者（中焦），有因肾虚而真阳无以化者（下焦）。

夫水为至阴，其标为肺，其本在肾，而其合则在脾。肾虚则关闭，其水必逆而上泛，脾不能制水，而反为水所渍，故肌肉浮肿；肺不能化水，而反为水所凌，故气息喘急，皆阴胜为害也。《经》言："膀胱藏水，气化则能出"。所谓气化者，全赖命门真火蒸动温气，气升水降，而水始不凝。以阴主闭，阳主开也，故治火衰之肿者，不离附、桂，即治胀亦在通阳而已。

【汇证】（《金匮》所载者未录，参阅《金匮》可也。）

水肿：《内经》曰："诸湿肿满，皆属于脾"。又曰："其本在肾，其末在肺。水病在下为胕肿，上为喘呼"。又曰："诸有水气者，微肿，先见于目下"。

气肿水肿：《入门》曰："皮厚色苍，四肢削瘦，胸腹痞满，自上而下者多属气；皮薄色嫩，肿有分界，自下而上者多属水。又按之不成凹而起者气也，按之成凹不即起者湿也"。

风肿瘀肿：《入门》曰："风肿走注疼痛，皮粗麻木，即痛风身肿是也。瘀肿皮肤光亮，现赤痕血缕，乃血化为水也"。

风水石水:《准绳》曰:“风水面浮、身肿、自汗恶风、脉浮、体重、骨节疼痛、不渴,宜表散。石水腹满不喘、脐以下肿、其脉沉,宜利小便”。

肠覃石瘕:《内经》水与肤胀、鼓胀、肠覃、石瘕并论于一篇之中,略谓肠覃乃寒气客于肠外,恶气结为瘜肉,大如鹅卵,按之则坚,推之则移,月事仍以时下。石瘕生于胞中,寒气客于子门,恶血闭塞,日以益大,状如怀子,月事不以时下,皆生于女子。未立何方,但云可导而下。此盖浊阴凝聚之症,与肿胀相近。由气分而深入血分者,总当用温暖辛通之剂治之。(此条因连类而及,只载大略,然是症,实癥瘕之类,故另将治法,详列于本篇六卷　积聚癥瘕痃癖门中,互参可也。)

许学士十种水病实证治法:

一、青水　先从左右筋肿起,根在肝　大戟

二、赤水　先从舌根起,根在心　葶苈

三、黄水　从腰腹起,根在脾　甘遂

四、白水　从脚肿起,根在肺　桑白皮

五、黑水　从外肾肿起,根在肾　连翘

六、玄水　从面肿起,根在外肾　芫花醋炒

七、风水　从四肢肿起,根在骨　泽泻

八、石水　从肾肿起,根在膀胱　藁本

九、高水　从小腹肿起,根在小肠　巴豆去油

十、气水　或盛或衰起，根在腹　赤小豆

上药十味，通治十种水病。审其病源之各不同，除以一味为君多用外，余九味等分修合为细末，蜜丸梧子大，用赤茯苓汤吞下三丸，不拘时，每日三服。忌盐一百二十日，又忌鱼、虾、面一切生冷毒物。此方服后，再服肉桂、干姜、肉蔻、赤茯苓、莪术、川芎、桔梗各药，或加青皮、白术，去莪术。

分列胀病七项（本孙氏《赤水玄珠》）

寒胀：腹满而濡，时减，吐利厥冷，宜温之。

热胀：阳并于阴，阳盛生外热，阴虚生内热，脉必浮数，饮食如故，腹中胀满者为实胀。

谷胀：即食胀症，过饥伤饱，痞闷停酸。朝则阴消阳长，谷气易行，故能食；暮则阴长阳消，谷气难化，故不能食，是为谷胀。

水胀：脾主湿，水浸肠胃而溢皮肤，漉漉有声，怔忡喘息者是也。

气胀：七情郁结，气道壅塞，升降失司，身体肿大，四肢瘦削者是也。

血胀：烦燥漱水，迷忘惊狂，痛闭呕逆，小便多，大便黑，妇人多有之。

蛊胀：但腹胀而四肢、头面不肿者是也，又有名蜘

蛛蛊胀者，单胀肿大，四肢极瘦，脾气极虚，真藏已绝也，不治。

〖谦按〗凡言鼓胀者，谓其形如鼓革也；言蛊胀者，一指血虚夹瘀，一指湿积生虫也。上将各病标举大略，明其各有所因，且以补前论之缺，至他书所列甚繁，不能备录。好古敏求者，于《内经》、《金匮》之外，更能勤绎诸家，则尤善矣。

【列方】

五苓散　四苓散　栀豉汤　越婢汤　半夏泻心汤　理中汤　桃仁承气汤　大、小承气汤（均见《伤寒》书中。）　禹功散　木香槟榔丸（见前痰饮内。）　实脾散（见前湿症内，亦称实脾饮。）　导水　舟车　神佑　八味肾气等丸（均见痰饮中。）　补中益气汤（见一卷　风类　麻木不仁方内。）

中满分消丸（东垣）　治中满热胀。

白术　人参　炙草　猪苓　姜黄各一钱　茯苓　生姜　砂仁各二钱　泽泻　橘皮各三钱　知母炒，四钱　黄芩炒，夏用一两二钱　黄连炒　半夏　枳实炒，各五钱　厚朴姜制，一两

上除茯苓、泽泻、生姜外，共为细末，入上十三味

和匀，汤浸蒸饼为丸，梧子大，每服百丸。

中满分消汤（东垣）　治中满寒胀。

川乌　泽泻　黄连　人参　荜澄茄　青皮　当归　生姜　麻黄　柴胡　干姜各二分　半夏　益智仁　升麻　茯苓各三分　吴茱萸　木香　黄芪　黄柏　草豆蔻各五分

上剉，如麻豆大，都作一服，水煎，食前热服。忌酒、湿面、生冷、油腻等物。

禹余粮丸（《三因》）

蛇含石（三两，炭火煅，浸醋中，研极细）　针砂（五两，同禹余粮一处用醋二升煮，令醋干为度，再入锅内炭火煅，令通赤，倾于净地砖上，候冷，研极细）　禹余粮（三两，同针砂制）

以上三物为主，其次量人虚实，入后项药

木香　牛膝　莪术　三棱　蒺藜　桂心　川芎　白豆蔻　茴香　羌活　茯苓　炮姜　青皮　附子　陈皮　川当归

上为末拌匀，以汤浸蒸饼，滤去水，和药再捣极匀，丸如梧子大，每服五十丸，空心温酒下。忌食盐，否则发疾愈甚。

鸡屎醴（《内经》）　治湿胀满。

鸡屎白八合，炒微焦　无灰酒二碗

煎至碗半，滤取汁，五更热饮；辰巳时，当行二、三次黑水；次日足有绉纹，又饮一次，渐绉至膝上而愈。

小分清饮（《景岳》）

茯苓　泽泻　猪苓　薏仁　枳壳　厚朴各等分

煎服。

大橘皮汤（《准绳》）

陈皮一两半　木香二钱半　滑石六两　槟榔三钱　茯苓一两　猪苓　白术　泽泻　肉桂各五钱　甘草一钱半　生姜五片

防己茯苓汤（《金匮》）

防己　黄芪　桂枝各三两　茯苓六两　甘草二两

上五味，以水六升，煮取二升，分温三服。

五皮饮（《局方》）

五加皮　地骨皮　生姜皮　大腹皮　茯苓或用皮，各等分

上五味每三钱，水煎，热服。一方加白术，磨沉香、木香。

麦冬汤

麦冬五十枚　粳米五十粒

〖谦按〗金匮麦门冬汤，多半夏、人参、甘草、大枣四味，此则因湿而去甘守之药也。

六君子汤（《局方》）

即四君子参、术、苓、草，加陈皮、半夏。

廓清饮（《景岳》）

陈皮　茯苓　枳壳　厚朴　泽泻　大腹皮　莱菔子　白芥子各等分

煎服。

鸡金散（《准绳》）

鸡内金焙焦　沉香　砂仁　陈香橼各等分

为末，参汤下。

温胃饮（《金鉴》）

人参　白术三钱　炮姜一钱　扁豆二钱　当归　陈皮　炙草各一钱半

小温中丸（丹溪）

局方二陈汤（半夏　茯苓　陈皮　甘草）加白术　神

曲　生香附　苦参　黄连　针砂各等分

醋打糊丸。

归脾汤（《济生》）

人参　白术土炒　茯神　枣仁炒　蜜芪一钱半　当归酒洗　远志一钱　木香　炙草五分　龙眼肉二钱

姜、枣煎。

小调经散（《局方》）

没药　琥珀　桂心　白芍　当归各一钱　细辛　麝香各五分

酒、姜汁调下。

椒目丸（《准绳》，亦名椒仁丸）治血瘀夹水之证。

椒仁　甘遂　附子　续随子　郁李仁　吴萸　当归　黑牵牛　五灵脂　延胡索各五钱　芫花一钱　石膏二钱　胆矾八分　蚖青（地胆之别名，一作胆丸。）十枚去头翅足，同米炒　斑猫（十个，制同蚖青。一方有人言少许）

上为末，糊丸芡实大，橘皮汤下一丸；虚者，人参汤下。

第四节　诸疸

（黄疸　谷疸　酒疸　女劳疸　黄汗　黄胖）

【《病源》】

黄病者，一身尽疼，发热，面色洞黄，七、八日后，壮热，口中有血，当下之，其人少腹必内急。若其人眼睛涩痛，鼻骨疼，两膊及项强，腰背急，即是患黄。多大便涩，但令得小便快，即不虑死。不用大便多，多则心腹胀。此由寒湿在表，则热蓄于脾胃，腠理不开，瘀热与宿谷相搏，烦郁不得消，则大、小便不通，故身体面目皆变黄色。（十二卷　黄病候　一条）

脾藏中风，风与瘀热相搏，故令身体发黄，额上黑，微汗出，手足中热，薄暮发，膀胱急，四肢烦，小便自利，名为劳黄。（十二卷　五条　劳黄候）

虚劳之人，饮酒多，进谷少，则胃内生热，因大醉当风入水，则身目发黄，心中懊痛，足胫满，小便黄，面发赤斑。（十二卷　二十一条　酒疸候）

谷疸之候，食毕头眩，心忪，怫郁不安而发黄，由失饥大食，胃气冲熏所致，必小便难。（十二卷　二十二条）

女劳疸之状，身目皆黄，发热恶寒，小腹满急，小便难。（十二卷　二十三条）

黄汗之为病，身体洪肿，发热汗出，不渴，状如风水，汗染衣正黄如柏汁，其脉自沉。此由脾胃有热，汗出而入水中浴，水入汗孔，遂成黄汗也。（十二卷　三条　黄汗候）

【丹溪】

疸不必分五种，同是湿热，与盦曲相似。轻者小温中丸，重者大温中丸，热多加芩、连，湿多茵陈五苓散加食积药。

诸疸，口淡、怔忡、耳鸣、脚软、小便白浊、或脉沉细而迟、四肢逆冷。身冷自汗者，为虚寒证，不可用凉剂。（《心法》）

【嘉言】

《经》言："溺黄赤安卧者，瘅病"。溺黄，热之征；安卧，湿之征也。所以有开鬼门，从汗泄热于肌表；洁净府，从下泄湿于小便，二法也。（统论黄病症治。）

《金匮》论外感热郁于内而发黄之证，谓脉浮缓为风痹，四肢苦烦，瘅色必黄，瘀热以行。其义取风湿相搏之变证为言，见风虽善行，若与湿合，其风即痹，但郁为瘀热而已。

其挟瘀热而行于四肢，故苦烦，显其风淫末疾之象；其挟瘀热而行于肌表，故发黄，显其湿淫外渍之象。此应从《内经》开鬼门、洁净府之法，俾风从表出，湿从便利也。

《金匮》重出伤寒阳明病不解后，成谷瘅一证，此胃有余热，故食则生热而烦眩，小便难，腹满也。在阳明证中，本属当下，以其脉迟为胃气空虚，虚热内结，故不可下，而开鬼门、洁净府之法，亦无益。师未出方，宜用和解法。

上论热证之由外感者

《金匮》又云："脉数为热，热即消谷，紧为寒，寒即为满，尺浮为伤肾。趺阳脉紧为伤脾，风寒相搏，食谷则眩，谷气不消，胃中苦浊，浊气下流，小便不通，阴被其寒，热流膀胱，身体尽黄，名曰谷疸"。

此论内伤发黄，胃偏于阳，聚热而消谷；脾偏于阴，聚寒而腹满。脉之紧寒数热，必有明征，或紧或数，脾胃分主其病也；若紧而且数，则脾胃合受其病矣。胃热而下流入膀胱，则膀胱受其热，气化不行而身黄；浊气由脾寒而下流入肾，则肾被其寒，而会肝木之邪以入腹，其腹必满矣。

仲景于女劳伤肾之症，重申其义曰："腹如水状"。故女劳瘅，身黄，加以额上黑，阴晦之色,。见于离明之位，必先有胃热（伤食）脾寒（伤湿）之浊气下流入肾也。

上论内伤发黄有寒、热二证，并及女劳

酒瘅，脉浮者，先吐之；沉弦者，先下之。久下脾、肺阳伤者，变为黑瘅。但酒瘅之黑，与女劳瘅之黑，殊不相同。女劳，为肾气所发；酒瘅之黑，乃荣血腐败之色也。

上论酒疸与女劳不同

阴瘅一证，仲景之方论已亡。千古之下，惟罗谦甫茵陈附子干姜甘草汤一方，治凉药失宜，阳瘅变阴之证，甚合古法。此外无有也。

〖谦按〗其论寒症，自注云："阴瘅无热，恶寒，小便自利，脉迟而微。"

【谦论述】

黄为土色，故黄疸病多属太阴湿土。脾不胜湿，复蕴热而生黄，是脾虚为本，湿与热为标也。先于内外虚实审明之，然后分其湿热何者为重。

古人谓湿气胜则归脾，色黑黄而晦；热气胜则归胃，色橘黄而明；其有湿热伤及于血分者，又为血证发黄。又谓疸病小便不利；血证则小便自利，大便必黑也。其胃热而郁者为阳黄，茵陈五苓散加栀子、柏皮；脾湿而寒者为阴黄，茵陈四逆汤。若虚甚者，则助脾为主，导水次之，理中汤去甘草加广、朴；血瘀而实者，茵陈、栀子、大黄合桃仁承气汤下之。

此外五疸之中，惟女劳变为黑疸者最重。五疸之外，又有天行疫厉之急黄症，卒然杀人。症法错杂，均详下列汇证条中。

〖谦按〗《伤寒》治黄，大法以麻黄连翘赤小豆汤，为太阳表分凉散瘀热之剂；栀子柏皮汤，为太阳阳明兼清表里之剂；茵陈蒿汤，为阳明逐秽泄热之剂，俱湿热症治法也。

【汇证】

黄疸：食已即饥，但欲卧，小便涩，憎寒壮热，遍身悉黄，尤以目黄为确。宜分湿热、寒湿两因。

谷疸：食毕头眩，心中怫郁，身黄烦热，此因大饱伤胃所致。寒者，运脾利便；热者即《经》云“食已如饥”之胃疸，茵陈蒿汤或龙胆苦参丸。

酒疸：饮酒成疸者为热症，足经满，小便黄，面发赤斑，多因大醉当风入水所致。葛花解醒汤加茵陈一味，栀子、大黄亦可参用。

女劳疸：女劳小腹满急，额上黑，手足心热，薄暮即发，小便自利，大便时溏。宜培脾肾，兼与化浊去瘀。

黄汗：因身热汗出澡浴，水入毛孔而成黄汗。色如栀柏，身肿且痛，发热而不渴。病在表，宜黄芪汤。

黑疸：女劳伤肾而成黑疸。色见额上，膀胱急，腹胀便黑而溏。虚中有实，宜硝矾散。酒疸下之，久成黑疸，目青面黑，心如啖蒜，大便黑。沈氏制有黑疸汤。

瘟黄：天行疫疠，发黄最急，茵陈泻黄汤。轻者，缪仲淳率用小麦汤。

黄胖：即黄肿之谓，肤肿而黄，中带白色，甚疲倦，此虫与食积兼湿热所致。或吐黄水，或嗜生冷、茶叶、土、炭，宜使君子、南星、建曲、山楂、谷芽、麦芽、莱菔、厚朴、藿香、二术、二陈、黄芩、白芍、针砂、绿矾、姜汁之类。

缪仲淳用青矾（四两，煅）、赤芍、当归（四两，酒浸）、百草霜（三两，为末），酒捣糊丸，又用针砂（醋，碎）、干漆（煅、透），香附合平胃散为末投之，并每食榧子七粒，以愈为度。亦法之至善者也。

【列方】

五苓散　茵陈各方　桃仁承气汤　连翘栀柏（各方均见《伤寒》书。）　平胃散（见前卷　痉痫厥。）　小温中丸（见前　肿胀。）　葛花解酲汤（见前　痰饮。）

大温中丸（丹溪）

陈皮　苍术　厚朴　三棱　蓬术　青皮　香附子　甘草　针砂各等分

为末，醋丸，姜盐汤下。忌大肉、果、菜。脾虚者，以参、术、芍药、陈皮、甘草作汤使。

龙胆苦参丸（沈生。亦名谷疸丸）

龙胆草一两　苦参三两

牛胆汁丸，梧子大，食前以生大麦苗汁，或麦饮下五丸，或姜汤下亦可。

黄芪汤（《济生》）　治黄汗体肿，发热不渴。

黄芪蜜炙　赤芍　茵陈各二两　石膏四两　麦冬　豆豉各一两　甘草炙，五钱　竹叶十四片　姜三片

水煎。一方无竹叶。

硝矾散（《金匮》）

硝石　矾石烧等分

为末，大麦粥汁服。此方散郁热解肾毒，出仲景。

黑疸汤（沈氏）

茵陈蒿四两　栝蒌根一斤，即花粉

均捣取汁冲和，顿服。必有黄水自小便中出，如不下，再作服。

小麦汤（缪氏）

小麦七升　竹叶五升，切　石膏三两

水一斗，煮取七升，细服，尽剂愈。

第五章　燥证

（本书惟此篇编辑条例与各篇不同，以《内经》缺秋燥一条，兹特补出，并分时气与血枯两类，提列于前，以清眉目也。）

第一节　诸燥

（大便燥结）

清凉时气之燥

本脏干枯之燥

〖谦按〗《内经》缺秋燥一条，故《金匮》、《巢氏病源》、《千金》、《外台》等书，均不标立燥论。而后贤立论，又只以血枯燥热之内症为主，竟遗秋令新凉时气之燥一门。法殊未备，兹本吴瑭正气化气之说，立两大纲于前，而以各家所论断列于后，庶使论燥者得窥全豹焉。

正气为寒（即秋凉本气也，病与外感同类。）

秋分以后，小雪以前，阳明燥金司令之时，病者感新凉肃杀之气，而为干结阴凝之疾。其浅者入肺，咳嗽鼻塞，头痛恶寒，宜杏苏散；其深者内伤肝木，而成胁痛腹满，或金气结成疝瘕之疾，宜桂枝柴胡各半汤加川楝、木香、吴萸、茴香，及天台乌药等方。总之，以苦辛甘温为主。经谓："燥淫所胜，平以苦温"是也。

化气为热（即燥气化火，热伤津液之候也。）

化气有二，一则秋金秉夏火之余焰，而化燥热，金燥则水源竭，而万物干枯；一则金胜克木，木受金克，则火动风生。虽秋金之本气不属火，至此则燥气化火矣。经谓："燥金之下，火气承之"是也。

至指病机而言，则或由外因、或因内起，其原皆本于血虚津竭。多见枯燥之疾，不仅当以清凉除其热，且宜以甘寒柔润滋其水也。叶氏以上燥清气、下燥滋血，二语括之。吴鞠通又以三焦立法，于肺燥者，用桑杏汤、沙参麦冬汤、清燥救肺汤之类；于胃阴伤者，用五汁饮、玉竹麦冬汤、玉女煎之类；于下焦伤及肝、肾者，则用三甲复脉、大小定风珠之类。法诚美备，具见《温病条辨》书中，学者宜熟玩之。（以上啬园补述。）

【戴人】

（此统论诸内症之属干燥者）

夫燥者，阳明燥金之主也。诸气膹郁，肠胃干涸，皮肤皲揭，胁痛寒疟，喘咳，腹中鸣，注泄骛溏，胁肋暴痛，不可反侧，嗌干面尘肉脱，及丈夫癞疝，妇人少腹痛，带下赤白，疮疡痤疖，喘咳潮热，大便涩燥，及马刀挟瘿之疮。（《儒门事亲》）

麻仁丸　神功丸　四生丸

【河间】

（论本燥风热之气，其表里各症如何。）

《经》曰："风热火同阳也，寒湿燥同阴也。又燥湿小异也，燥虽属秋阴而异于寒湿"故反同风热也。故火热盛金衰而风生，则风能胜湿，热能耗液，阳实阴虚，则风热胜于水湿而为燥也。凡人风病，多因热甚，而风燥者，为其兼化以热为主也。（节）

然阳实阴虚，而风热太甚，以胜湿水，因而成燥，肝主于筋，而风气自甚，燥热加之，则筋燥也，燥金主于收敛，劲切、紧涩，故为病筋脉劲强紧急而口噤

也。（节）

或病燥热太甚，则脾胃干涸成消渴者。（节）

或风热燥甚，拂郁在表，而拘急筋惕。风热燥并郁于里，烦满而闭结也。（节）

风痫由热甚，风燥为兼化，涎溢胸膈而瘛疭、昏冒、僵仆也，凡此诸症，皆由热甚而生。风燥各有异者，微甚不等故也，所谓中风或筋缓者，乃燥之甚也。筋缓、痿痹及诸膹郁病痿皆属肺金，乃燥之化也，如秋深燥甚，草木痿落而不收，病之象也。是以手得血而能握，足得血而能步，夫燥之为病，血液衰少也，而又气血不能通畅，故病然也。（《病源式》）

【东垣】

（论大便结与燥不同之里症。）

《金匮真言论》云："肾主大便，大便难，取足少阴"。夫肾主五液，津液润，大便如常。若饥饱劳逸损伤胃气，及食辛热味厚之物而助火，其邪伏于血中，耗散真阴，故大便结燥。然结燥之病不一，有热燥、有风燥、有阳结、有阴结，又有老年气虚津液不足而结者。

治法云：肾恶燥，急食辛以润之，结者散之。如少阴不得大便，以辛润之；太阴不得大便，以苦泻之。阳结者散之，阴结者热之。

仲景云："大便硬小便利，不可攻下，以脾约丸润之"。食伤太阴，腹满食不化，腹响不能大便者，以苦药泻之。大抵津液耗少而燥者，以辛润之：有物而结者，当下之，若不究其源，一概用巴豆、牵牛之类。损其津液，燥结愈甚，有复下复结极，则至引导于下而不能通者，遂成不救之症，可不慎哉！(《兰室秘藏》)

通幽汤　润肠丸。

【嘉言】

(论秋燥之所以然，及治燥有肝、肺两门之分。)

水流湿，火就燥，各从其类，此胜彼负，两不相谋。春月地气动而湿胜，斯草木畅茂；秋气肃而燥胜，斯草木黄落。夫秋不遽燥也，大热之后，继以凉生，凉生而热渐解，至大凉而燥令乃行焉。夫深秋燥金主病，有干于外而皮肤皱揭者；有干于内而精血枯涸者。燥金所伤，本摧肝木，甚则自至肺金，盖肺金主气而治节行焉。病起于秋，而伤其燥，金受火刑，化刚为柔，欲仍清肃之旧，其可得耶？经谓："咳不止，而出白血者死。"

诸气膹郁，皆属于肺；诸痿喘嗽，皆属于上，明指燥病言也。《生气通天论》谓："秋伤于燥，上逆而咳，发为痿厥。”燥病之要，一言而终。只以误传伤燥为伤湿，解者竟指燥病为湿病，遂至经旨不明，今一论之，而燥病之机，了无余义矣！

其胁痛嗌干，筋挛癞疝，则燥病之本于肝而散见不一者也。《内经》燥淫所胜，其主必以苦温者，用火之气而制金胜也（〖谦按〗此即吴瑭治燥症本气法。）；其佐以或酸、或辛者，临病制宜，宜补则佐酸，宜泻则佐辛也；其下之以苦温者，如清甚生寒，留而不去，则不当以寒下，宜以苦温下之；即气有余，亦但以辛泻之，不以寒也；要之金性畏热，燥复恶寒，有宜用乎寒而佐以苦甘者，必以冷热和平为方，制乃尽善也。（〖谦按〗上论多言燥属凉秋之气，用药大法，补泻均宜苦温甘辛。以下方言润燥柔剂法。）

又六气凡见下承之气，方制即宜少变。如金位之下，火气承之，则苦温之属宜减，恐其以火剂火也；即用下法，亦当变苦温而从寒下也。至于肺气膹郁、痿喘呕咳，皆伤燥之剧病，又非制胜（火克金法）一法所能理也（必用保津液之清燥救肺汤）。兹并入燥门，细商良法，学者精心求之，罔不获矣！若但以润治燥，不求病情，犹未免涉于麄疏耳。（《医门法律》）

〖谦按〗上录以喻氏之说为精，新采吴氏之法为备，张、刘、李虽专主滋润，然亦各有所长，可以节取，集思广益，燥何难治之有？

【列方】

脾约丸（一名麻仁丸，见《伤寒》。）

玉女煎（《景岳》）

牛膝　知母　熟地　麦冬　石膏

桂枝柴胡各半汤，加吴萸、川楝、茴香、木香汤方。

即桂枝汤、柴胡汤合方，每方各半（二方及分两，均见《伤寒》。）

吴萸数味，分两酌用。

杏苏散（《金鉴》）　治燥伤肺脏，头痛鼻塞，咳嗽稀痰，脉弦无汗者。

苏叶　陈皮　杏仁　枳壳　桔梗　大枣　前胡　甘草　生姜　半夏　茯苓

无汗脉弦或紧者，加羌活；汗后喘不止，去苏叶、羌活加苏梗；兼泄泻腹满者，加苍术、厚朴；头痛眉棱骨者，加白芷；热甚加黄芩，泄泻腹满者不用。

〖谦按〗此方系照吴鞠通《温病》书录出，与《金鉴》不同之处，则去原方中之贝母、麦冬、桑白皮、黄芩，而加半夏、茯苓、大枣也。

天台乌药散（东垣）　治燥气内结成疝。

乌药　小茴香　良姜　青皮　槟榔各五钱　川楝子十枚　巴豆七十二粒

先以巴豆炒黑，以前药同研细末，酒调或姜汤下。

桑杏汤（《温病条辨》）　治燥伤气分。

桑叶　贝母　香豉　栀子　梨皮各一钱　杏仁一钱半

水煎，顿服。

沙参麦冬汤（《温病条辨》）　治燥伤肺胃阴分，或热咳者。

沙参　麦冬三钱　玉竹二钱　桑皮　扁豆　花粉各一钱半　甘草一钱

久热、久咳者，加地骨皮三钱。

五汁饮（《温病条辨》）

梨汁　甘蔗　藕汁　麦冬汁　苇根汁　或荸荠汁

玉竹麦冬汤（《温病条辨》）

玉竹　麦冬　沙参各三钱　甘草一钱

上气者，加生扁豆；气虚者，加人参。

三甲复脉汤（《温病条辨》）

炙甘草六钱　干地黄六钱　生白芍六钱　麦冬五钱，不去心　阿胶三钱　生龟板一两　生鳖甲八钱　生牡蛎二两，碾细

水八杯，煮取八分，三杯分三次服。剧者加甘草至一两、地黄、白芍八钱、麦冬七钱，日三夜一服。

大定风珠方（《温病条辨》）

生白芍六钱　阿胶三钱　生龟板四钱　干地黄六钱　五味子二钱　麻仁二钱　生牡蛎四钱　炙甘草四钱　生鳖甲四钱　麦冬六钱，连心　鸡子黄二枚，生

水八杯，煮取三杯，去滓，再入鸡子黄搅令相得，分三次服。喘，加人参；自汗者，加龙骨、人参、小麦；悸者，加茯神、人参、小麦。

小定风珠方（《温病条辨》）

鸡子黄一枚，生用　真阿胶二钱　生龟板六钱　童便一杯　淡菜三钱

水五杯，先煮龟板、淡菜，得二杯，去滓，入阿胶，上火烊化，内鸡子黄搅令相得，再冲童便，顿服之。

麻仁丸（子和）　此与仲景所用之麻仁脾约丸不同，与《卫生宝鉴》之麻仁丸药略有加减。

郁李仁另捣　大麻仁另捣　大黄半生半熟，各二两　槟榔半两　山药　防风　枳壳炒，各七钱半　羌活五钱半　木香五钱半

上为细末，入蜜和丸如梧子大，每服二十丸至三十丸，温水下。《宝鉴》方中多菟丝、肉桂、前仁各一两五钱。

神功丸（子和）

大黄面裹蒸　柯子皮　麻仁另捣　人参以上各一两

上为细末，蜜丸桐子大，每服二十丸，温水下。

四生丸（子和）　一名润肠丸，此方与血症中之四生丸不同。

黑牵牛　大黄　朴硝　皂角

以上各等分，细末，蜜丸，桐子大，每服七、八十丸，食后温水下。

通幽汤（东垣）　一名导滞通幽汤。加大黄者，名当归润燥汤。

炙甘草　红花各一分　生地　熟地各五分　升麻　桃仁　当归各一钱

上都作一服，水煎，调槟榔细末五分，食前服之。

润肠丸（东垣） 本方加郁李仁、防风二味，名润燥丸。

桃仁　麻仁各一两　当归　大黄煨　羌活各一钱

或加皂角、秦艽，上除桃仁、麻仁另研外，余捣细，共和蜜丸，桐子大，每服三、五十丸，空心白汤下。如阴寒之病，为寒闭结而大便不通者，当合《局方》中半硫丸，即半夏、硫黄二味作丸。

清燥救肺汤（喻氏） 治诸气膹郁、诸痿呕吐，属于上焦者。

桑叶三钱　石膏二钱半　甘草　胡麻仁炒，一钱　真阿胶八分　人参　杏仁各七分　麦门冬一钱二分　枇杷叶去毛一斤

痰多，加贝母、栝蒌；血枯，可加生地；热甚，可加犀角、羚角或牛黄，煎服。

第二节　三消

【《病源》】

夫消渴者，渴不止而小便多是也。下焦虚热，及年衰血气减少，肾为之燥，故引水而多小便也。其病变

多发痈疽，此坐热气留于经络，血气壅塞。其脉数大者生，细小浮者死；又沉小者生，实牢者死。（清渴　五卷　一条）

内消病者，不渴而小便多是也。利多不得润养五藏，藏衰则生诸病。由肾盛之时，不惜其气，恣意快情，致使虚耗，故不渴而小便多也。（五卷　渴候　第七条）

【戴人】（此段节其大概，欲窥全豹可看全书。）

三消之说，当从火断（略曰）。心，为君火正化；肾，为君火对化；三焦，为相火正化；胆，为相火对化。得其平，则烹炼饮食，糟粕出焉；不得其平，则燔灼藏府，而津液竭焉。故入火无物不消。火甚于上为膈消；不已，则及于肺。甚于中为肠胃消；不已，则及于脾。甚于下为膏液之消；不已，则及于肝肾。甚于外为肌肉之消；不已，则及于筋骨，故《素問》有消瘅、消中、消渴、风消、膈消、肺消之说。消之证不同，归之火则一也。（节）

夫消者必渴，渴亦有三，有甘肥之渴；有石药之渴；有燥火之渴。肥甘令人内热、中满，《经》曰："味厚者发热"。灵枢曰："咸走血，多食令人渴"。盖血与咸相得则凝干而渴，此皆肥甘之渴也。夫石药气悍滋热，内伤脾阴，此药石之渴也。阳明司天，嗌干引饮；少阳司天，炎暑至，民病渴，火气郁故然。少阴渴饮，口燥舌干；少阳之复，嗌络焦槁，渴饮水浆，此皆燥热之渴也。（节）

又火在上者，善渴；在中消谷，善饥；在中下，不渴而溲白液；火偏上中下者，饮多而数溲，此其别也。（节）

今代刘河间自制神芎丸，将离入坎，而又以人参白术汤、消痞丸、大人参散数法以调之，故治消渴最为得体。（节）

余尝以三黄丸减朴硝，及桂苓甘露饮、白虎汤、藕节汁、淡竹沥、生地汁相间服之，以代饮水，不日而痊。（《事亲》三卷　第二十七条）

夫三消渴，以缫丝煮茧汤，澄清顿服之则愈；或取生藕汁，顿服之亦愈矣。（《儒门事亲》 四卷　三十五条）

【河间】

消渴之疾，三焦受病也。有上消、中消、下消，上消又谓之膈消，肺也，多饮水而少食，大便如常，或小便清利，知其燥在上焦也，治宜清湿润燥；中消者胃也，渴而饮食多，小便黄，热能消谷，知其热在中焦，法宜下之（此句宜活看，详解参喻氏法），至不欲饮食则愈；肾消者，病在下焦，初发为膏淋，至成病面黑耳焦，治法宜养血，以肃清分其清浊。（节《保命集》）

《内经》有谓："心肺气厥而渴者"。《厥论》云："心移热于肺，传为膈消"。注曰："心热入肺，久而传化，内为膈热消渴多饮也。"有所谓脾热而渴者。《痿论》曰："脾气热，则胃干而渴，肌肉不仁，发为痿渴。"有所谓肾热而渴者。《刺热论》曰："肾热病者，先腰痛，胻酸，苦渴数饮，身热"。《热论》曰："少阴脉贯肾，络于肺，系舌本，故口燥而渴"。叔世惟言肾虚不能制心火，为上实热而下虚冷，以热药温补肾水，未明阴阳虚实之道也。不知肾水虚，则为热。肾水阴虚，则心火阳实，是为阳实阴虚，上下俱热矣。（节《三消论》）

【东垣】

《阴阳别论》云："二阳结谓之消"。夫二阳者，阳明也，手阳明大肠主津液，病消则目黄口干，是津不足也；足阳明胃主血，热则消谷善饥，血中伏火，乃血不足也。结者，津液不润而结也，此因数食甘美而多肥，故其气上溢，转为消渴，治之以兰，除陈气也，不可服膏粱、芳草、金石慓悍助热之药。

后人分为三消。膈消，舌上赤裂大渴，为心热移肺，白虎加人参汤治之；中消，善食而瘦，自汗，大便硬，尿数，调胃承气（必便硬、脉实，方可用下法）、三黄丸等治之；下消者，烦燥引饮，耳轮焦，小便如膏，六味地黄丸治之。

又总录谓未传（在上）能食（未入中焦）者，必发脑疽背疮；不能食者，必传中满鼓胀，皆属不治。洁古老人分而治之，能食而渴者，白虎汤加人参；不能食而渴者，钱氏白术散倍葛根治之。上、中既平，不复传下焦矣。前人用药，厥有旨哉！（《兰室秘藏》）

【丹溪】

消渴，养肺、降火、生血为主。分上、中、下治，三部皆禁用半夏。内伤病退后，燥渴不解，此有余热在肺经，可用参、苓、甘草、生姜汁少许调冷服。又总法当养脾以生津液，或用粳米煮粥，以膂肉碎细，煮服以养肾，则水有所司；又用净黄连湿剉，入雄猪肚中密扎，于米斗上蒸烂，臼中杵粘丸，米饮下，可以止渴。（《心法》）

【嘉言】（论二首，今节为二段。）

食饮酿成内热（指醇酒、甘肥。），津液干涸，而中消之病遂成（谓三消，先起于中消。）。夫病成中消，随其或上、或下，火热炙盛之区，以次传入矣。上消者，胃以其热上输于肺，而子受母累，心复以其热移之于肺，而金受火刑，故饮一溲二（谓肺藏不但不能化气，以消导渴饮外来之水，且并素酝水精竭绝，而尽输于下矣）第一危候也。

至于胃以其热，由关门下传于肾，肾精本竭（石药与失精两项。），阳强于外，阴不内守，而便浑浊如膏（水液浑浊，反从火化。），饮一溲一，肾消之症成矣。《金匮》谓："饮一斗溲一斗者，肾气丸主之"。于以蒸动精水，上承君火。而张子和辄敢诋之，反谓河间将离入坎（以神芎丸苦寒驱火下行），为治法之正，颠倒其说（《金匮》蒸水上行，子和引火下降。），必无是理。

昌著消渴之论，谓始于胃而极于肺、肾，定为中、上、下之三消，其他膈消食㑊，要亦中上之消耳。盖胃中水谷之气，与胸中天真灌注周环，乃得清明在躬。若有所劳倦，伤其大气宗气，则胸中之气衰，胃中谷气因而不盛，则胸中所伤之气亦复难复，于是谷气留于胃中为郁热，热气复熏入胸中，胸胃间皆不觉易其冲和之旧矣！求其不渴，宁可得乎？透此一关，读《金匮》所不了了者，今始明之。

其云："寸口脉（肺气）浮迟，浮即为虚，迟即为劳；虚则卫气不足，劳则营气竭。趺阳（胃气）脉浮而数，浮则为气，数则消谷而大坚；气盛则溲数，溲数则坚，坚数相搏，即为消渴”。举寸口以候胸中之气，举趺阳以候胃中之气，显然有脉可循，有象可察。

总因劳伤营卫，致寸口脉虚而迟也；更参以趺阳脉之浮数，浮则为气，即《内经》热气熏胸中之变文，数则消谷而大坚。如以水投石，水去而石自若，偶合胃中大坚消谷不消水之象。可见火热本足消水也，水入本足救渴也，胃中坚燥，全不受水之浸润，转从火热之势，急奔膀胱，故溲数，溲去，其内愈燥，所以坚数相搏，即为消渴。直引《内经》味过于苦，久从热化，脾气不濡，胃气乃厚之意，为消渴之源，精矣微矣！

后代相沿，谓中消宜下，拘执一语，更无别商，不知胃已大坚，辄投承气，坚者不受，瑕者受之矣；胱膀不受，大肠受之矣。《金匮》于小溲微觉不利，早用文蛤一味治之(平善无过，兼可利水。)，而方书从不录用，讵知软坚之品，非刼阳即伤阴乎！洁古谓：“急攻其阳，无攻其阴。下焦元气得强者生，失强者死。”皆虑泉竭之微言，令人悚然起敬，于是追步后尘。

徐商一语曰：“三消总为火病”。然火之在阳在阴，分何脏何腑，宜升宜降，宜折宜伏，各有不同，从其性而治之，使不相杆格，乃为良法。如肾消阴病，用六味丸；阳病用八味丸，此亦一法。

又曰：“即不得已而用大黄”。当久蒸以和其性，更不可同枳实、厚朴助其疾趋之势，子和更其方为加减

三黄丸，不用枳朴矣。然真气为热所耗，恐无大实之症，必欲除胃中火热，大黄合甘草则急缓互调矣。(《医门法律》)

〖谦按〗人患病多，医患方少，故是编于古人之方，兼收并蓄之。但金元四大家，多主火热伤津，以补阴为急，实遗气馁中虚一项。洁古虽有白虎人参、钱氏白术之法，然亦专主清凉甘寒，致人或疑仲景肾气丸为全不可用之剂，反恣用寒凉，戕损真气，或过下伤阴者，往往有之。兹得喻说以明之，始能各救其偏，而归于纯正。

惟喻氏力驳河间将离入坎之说，细审河间所言，虽与金匮肾气丸法相反，然顺逆病所时有，究亦不妨颠倒之，盖水升火降之理，岂可尽鄙为迂乎？今并存之，以俟高明之裁夺。

【谦论述】

郑守谦曰：消渴之疾，前人论之已详。然《内经》称为消瘅，又曰瘅成为中消(故喻以中消为主，而上下相传。)，其治口甘脾瘅之方，用兰汤以除陈气，可见瘅虽因热而成消，其间又不无津涸与气虚之别矣。审其为热淫津涸者，宜清凉；审其为气虚假热者，宜固根本以滋化源。此金元四家凉泄法，与《金匮》引火归源，助气化津法之并存，而不可偏废者也。

至经谓：“二阳之病发心脾（手阳明大肠，足阳明胃，俱主津液，思虑伤则气结而不能化津矣。），有不得隐曲。其传为风消（谓风胜而真气消也，此为类消之症。）”一段，亦属气耗阴消之类，必与调气健脾（归脾汤、合固本丸之类。），如《圣济总录》谓：“小便数，而有脂似麦麸片而甜者”，当亦脾气下脱之症，可仿钱氏白术法治之。总之，消症渴而喜冷者，宜凉剂清热；渴而喜热者，宜温补和阴，此正法也。

又大肠移热于胃，善食而瘦，为食㑊（㑊，易也，饮食移易，而过不生肌肉也。）；胃移热于胆，亦为食㑊。凡津枯阳亢者，为消渴；伤寒厥阴胸中疼热，亦消渴，皆宜分别治之。他如本事黄芪汤，本治寻常口躁咽干之剂；圣济藕汁白蜜法，本治时气烦渴之方，虽非消渴专方，然有时症与方合，亦得通用。不若治呕渴之生姜、半夏之不可妄用也！看丹溪立法，首禁半夏，即或偶调姜汁，必须冷服，则自知之。

【列方】

（方中一、二味已见本论条中者，或有方名、或无方名，均不重录。）

白虎汤　白虎加人参汤　调胃承气汤（均见《伤寒》本书。）　桂苓甘露饮（见一卷　暑症）　固本丸（见一卷　类

中风）　六味地黄丸　八味地黄丸（即肾气丸。见前　痰饮）　归脾汤（见　肿胀）

神芎丸（河间）

大黄　黄芩二两　滑石　牵牛炒，各四两（以上名藏用丸）

加黄连　薄荷　川芎各半两，共研水丸，即名神芎丸。

人参白术散（河间）

人参　白术　当归　芍药　大黄　山栀　泽泻各五钱　连翘　栝蒌　干葛　茯苓各一两　桂枝　木香　藿香各一钱　寒水石　甘草各二两　石膏四两　滑石　盆硝各五钱

上为粗末，每服五钱，生姜三片同煮。湿盛自利者，去大黄、芒硝。一本寒水石作磁石。

消痞丸（河间《宣明方》）

黄连　干葛各一两　黄芩　大黄　黄柏　栀子　薄荷　藿香　厚朴　茴香各半两　木香　辣桂各一分　青黛一两，研　牵牛二两

上末，丸如小豆大，每服十丸。自利者，去大黄、牵牛。

大人参散（河间）

石膏一两　寒水石　甘草各二两　滑石四两　人参五钱

为细末，每服二钱。

三黄丸（子和）

黄芩　大黄　黄连

以上各等分，春冬稍轻，夏秋略重，为末，蜜水丸如大豆大，每服五丸或七丸，日三服。

钱氏白术散（此系加味白术散方）

人参　白术　茯苓　炙草（加入）　枳壳加入，各五分，炒　藿香一钱　干葛二钱　木香　五味（加入）　柴胡加入，各三分

一本有桔梗白蜜。

本事黄芪汤　治心烦躁，不生津液，不思饮食。

黄芪　人参　五味子　麦冬　熟地　甘草　白芍各三两　白茯苓一两　天门冬五钱

㕮咀拌匀，每服三钱，姜、枣、乌梅同煎，食后服。

第六章　火证

（《五运六气化篇》曰："君火化热，主春末夏初，行暄淑之令"。此专指天气言也，而此篇则兼天人之火言。）

第一节　火热

（指天气而言之火，即为温病。治法以吴瑭《温病条辨》为准，本篇未能详载，可于吴氏书中求之。）

【《病源》】

热病脉静安者生，脉躁者难治，多汗脉虚小者生。（一条　热病诸候）

身体壮热、脉洪大者，为病在表。（十条　热病诸候）

阳胜于阴，热气独盛，否结于藏，故身热而烦。（十一条　热病诸候）

津液少而胃干，结热在胃，故大便不通；三焦否膈，脾胃不和，蓄热在内，亦大便不通。（十七条　热病诸候）

热在膀胱，小肠热盛，津液少，故小便不通。（十八条　热病诸候）

夫患热者，皆由血气有虚实，阳气有余，阴气不足，风邪不得宣散，热搏于府藏，故为病热也。其脉浮而数，胃中有热；滑而疾弱者，无胃气，是虚热。热则消谷。

客热者，由藏府不调，生于虚热，客于上焦，则胸膈生痰，口苦舌干；客于中焦，则烦心闷满，不能下食；客于下焦，则大便难，小便赤涩。（十二卷　冷热病候）

藏府实，血气盛者，表里俱热，则苦烦躁不安，皮肤壮热也。（四十六卷　小儿杂病热烦候）

【戴人】

夫火者，少阳相火之主也。诸暴死，发热恶寒，痛病大作，传为水肿，面黄身痿，泄注脓血，赤白为利，痈肿疽毒，丹燥瘍疹，小儿疳泻，腹胀暴下如水，心胸中热，甚则鼽衄，胸胁皆痛，耳聋口苦，舌干，与藏毒下血，米谷不化，肠鸣切痛，消渴上喘，肺金为病。（《儒门事亲》）

凉膈散　黄连解毒汤　泻心汤　八正散

【河间】

人近火者，微热则痒，热甚则痛，附近则灼而为疮，皆火之用也；疮疡腐出脓水者，犹谷果熟极则烂溃为水也。五行之理，过极则胜己者反来制之。（诸痛疡痒，皆属心火解。）

喘，火气甚为热，衰为寒；热则息盆息数。胃膈热甚为呕，火气上炎之象也。吐酸者，肝木之味；由火盛制金，不能平木，故为酸，如饮食热则易于酸矣。卒暴注泄，肠胃热甚，传化失常，火性速也。

下迫后重里急，火性急而燥物也。热气烁筋，则挛瘈而痛；转筋者动也，阳动阴静，热症明矣；故转筋以汤渍之，使腠理开泄，阳气散则愈也。

小便浑浊，水体清而火体浊故也。吐泻烦渴，青、黄、红、黑皆为热。下痢脓血，湿热甚则自然溃化。带下之理，犹诸痢也。大法：头目昏眩，口苦舌干，咽嗌不利，小便赤涩，大便秘滞，脉实而数者，皆热带下。

肿胀，阳热气甚者；火主长而高茂，升明舒荣，皆肿胀之象也。热客阳明经，而鼻中䐜胀窒塞；阳明之脉，左右相交，注于鼻孔，侧卧则上窍通。鼽者，鼻出清涕也；燥万物者，莫熯于火；以火炼金，热极而反化水，如身热极则反汗出也。

血溢者，上出也；心养于血，热甚则血有余而妄行；热客下焦，而大、小便血也。热耗其液，则粪坚。

战栗动摇，火之象也；战栗而后阳气出于表，蒸热而腠理开，大汗泄而病已矣；诸战栗者，表之阳气与邪热并争于里，故如寒而栗也。心动喜惊，水衰心火自甚也。惑乱水衰失志；志者，肾水之神也。悲哭而五液俱出者，火亢而反兼水化制之故也；凡五志（怒、喜、悲、思、恐）所伤皆热也。（以上均论，属于少阴君火之热症一类；以下论，少阳相火之热，乃心胞络、三焦之气也。皆本《内经》言大热之文，而疏明之，故曰：《原病式》此作者之意已。）

昏瞀冒昧，气热而神浊，火之体也。詈骂、惊骇同。卒痖，热乘肺金也。热甚于外，则肢体躁忧，热甚于内，则神志躁动，返复癫狂，懊憹不得眠也。禁栗如丧神守，亦与君火同义。鼻中因痒，气喷作声者；痒为火化也。喉痹耳鸣，热客上焦也。

聋之为病，肾水虚也。夫心火本热，虚则寒矣；肾水本寒，衰则热矣。是以水少火多，为阳实阴虚而病热；水多火少，为阴实阳虚而病寒也。是以精中生气，气中生神，神能御其形也，由是精为神气之本，形体充固则众邪难伤，衰则诸疾易染。

何俗医只言元气虚为寒耶？所谓聋者，由水衰火实，热郁于上，而使听户玄府壅塞，神气不得通泄也。

沤涌溢食不下，火炎隔热也。目昧不明，赤肿翳膜眦疡，皆热也；由气血升降出入之道有所闭塞，不能通利也；故知热郁于目，无所见也。暴病暴死，火性疾速故也。（节《原病式》）

【丹溪】

阴虚火动难治（有补阴火即自降者，炒黄柏、生地黄之类。）。火郁当发，看何经。实火可泻，虚火宜补，小便降火极速（凡火过盛必缓之，以生甘草、童便之类。）。君火之气，经以暑与热言之；相火之气，经以火言之，表其暴悍酷烈，甚于君火也，故曰：相火者，元气之贼。（《心法》）

【谦论述】

火乃天地间真阳之气，天非此火不能生物，人无此火不能生身。故凡腐熟水谷，化精气神，皆赖此一点真阳之火，名曰少火。及情窦既开，动过乎静，动始阳生，动极阳亢，亢则火气偏胜而病（皆火之不得其平者。），则名壮火。《经》曰："壮火食气，少火生气"（注家谓火在丹田之下，为少火，即人身真火也；火越丹田而上，为壮火，即属有余之邪火矣。），盖少火之火，无物不生；壮火之火，无物不耗。可见火与元气，势不两立，一胜则一负，故东垣谓："火为元气之贼"也。

大凡外感之火，均属有余邪气。如春温夏暑，只分轻重，以辛凉甘寒药之，其法简而易，不若内因之患杂而且难也。如何辨之？属实火者，脉必大而实，必见身热、狂躁、饮冷之症，而虚者则反是。其治法，皆宜分藏府表里、三焦气血两途，而酌用凉泻、滋补法。若阴虚阳亢者（此戴阳症之类。），更宜厚味收摄之。产后气血两虚，无根火见者，宜独参汤以救阳脱。

至云火郁宜发，则肌表怫热，五心烦躁，遍体骨蒸，血中伏热者皆是。凡此内证，非温暑伏邪可比，当相其虚实而调之，不必拘泥古方，胶柱鼓瑟也。总之，清泻其有余者为常法，引纳其虚越者为要法，用苦寒通降为气分驱邪法，酸甘柔润为血分滋补法。

语曰："君火正治，相火反治（折火为正治，指壮大言，反治则从而引之也。）。虚火补之，实火泻之，郁火通之，浮火敛之。降有余之火者，破气；引不足之火者，滋阴"。此古非得其要乎，如谓水不胜火，不察其症之所由，概以苦寒重剂折之，味过苦则化燥，性过寒则伤脾，是徒伐生生之本，吾未见其治矣！

方书所引，繁杂未当，兹取《内经》病机属火者五条而论之，以见一斑。其曰："诸热瞀瘈，皆属于火"者，谓邪热伤神则昏乱，亢阳伤血则抽掣也，治宜清心养肝（冬、地、连、芍之属。）。曰："诸禁鼓栗，如丧神守，皆属于火"者，谓热极反寒也，治宜透热安神（栀、连、朱砂之属。）。曰："诸逆冲上，皆属于火"者，谓龙相上升也（丹溪云："病人言冷，气自下而上，非真冷也。上升之气，自肝而出，中挟龙相之火，其热为甚，自觉冷者，火极似水积热之甚也。），治宜镇逆潜汤（青、铅、龙、牡之属。）。曰："皆诸躁狂越，皆属于火"者，谓重阳或便秘也，治宜清镇通降（牛黄、石膏、硝黄之属。）。曰："诸病胕肿，酸痛惊骇，皆属于火"者，谓热郁及神扰也，一则治以升畅（苡米、木瓜、柴、苓、归、芍、香附之属。）；一则治以敛镇（枣仁、龙骨、茯神之属。）。此治火之大概也。

【附】君相龙雷火说　并五志实火治法

《经》曰："一水不能胜二火"。二火者，君火、相火也。心为君火，在天为太阳之火；相火附于肝肾（上通三焦、胞络之经。），在天为龙雷之火（六气以君火为二之气，经称为热；以相火为三之气，经称为暑，均指天气言。然则人身君相之火，实仿天气而名也）。心火过亢，可以寒凉正治之，如天上太阳火气，人感之则伤热中暍，亦可以凉水苦寒解之。若龙蟠于海，雷伏于阴，木水中之焰也，随阳而升，得雨益炽，此则不可以水灭矣！（此以天地龙雷，喻人身相火，因虚腾越之症，非火亢之实症也。）

人身命门相火，龙火也；少阳相火，雷火也，龙雷常相依附者。命火虚，须益火之源（八味丸），与火同气，据其窟宅而招之。肾水虚，须壮水之主（六味丸），与火相配，滋其真阴以填之。其或命火过强者，须从其性而伏之（滋肾丸）。火起脐下，引动冲气上攻而喘者，补而镇之（都气丸、黑锡丹）。此皆内起之症，正气已伤，实属气之有余，虚为气之不足，但视其偏阴、偏阳之如何而调之，要不可以水折也！

又《经》曰："一水不能胜五火"。五火者，五志（人有五志，以生喜、怒、忧、思、恐。）之实火，临于五位，即相火之煽而妄动者也（前辈云："君火属心，为阴而主静，故其病多热躁；相火属木，为阳而主动，故其病多升腾。"），相火易动，五志激之。实火煎灼真阴，阴虚则病，阴绝则死。凡治法以五位为准，以去实为先。肺火降之（泻白散之类。），心火泻之（清心莲子饮、泻心汤。），脾火发之（泻黄散、消胃散、泻青丸之属。），肝火平之（加味逍遥散、龙荟丸。），肾火抑之（大补阴丸、滋肾丸之属。）。

东垣曰："黄连泻心火；黄芩泻肺火；白芍泻脾火；柴胡泻肝火，黄连佐之；知母泻肾火；木通泻小肠火；黄芩泄大肠火；羚羊角泻胆火，龙胆草佐之；滑石泄膀胱火；麦冬、丹皮泻心胞火；连翘、山栀泻三焦火，地骨皮佐之；石膏、大黄泻胃火"。此皆治热淫邪胜，实火为患之药，一剂则知，再剂必已，不可多用。若稍涉于虚者，万不宜此法也！

【列方】

（凡治火热之方，见于《温病》书中者最多，兹集不录。）

泻心汤（见《伤寒》书。） 六味丸 八味丸 都气丸（均见前 痰饮中。） 龙荟丸（见一卷 眩晕中。） 泻青丸（见一卷 痉痫厥。） 黄连解毒方（见一卷 暑症。）

凉膈散（《局方》）

连翘四两　大黄酒浸，一两　芒硝　薄荷　黄芩酒炒　栀子炒，各一两　甘草二两

上为粗末，每服三钱，入竹叶、生蜜同煎，去滓，温服。

八正散（《宝鉴》）

大黄　瞿麦　木通　扁蓄　车前子　甘草　栀仁各一两　滑石二两　加木香一两尤佳

上为粗末，每服三、五钱，水煎，入灯芯少许。

滋肾丸（东垣。又名通关丸。）

黄柏酒炒，二两　知母酒炒，一两　肉桂一钱

蜜丸。

黑锡丹（《局方》）

黑铅　硫黄各二两

将铅镕化，入硫黄候结成片，倾地上出火毒，研至无声为度。

泻白散（钱乙）

桑白皮　地骨皮一钱　生甘草五分　粳米百粒

易老，加黄连。

莲子清心饮（《局方》）

莲子二钱，一作石莲肉　人参　黄芪　茯苓各三钱　黄芩炒　地骨皮　麦冬　车前子　甘草各七分　柴胡（一本无）

泻黄散（钱乙）

防风四两　藿香七钱　山栀炒，一两　石膏生用，五钱　甘草二两

为末，微炒香，蜜酒调服。

清胃汤（东垣）

生地　丹皮　黄连　当归　升麻各等分（一方加石膏）。

加味逍遥散（《准绳》）

即于逍遥散本方（见一卷　麻木）加山栀　丹皮二味。

大补阴丸（丹溪）

黄柏盐水炒　知母盐水炒，四两　熟地蒸酒　败龟板酥炙，六两

猪脊髓和蜜丸，盐汤下。

第二节　诸痿

（杂录诸痿之因热淫所胜者，诸家论说所指不一，均于各条批明，惟《金匮》肺痿应熟读全篇，故不采入。）

【《病源》】肺痿

肺主气，气主皮毛，易伤于风邪，血气虚弱，又因劳役大汗，或经大下亡津，因成肺萎。其病咳唾、呕逆、涎沫，小便数是也。诊其脉，寸口数，尺脉浮弱。（二十一卷　肺痿候）

【戴人】

（足痿诸痿）

痿之为状，两足不能行。由肾水不能胜心火，火烁肺金，金受火刑，六叶皆焦，皮毛虚弱，急而薄者，则生痿躄。肾水乃肺金之子，今肾水衰，故髓竭也。故痿躄属肺，脉痿属心，筋痿属肝，肉痿属脾，骨痿属肾。总因肺受火热，传于四脏，痿病成矣。

痿之作，五、六、七月皆其时也。午者，少阴君火之位；未者，湿土庚金伏火之地；申者，少阳相火（三焦手少阳相火）之分，故痿发此三月之内以为热也，故其脉浮而大。

治痿与治痹颇异。予凭《内经》火淫于内，治以咸寒。《内经》谓："治痿独取阳明"。阳明者，胃脉也，主润养宗筋，宗筋主束骨利机关，以司曲伸。是以阳明虚，则宗筋纵弛，两足痿弱。人以胃气为本，本固则精化而髓充，髓充则足能履也。（《事亲》一卷　二条　痹痿厥论）

【东垣】

（痿有风湿、热淫之分。）

夫痿者，湿热乘肝肾也，当急下之。不然，则下焦元气竭尽而成软瘫，必腰下不能动，心烦冤而不止也。若湿气胜，风症不退，眩晕麻木不已。除风湿羌活汤主之。

如六、七月间，湿热相合而刑大肠，燥金受湿热之邪，绝寒水生化之源，源绝则肾亏，痿厥之病大作，腰以下痿软瘫痪不能行走，以清燥汤主之。

【丹溪】

（痿有数因，脾肺为主，更当别其气血、阴阳。）

肺金燥而居上主气，畏火者也；脾土湿而居中主四肢，畏木者也。火性炎上，若嗜欲无节，则水失所养，火寡于畏而侮所胜，肺得火邪而热矣；木性刚急，肺受热，则金失所养，水寡于畏而侮所胜，脾得木邪而伤矣。

肺热则不能管摄一身，脾伤则四肢不能为用，而诸痿之病作矣。泻南方，则肺金清而东方不实，何脾伤之有？补北方，则心火降而西方不虚，何肺热之有？阳明旺则宗筋润，能束骨而利机关矣！治痿之法，无出如此。

痿病切不可作风治，而用风药。有湿热，湿痰，气虚，血虚，瘀血。（《心法》）

【谦论述】

郑守谦曰：诸痿者，火热伤气（肺），而深及于血脉之病也。肺热叶焦为肺痿（治见《金匮》），肺气不化，诸藏失荣，发为痿躄（《内经》肺热叶焦，五藏因而受之，发为痿躄。），及皮、肉、筋、骨、脉之五痿，以肺为诸藏之长也。又阳明为十二经之长，阳明虚，则肢体不受水谷之润，亦筋纵而肢痿。（经谓："治痿独取阳明"。）

此治痿有胃、藏府之分，有清热、补虚之正法也（内热成痿，用滋润药，专走肺胃或他藏，此治病之本也。外有所挟，则治不同。）。然病邪所挟，或有不同，故东垣于清燥之外，更立一除湿热法，以黄柏、黄芪为君；丹溪于清金补水之外，另述湿痰、气虚、瘀血各法，是痿症不能以一火燥阴虚尽之。

即言阴虚一症，尚有肺、胃阴虚（宜清上，如人参、茯苓、麦冬、百合、玉竹、芝麻、花粉之属。），肝、胃阴虚（风动而痿，宜冬、地、牛膝、远志、枸杞、钩藤、丹皮之类），肝、肾阴虚（神龟滋阴丸）之别，而上、中、下用药之不同；且督阳虚之脊软，古人曾立鹿角胶丸、四觔丸；久病气血兼虚，筋骨痿弱者，则有金刚丸、牛膝丸、煨肾丸、五兽三匮丹等药，以治下焦虚、中挟寒之疾。

盖痿之热者，此其常；而痿之寒者，又其变也。知常知变，乃可与言治痿。（痿与脚气相似，但无力而不痛为异，盖纯属内虚耳，惟属内虚，故有寒热之别云。）

【汇证】

五痿（皮、脉、筋、肉、骨五痿，应乎五藏。）

皮痿者：经谓："肺热叶焦，则肺喘鸣，生痿躄。色白而毛败"也。宜二冬、百合、黄芪、杏、桔、山药、通草、石斛等味。

脉痿者：经谓："心热生脉痿，数溲血，胫纵不用。色赤而络脉溢"也。宜牛黄、犀角、龙齿、丹皮、黄连等味。

筋痿者：经谓："肝热生筋痿，下白淫，口苦，筋急挛。色苍而爪枯"也。宜芩、连、牛膝、杜仲、菟丝、蒺藜等味。

肉痿者：经谓："脾热生肉痿，干渴，肌肉不仁。色黄而肉蠕动"也。宜以二陈汤加参、芪及十全散药。

骨痿者：经谓："肾气热，则腰脊不举，骨枯而髓减"，又曰："髓海不足，则脑转耳鸣，胫酸、懈怠、安卧"，是骨痿，有肾热及髓虚之别也。热者，宜虎潜丸、金刚丸；寒者骨节屈伸不利，宜壮元散、煨肾丸。

又暑湿成痿，气虚为多。宜健步丸、四制苍柏丸。禁用填补滋腻。

【列方】

二陈汤（见一卷　类中、眩晕。）

除风湿羌活汤（东垣）　治风湿，瘫痿、气虚之症。

羌活一两　防风　苍术　黄芪各一钱　升麻七分　甘草炙　独活　柴胡各五分　川芎　黄柏　橘皮　藁本各三分　泽泻一分　朱苓　茯苓各二分　黄连一分

上㕮咀，每服秤三钱或五钱，水二盏，煎至一盏服。

清燥汤（东垣）　治热痿。

黄连　黄柏酒炒　柴胡各一分　麦门冬　当归　地黄　甘草炙　朱苓　曲各二分　人参　白茯苓　升麻各

三分　橘皮　白术　泽泻各五分　苍术一钱　黄芪一钱五分　五味子九枚

上㕮咀，如麻豆大，每服半两，水煎，温服。

健步丸（东垣）治湿热痿。

羌活　柴胡各五钱　防风　泽泻各三分　川乌一钱　苦参酒洗，一钱　滑石炒　栝蒌根酒洗　炙草各五分　肉桂五钱　防己，酒洗一两

上为末，酒糊丸，愈风汤煎水送五十丸。愈风汤见一卷中风。

鹿角胶丸（方见《赤水玄珠》，与《济生》治尿血者不同。）

鹿角胶一斤　当归四两　牛膝二两　菟丝二两　鹿角霜半斤　人参二两　熟地黄半斤　茯苓二两　白术二两　杜仲二两　龟板　虎骨均酥炙，二两半

上为末，将鹿胶用无灰酒熔化为丸，桐子大，每服百丸，空心淡盐汤下。

四觔丸（《局方》。原名虎骨四觔丸，《三因方》加味。）

虎胫骨（一两，一本作鹿茸）　牛膝　苁蓉酒浸，各五钱　川乌　天麻各一两　木瓜一斤　（一本加乳香　没药，名加味四觔丸。一本加五味子　菟丝子无川乌，名加味四觔丸）均研末，蜜丸，酒下或米饮下。

金刚丸（河间《保命集》）

萆薢 杜仲 苁蓉酒浸 菟丝子等分

为末，酒煮，猪腰子为丸，桐子大，五、七十丸，空心酒下。

牛膝丸（河间《保命集》）

牛膝 萆薢 杜仲 防风 苁蓉 桂心 蒺藜 菟丝饼等分

研末，盐水泛丸。

煨肾丸（河间《保命集》）

牛膝 萆薢 杜仲 防风 苁蓉 桂心 菟丝饼 故纸 胡芦巴各等分

猪腰子酒蒸，拌，捣烂蜜丸。

五兽三匮丹（《沈氏》）

鹿茸 血竭 虎骨酥 牛膝酒浸 狗脊烧去毛，各一两 共为末，此为五兽；

附子（一个，去皮脐，去中心，入辰砂末填满） 水瓜（一个，去皮，去中心，入附子于内，以附子末盖口） 此为三匮；

却以三匮正坐于磁缸内，重汤蒸烂，和五兽末捣丸，木瓜酒下。

神龟滋阴丸(《准绳》)

龟板酥炙，四两　黄柏　知母各二两，盐酒炒　杞子　五味子　琐阳酒炙，各一两　干姜五钱

为末，猪脊髓和丸，每服五钱。

十全散(河间。此黄芪、建中、四君子、四物合方。) 治气血俱衰，阴阳并弱，脊拘膝软之症。天地之成数，故曰十全。

人参　黄芪　白术　茯苓　甘草　肉桂　当归　川芎　熟地　白芍各等分

上为粗末，每服二钱，生姜三片、枣三枚，水一盏煎至七分，不拘时服。

虎潜丸(丹溪)

黄柏盐酒炒　知母盐酒炒　熟地黄各三两　虎胫骨酥炙，一两　龟板酥炙，四两　琐阳酒浸　当归酒洗，各一两五钱　牛膝酒蒸，一两　酒芍一两　陈皮盐水炒一两

羯羊肉酒煮捣丸，盐汤下。冬加干姜一两。丹溪加干姜、白术、茯苓、甘草、五味、菟丝、紫河车，名补益丸，治痿。

状元散(《玄珠》) 治阳气大虚及脾胃寒湿、足痿、阴痿等症。

仙茅　枣皮　杜仲盐水炒，各四两　破故纸盐水炒　龟板酒炙，三两　鹿茸　菟丝子　远志　蚕砂　人参各二两　茯苓两半　大附子童便煮，面煨七钱

俱制净，以干山药粉四两打糊丸，空心盐汤下。

四制苍柏丸（《沈氏》）　治暑湿成痿。

黄柏（二斤，以人乳、童便、米泔各浸八两，余酥炙八两，凡浸、炙各宜十三次。）　苍术（八两，用川椒、补骨脂、川芎、五味子各炒二两。）

拣去诸味，只取柏、术，蜜丸，早酒、午茶、晚白汤下三、五十丸。

第二篇　疟痢

第一章　疟症

（附寒热似疟，及单寒单热各症）

【《病源》】

夫痎疟者，夏伤于暑也。其病秋则寒甚，冬则寒轻，春则恶风，夏则多汗，蓄作有时。以疟之始发，先起于毫末，伸欠乃作，寒栗鼓颔，腰脊痛，寒去则外内皆热，头痛而渴欲饮。此阴阳上下交争，虚实更作，阴阳相移也。阳并于阴，则阴实阳虚；阳明虚，则寒栗鼓颔；巨阳虚，则腰背头项痛；三阳俱虚，阴气胜，胜则骨寒而痛；寒生于内，故中外皆寒。

阳盛则外热，阴盛则内热，内外皆热，则喘而渴欲饮。此得之夏伤于暑，热气盛，藏之于皮肤之间，肠胃之外，此荣气之所舍。令汗出空疏，腠理开，因得秋气，汗出遇风，乃得之，及浴水气舍皮肤之内，与卫气并居。卫气者，昼日行阳，此气得阳如外出，得阴如内薄，是以日作。

其间日而作者，谓其气之舍泻，内薄于阴，阳气独发，阳邪内着，阴与阳争不得出，是以间日而作。（疟候

第三条）

疟先寒而后热，此由夏伤于暑，汗大出，腠理开，遇凄清之水，寒藏于皮肤，秋伤于风，则病盛矣。夫寒者，阴气也；风者，阳气也。先伤于寒，后伤于风，故先寒后热；先伤于风，后伤于寒，故先热后寒，亦以时作，名曰温疟。

夫病疟六、七日，但见热者，温疟也。（温疟候）

夫疟者，皆生于风。风者阳气也，阳主热，故卫气每至风府，则腠理开，开则邪入。先伤于风，故发热而后寒栗。（风疟候）

瘅疟者，肺系有热，中气实而不外泄，用力，腠理开，风寒舍于皮肤之间而发，发则阳气盛。气不及阴，故但热不寒，令人消烁肌肉，命曰瘅疟。阴气先绝，阳气独发，则少气烦惋，手足热而呕也。（瘅疟候）

阴阳相并，阳虚则阴胜，阴胜则寒。寒发于内而并于外，所以内外俱寒，故病发但战栗而鼓颔颐也。（寒疟候）

痰实疟者，谓患人胸鬲先有停痰结实，因成疟病，

则令人心下胀满，气逆烦呕也。（实痰疟候）

生于岭南，带山瘴之气者。其状发寒热，休作有时，皆由感溪、源岭、嶂湿、毒气故也。其病重于伤暑之疟。（山瘴疟候）

【戴人】

夫富贵膏粱之人病疟，宜以大柴胡汤下之，次服白虎汤、桂苓甘露饮之类，或服小柴胡汤亦可。如不愈，复以常山散吐后，服凉膈散。大忌热面及羊肉、鸡、猪、鱼、兔等物，如食之疟即复作。

贫贱藜蒿之人病疟，以饮食疏粝，衣服寒薄，劳力动作，不可与膏粱之人同法而治。临发日，可用湿脾散治之。如不愈，用辰砂丹治之则愈矣。服药讫，宜以长流水煎白虎汤、五苓散服之。不宜饮热燥，以疟疾是夏伤暑伏热之故也。（《儒门事亲》四卷）

【河间】

夏伤于暑，温热闭藏，不得发泄于外，邪气内行，至秋而发为疟。初不知何经受病，随其动而取之，有中三阳者，有中三阴者，大抵经中邪气，其症各殊，故《内经》曰："五藏皆有疟"。其治各别，在太阳经者，谓之风疟，治法汗之；在阳明经者，谓之热疟，治法下之；在少阳经者，谓之风热疟，治法和之。此三阳受病者，谓之暴疟，发在夏至后处暑前，此乃伤之浅者，近而暴也。

在阴经则不分三经，总谓之温疟（〖按〗温字，恐系湿字之误。），当从太阴经治之，其病发在处暑后冬至前，此乃伤之重者，远而为痎疟，痎者老也，故谓之久疟。（《保命集》）

夫寒者阴气也，风者阳气也。先伤寒而后伤风，故先寒而后热，名曰寒疟；先伤风而后伤寒，故先热而后寒，名曰温疟。热为有余，寒为不足，阴胜则寒，阳胜则热，故疟者，阴阳、风寒、虚实、邪气不常之所作也。（《宣明论方》）

【东垣】

疟之为病，以暑舍于荣卫之间，得秋之风寒所伤而后发，亦有不因于此而得之者。邪并于阳则发热，邪并于阴则发寒。并则病作，离则病止。在气则发早，在血则发晏。浅则日作，深则间日作。先寒后热，谓之寒疟；先热后寒，谓之温疟，二者当治少阳也。渴者燥胜，不渴者湿胜也。

《素问》五藏疟：

心疟，烦心，欲得清水，桂枝黄芩汤。

肝疟，色苍苍然太息，四逆汤、通脉四逆汤。

脾疟，令人寒，腹中痛，热则肠中鸣，鸣已汗出，小建中汤、芍药甘草汤。

肺疟，令人心寒，寒甚则热，热则善惊，如有所见者，桂枝加芍药汤。

肾疟，令人洒淅腰脊痛，大便难，手寒，桂枝加当归芍药汤。

《素问》六经疟：

足太阳经疟，腰痛头重，寒从背起，先寒后热，汗出难已，羌活加生地汤、小柴胡加桂枝汤。

足阳明经疟，先寒甚，久乃热，热去汗出，喜日月光火，气乃快，桂枝白虎汤、黄芩芍药加桂汤。

足太阴经疟，不乐，好太息，不食，多寒热汗出，病至则善呕吐，已乃衰，小建中汤、异功散。

足少阳经疟，身体解㑊，寒热不甚，恶见人，惕惕然，热多则汗出，小柴胡汤。

足厥阴经疟，腰痛，少腹满，小便不利如癃，数大便，恐惧，气不足，腹中悒悒，四物玄胡苦楝附子汤。

足少阴经疟，令人闷，呕吐甚，热多寒少，欲闭户牖而处，其病难已，小柴胡半夏汤。（《此事难知》，系王好古录其师东垣语）

【丹溪】

疟疾有风暑、食痰、老疟、疟母。大法：风暑，当发汗。恶饮食者，必自饮食上得之。内伤挟外邪同发，内必有痰，二陈汤加柴胡、黄芩、常山、草果煎服。老疟，病系风暑入阴分，用血药引出阳分则散。疟母，必用毒药消之，行气消坚为主。有汗要无汗，扶正为主，带散，小柴胡加桂或白虎加桂；无汗要有汗，散邪为主，带补，桂枝加黄芪、知母、石膏或人参柴胡饮子。（《心法》）

【嘉言】

夫人身四体安然，外邪得以入而疟之，每伏藏于半表半里，入与阴争则寒，出与阳争则热。半表半里者，少阳也。谓少阳而兼他经，则有之；谓他经全不涉少阳，则不成其为疟矣。所以仲景曰："疟脉多弦，弦数者，热；弦迟者，寒；弦小紧者，下之瘥；弦迟者，可温之；弦紧者，可发汗、针灸也；浮大者，可吐之；弦数者，风发也，以饮食消息止之（谓以梨汁、蔗浆生津止渴，而消息其热也。）"，只此七言。

而少阳一经，汗、吐、下和温之法具备，其他瘅疟（少气，烦冤，手足热而欲呕，但热不寒。）、温疟（温疟有二，《内经》言："先热后寒"。仲景云："但热不寒，骨节寒疼，其脉如平，有似瘅疟而实不同也"。）、牡疟（疟多寒者。）、疟母（疟

久不瘥，结为癥瘕，盘结于少阳所主之胁肋，名曰疟母。）四症，要不外少阳求治耳。（《医门法律》）

【谦论述】

疟症四时皆有，而发于夏秋者居多。因当时中上气虚，水谷停聚，化为痰饮（疟疾内多痰伏。），伏于胸胁；风暑外至，着于募原（《己任编》云："藏府相接处，有虚界之募原，其中复有刚柔筋脉。"），夏日毛窍疏通，或不即病；至秋气敛缩，表邪不能发越，故进退不已（新凉之阴欲入，暑阳从内拒之，暑阳久郁，欲泄而出，新凉之阴又从外而遏之，阴阳相搏，故寒热交作也。），往来寒热，势衰则止。（又《经》曰："卫气日行于阳，夜行于阴。疟邪得阳则外出，得阴则内薄。故卫气之行与邪气相值，则病作；卫气相离，则病亦休矣。"）

人身荣卫昼行阳，脊与背也；夜行阴，胸与腹也。行至病所，塞而不通，乃作寒战（或为温疟，则先发热后恶寒，寒轻于热。《经》曰："阳虚则恶寒，阴虚则发热。又阴气上入于阳则恶寒，阳气下陷于阴中则发热"他病亦同也。），寒已而内外皆热（或阳气独发为瘅疟，或但寒不热为牝疟，故疟有阴、阳之分。）。

先寒后热者，先伤于寒而后感风；先热后寒者，先伤于风而后感寒。寒病属阴而患深；风则属阳而病浅。浅者邪出三阳（随卫气以出。），则旦作而日日转早；深者邪舍三阴（不能随卫气并出。），故间日或二、三日一作，而日日转迟。(《经》曰:“邪客风府,循膂而下,与卫气一日夜会于风府,日下一节,故其作晏。其出风府,日下一节,二十五日下至骶骨,二十六日入于脊骨、注于伏膂,其气上行九日出缺盆,其气益高,故作日乃益早”。〖按〗循节而下之邪,稍迟而入阴,故晏,二十六日行脊已尽,复自后而前,循脊上行,无关节之阻,故速而渐早。)

证治大法,宜分三阴三阳(如伤寒六经法。),及五藏六府所属(各见本藏府症。),不可拘定少阳一经(诸书指疟属少阳者,为正疟,以少阳为人身半表半里、阴阳枢纽之界。疟邪寒热间作,阴阳同病,故宜以少阳为主也。究竟他经皆有寒热,且油膜外通肌表,内近藏府,为内、外交界之地,亦如少阳之阴阳表里各居其半。时疟诸邪,从口鼻吸入者,应以三焦分治,其病之浅深,即可以营卫分论,半表半里之说,尤不得拘于一经耳。又疟,亦有独寒、独热之殊,不可不识!),均须从阴分提出阳分。(用柴胡治疟,即是此意。)

又六淫致疟,各随六淫所入轻重治之。复有痰(疟)、食(疟)、劳(疟)、疫(疟)、瘴(疟)、鬼(疟)等名,无非正虚邪盛之故,均得以阳虚恶寒,阴虚发热,二者偏胜审测之。古人谓瘅疟多热,牝疟多寒,即以阴阳分之也(瘅,寒邪并于表,阳盛阴虚,阴虚生内热,阳盛生外热,故内外皆热。牝疟,邪并于里,则阴盛阳虚,阳虚生外寒,阴盛生内寒,故中外皆寒。)。大抵寒者专理气分,热者调气而兼顾其血分。病久结成疟母,必与疏肝(邪入肝络挟瘀血、痰涎结块于胁腹，故宜通降。)。其有疟邪内陷为痢者，当肝脾并治，兼升提和解以清暑湿之邪，此又法中之变也。

总言始终治法，无汗以散邪为主；有汗以扶正为主；邪疟及新发者，可酌用汗、吐、下三法；虚疟及久病者，各从其所偏而补救之，勿过呆滞；若正虚而邪滞者，宜一补一发；

治实症之深入阴分者，必先升后汗；即病人素称虚弱，亦先宜用发散以祛客邪，然后扶养胃气；其他痰食气积，则先消导，然后缓调其元，此一定之法也。

又通治诸实疟活套，初起宜散邪，露姜煎；往来寒热，小柴胡汤；寒多者，柴胡汤加桂枝；寒少热多者，清脾饮；湿盛者，平胃散、或四苓散；痰多者，二陈汤；兼治痰食，四兽汤；湿热两盛，清中驱疟饮；热疟，宜白虎汤、五汁饮；热结成痞者，泻心汤、小陷胸等加减；疟母宜鳖甲煎丸、鳖甲饮子加归、甲、桃仁；小儿胎疟，不能服药者，用黄丹五钱、生矾三钱、胡椒二钱半、麝香少许，共研末，以醋调敷手心，男左女右，发汗而愈。凡疟将发与正发之时，不可服药，治亦无效。所谓避其锐气也，当于未发两时之先，而药之。

【汇证】（补录大要，凡前篇已述明者，兹不赘。）

三阳经疟：太阳，腰背头项俱痛，先寒后热，热止汗出。阳明，目痛、鼻干、舌燥，寒甚乃热，热甚而汗，喜见光火。少阳，口苦胁痛，寒热往来。

三阴经疟：少阴，寒少热多，呕逆口渴，腰痛脊强。太阴，腹满不渴，呕水恶食。厥阴，头痛、胁肋、少腹满，小便数而不利。

五藏疟：肺疟，背寒、心寒、或咳。心疟，烦渴神昏。肝、脾、肾疟，多寒少热，症已见前。

六府疟：六府惟膀胱、胆、胃各有经症，已见前条。其有属于本府内症者，则胃津、胆汁枯竭之患，内虚为多，宜与养阴也。

六淫疟：风疟感风，有寒热之别。寒疟感寒，有内外之别。其内病气虚而寒者，亦曰牝疟。暑疟兼受暑湿，宜分三焦。湿疟专受湿热或寒湿，偏热偏湿，均宜照吴氏《温病》书中所载治之。燥火则并于风与湿热也，其外感于热者，亦曰温疟。血虚内热者，即曰瘅疟。

痰疟：阳衰湿盛，土败痰生，或见痞唾迷厥之证。

食疟：饮冷食生，饥饱不常，满闷腹痛，一名胃疟。邪在膈上，可用吐法；在中，消导之。

劳疟：小劳便发，气虚多汗，此证寒热模糊，或似疟非疟，宜益气补中。

疫瘴疟：疫疟传染，因天时而发；瘴疟浊蒸，因地气而病。均见迷闷寒热之症，宜与芳香辟邪。

鬼疟：阳虚而阴气袭之，客忤寒热，寐梦不祥，多生恐怖，或多夜发。俗以符咒压邪，究非其治，宜平胃散加桃仁、雄黄，通中阳以逐络中邪气也。

【列方】

大、小柴胡汤　白虎汤　五苓散　四逆汤　小建中汤　泻心汤　陷胸等方（均见《伤寒》书。）四物汤（见一卷　中风）桂枝甘露饮（见一卷　暑症）五汁饮（见二卷　燥症）二陈汤（见一卷　眩晕）平胃散（见一卷　痉痫厥）凉膈散（见二卷　火症）

常山散（子和）

常山二两　甘草二两半

为末，水煎，空心服。

辰砂丹（子和）

信一钱　雄黑豆六十个，或二两

为末，朱砂衣，端午日合，不令鸡犬妇人见，每服一丸。

温脾散（子和）

紫河车　绿豆各一两　甘草五钱　砒一钱，另研

上为细末后，入砒研匀，每服半钱。新水一盏，调煎。如隔日发，待临卧服；频日发者，只夜深服。忌

荤、酒、鱼、兔。

异功散（钱氏）

四君子汤加陈皮

人参柴胡饮子（丹溪录用子和方）

人参　柴胡　黄芩　甘草　大黄　当归　芍药各等分

为末，每三钱水煎，加姜三片。喻嘉言谓此方，于小柴胡去半夏，加大黄、归、芍；大柴胡去半夏、枳实，加人参、当归，于和法中略施攻里之法，深中肯綮。

露姜煎

《澹寮》中露姜煎，只生姜四两，露一宿，取露，解烦暑之意。（然治寒疟，不如用吴氏《温病》疟症中之露姜饮为完善，兹特录之。）

露姜饮

法夏　草果　青皮　生姜汁各等分

露一宿，服。此吴氏温疟中方，较露姜煎只一味者，为直切病情也。

清脾饮（严用和）

青皮　厚朴醋炒　柴胡　黄芩　半夏姜制　茯苓　白术土炒　甘草炙　草果

加姜煎，分两酌用。一方，加槟榔；大渴，加麦冬、知母；疟不止，加酒炒常山一钱，乌梅二个。虚疟忌用。

四苓散（仲景）

即五苓散除桂

四兽汤（《易简》）　治食疟，消痰。

半夏　人参　茯苓　白术　橘红　草果　生姜　乌梅　甘草　大枣各等分

上即六君子汤加草果、乌梅；如痰多者，宜去甘草、大枣。服法：以盐少许，腌食顷，湿纸厚裹，慢火煨香，每四钱煎服。

清中驱疟饮（《和济局方》）

柴胡　黄芩　枳壳　厚朴　青皮　陈皮　白术　法夏　山楂炒　草果　生姜各等分

水煎。

鳖甲饮子（《济生》）

鳖甲　黄芪　白术　槟榔　厚朴　川芎　酒芍　陈

皮　乌梅　草果　炙草各等分

每服四钱，姜、枣同煎。

鳖甲煎丸（《金匮》）

鳖甲十二枚，炙　乌扇三分，烧　黄芩三分　柴胡六分　鼠妇三分，熬　干姜三分　大黄三分　芍药五分　桂枝三分　葶苈一分，熬　石韦三分，去毛　厚朴三分　丹皮五分　瞿麦二分　紫葳三分　半夏一分　人参一分　䗪虫五分，熬　阿胶三分，熬　蜂窝四分，炙　赤硝十二分　蜣螂六分，熬　桃仁二分

为末，取煅灶下灰一斗，清酒一斛五斗，浸灰，俟酒尽一半，煮鳖甲于中，煮令泛烂如胶漆，绞取汁，纳诸药煎，为丸如梧子大，空心服七丸，日三服。

东垣所引各方，多见《伤寒》中，其引经药，均照本方下所载加入，故不另录。丹溪方中加味，亦如之。

【附】寒热似疟　单寒单热症

1.寒热往来：或先寒后热，或先热后寒，多在肌肤之间，半表半里之际，盖内阴（阴虚生内热。）外阳（阳虚生外寒），互相胜复也。又昼热夜静者，为虚阳偏盛于阳分；昼静夜热者，是阳气下陷于阴中。

2.寒热交作：仲景云：“发热恶寒者，发于阳；无热

恶寒者，发于阴”。盖营伤则寒，卫伤则热；或由外感；或本身营卫不和，皆致病如此也。

3.寒热表里内外之别：

有表症，而身寒热者为外感；无表症，而自有寒热者为内伤。

外感恶寒，虽近火不除；内伤恶寒，稍近温即止。

热在外，寒在内，则身热反欲近衣，寒在外，热在内，则身大寒反不欲近衣也。

4.发热外因：

伤寒（郁遏营卫。）

食积（手足心热，中气不行也。）

温暑（灼伤肺胃津液。）

秋燥（有寒、热两种，温润各有常法，见秋燥本门。）

湿热（阳伤而邪踞阴分，每多下午发热。）

5.发热内因：

气郁（气郁于血分中也。）

血郁（瘀血、骨蒸、劳热等症。）

阳虚外越（真元内竭，阴盛格阳，汗出面赤，脉数而软。）

阴虚内躁（水津不足，夜分或寅卯时热。）

阴虚阳浮（产后失血等症，宜从阴引阳。）

潮热属胃（潮为有信之物，土主信，故与脾胃有关。）

6.阳虚多恶寒：阳虚则外寒，阴盛则内寒；表邪郁遏阳气，亦令寒栗；劳倦伤阳，多汗出恶寒之症，皆属肺气虚弱而然；伤酒恶寒者，亦阳伤而中土湿动也。

第二章　痢证

（古以泄痢并称，兹将泄泻另立一项于后，但各家论中，尚有泄痢并言者，宜细审之。）

【《病源》】

凡痢皆由荣卫不足，肠胃虚弱，冷热之气，乘虚入客于肠间，虚则泄，故为痢也。其痢而赤白者，是热乘于血，血渗肠内则赤；冷气入搏肠间，津液凝滞则白也；冷热相交，故赤白相杂。重者，状如脓涕而血杂之；轻者，白脓上有赤脉薄血，状如鱼脂脑，世谓之鱼脑痢也。（十七卷　赤白痢候）

血痢者，热毒折于血，入大肠故也。血之随气，循环经络，通行藏府，常无停积。热毒乘之，遇肠虚者，血渗入于肠，肠虚则泄，故为血痢。身热者死，寒者生。（血痢候）

杂痢，谓痢色无定，或水谷、或脓血、或青、或黄、或赤、或白，变杂无常，相兼而痢也。挟热则黄赤，热甚则变脓血也；冷则白，冷甚则青黑，皆由饮食

不节，冷热不调，胃气虚，故变易。（杂痢候）

休息痢者，胃脘有停饮，因痢积久，或冷气、或热气乘之，则饮动，肠虚受之，故为痢也。冷热气调，其饮则静，而痢亦休也。（休息痢候）

痢如膏者，是由藏府虚冷，冷气入于大肠成痢，冷气积，肠又虚滑，脂凝如膏也。（痢如膏候）

【戴人】

夫下痢脓血，腹痛不止，可用调胃承气汤，加生姜、枣煎，更下藏用丸七、八十丸，量虚、实加减，泻讫，次用长流水调五苓散；或加灯芯，或调益散亦可，忌油腻、一切热物。（《事亲》四卷　十七条）

夫小儿久泻不止者，至八、九月间，变为秋深冷痢，泻泄清白，时复撮痛，乳瓣不化。可用养脾丸，日三服则愈。若治蒭荛之儿，万举万全，富家且宜消息。（《事亲》五卷　八十七条）

人止知痢是虚冷，温之、涩之、截之，此外无术矣。岂知风、暑、火、湿、燥、寒六者，皆能为痢。（《事亲》九卷　杂记　第七条）

【河间】（泄痢并论）

藏府泄痢，其证多种，大抵从风、湿、热论。轻则飧泄，身热脉洪，谷不能化；重则下痢脓血稠粘，皆属于火。宜大黄汤下之，是为重剂。黄芩芍药汤，为轻剂。是实则泄其子（泄火），木虚则脾土实矣。有自太阴脾经受湿，而为水泄虚滑，微满身重，不知食味者。春宜补，夏宜泻。假令和则芍药汤是也，止则诃子散是也。

法云：后重则宜下；腹痛则宜和；身重则除湿；脉弦则去风；血脓稠粘，以重药竭之；身冷自汗，以毒药湿之；风邪内缩宜汗之；鹜溏为痢当温之；在表者发之，在里者下之；在上者涌之，在下者竭之；身表热者内疏之；小便涩者分利之。又曰：盛者和之，过者止之。

里急后重，脉大而洪实为里热，是有物结坠也。若脉浮大，不宜下。虽里急后重，而脉沉细弱者，谓寒邪在内而气散也，可温养而自愈。（《保命集》）

暴注，卒暴注泄也。肠胃热甚，而传化失常，火性速，故如是也。

或言下痢白为寒者，误也。若果为寒，则不能消化，何由反化为脓也？所谓下痢，谷反化为脓血，如世之谷肉果菜，湿热甚，则自然腐烂溃发，化为活水也。

其热为赤，属心火；其热为黄，属脾土；燥郁为白，属肺金。假如下痢赤白，俗言寒热相兼，其说尤误。如热生疮疡而出白脓者，岂可以白为寒欤？由其在皮肤之分，属肺金，故色白也；次至血肉筋骨，各随五脏之部而见五色，是谓标也；本则一出于热，但分深浅而已。

或问热痢既为热，何故服辛热之药亦有愈者耶？盖辛热能开发肠胃郁结，使气液宣通而已。夫治诸痢，莫若以辛苦寒药，或微加辛热佐之则可。如钱氏香连丸之类是也。(《原病式》)

〖谦按〗喻嘉言论河间白痢非寒一段，谓此特其一端。甚有先曾通泄，然或因凉药太过，脉沉细，四肢厥冷者，即宜温补。至云，概不可用辛热，亦非变通精妙之处云云。学者正宜参阅。)

【东垣】(泻痢并论)

湿热恶痢、血痢，窘痛脓血，主以芍药柏皮丸。寒滑气泄不固，以涩去其脱，微酸固气而上收，以大热之药除寒，以补气之药益气。

诃子皮散(《兰室秘藏》)

【丹溪】

痢有气虚兼寒热，有食积，有风邪，有热，有湿，有阳气下陷，感受不一，当分治之。

痢赤属血，白属气。赤痢乃自小肠来，白痢自大肠来，皆湿热为本。赤白带浊同法，初得之时，元气未虚，必推荡之，此通因通用之法；稍久气虚，则不可下，惟壮实初病宜下之，如虚弱、衰老、久病者宜升之。(《心法》)

治痢十法：

其或寒热表症，宜微汗。

或腹痛后重、溺短，宜和中疏气。

或下坠、积中有紫黑血，而又痛甚者，此为死血，当用桃仁、滑石行之；挟热，加黄芩；挟寒，即加干姜。

或下坠在活血之后，此气滞症，宜于前药中，加槟榔一枚。

或在下则缠住，在上则呕食，此为积毒未化，胃气不平，当认其寒热施治。

或力倦气少恶食，此为气虚，宜白术、当归、陈皮之类。

或气行血和积少，但虚坐努力，仍用当归、芍药、生姜、桃仁、陈皮等和之自安。

或病退十之七，秽积已尽，糟粕未实，当炒白芍、白术、陈皮、茯苓煎汤吞送固肠丸三十粒，有去湿实肠之功。

或痢后糟粕未实，或食粥稍多，或饥甚方食，腹中作痛，切不可惊恐，以白术、陈皮各半煎服自安。

或久痢后体虚气弱，滑下不止，又当以药涩之，可用诃子、肉蔻、白矾、半夏；甚者，添牡蛎，但须用陈皮为佐，恐大涩亦能作痛也。

凡痢疾腹痛，必以白芍、甘草为君，当归、白术为佐；恶寒而痛者，加桂；恶热痛者，加黄柏。(《心法》)

【嘉言】(发表、通里、清热、宣肺)

夏秋热、暑、湿三气交蒸，外感三气之热而成下痢，必从外而出之，以故下痢必从汗法，先解其外，后调其内；首用辛凉以解表，次用苦寒以清其里，一、二剂愈矣。失于表者，外邪俱从里出，不死不休，故虽百日之远，仍用逆流挽舟之法(败毒散)，引其邪而出之于外，则死症可活。

《金匮》有云："下痢脉反弦，发热身汗者自愈"。夫久痢之脉，深入阴分，沉涩微弱者，忽然而转弦脉，浑是少阳生发之气，非用逆挽之法，何以得此？久痢邪入于阴，身必不热，间有阴虚之热，则热而不休，今因逆挽之势，逼其暂时燥热，顷之邪从表出，热自无矣。久痢阳气下陷，皮肤干涩，断然无汗，今用逆挽之法，卫外之阳同邪还于表，而身有汗，是以腹中安静，而其病自愈也。

又有骤受暑湿之毒，水谷倾囊而出，一昼夜七、八十行，大渴引水自救。此则肠胃为热毒所攻，顷刻腐烂，每从《内经》通因通用之法，大黄、黄连、甘草，一昼夜连进三、五十杯，俟其下利止，渴少缓，乃始平调于内，更不必挽之于外。盖其邪如决水转石，乘势出尽，病自退耳。

更有开支河一法，其热邪之在里者，奔迫于大肠，必郁结于膀胱，膀胱热结，则气不化而小便赤短，不用顺导，而用逆挽，仍非计也。清膀胱之热，令气化行，而分消热势，则甚捷也。仲景谓："下利气者，当利其小便"。夫气者，膀胱之化也，反从大肠而出，当利其小便，非急开支河之谓乎。然而水出高源，肺不热，则小溲自行，肺与大肠为表里，大肠之热，皆由肺热所移，尤宜用辛凉之药，先清肺之化源也。（《金匮》紫参汤、诃梨勒散等方。）

《金匮》云："下痢已瘥，至其年月日时复发者，以病不尽故也。当下之，宜大承气汤。"

休息痢（或邪气未尽，或初愈恣食。），止而不止，正气既虚，邪复不尽，未可言下。此症止之已久，其正已复，其积未除，故须下之。

肛门痛，热留于下也。初病身热，脉洪大，宜清之，黄芩芍药汤。病久身冷自汗，宜温之，理中汤。（《医门法律》）

【谦论述】

郑守谦曰：痢疾为夏秋暑、湿（暑兼热湿夹秽）、食积（语云："无积不成痢"，但有寒积、热郁之分。）三者之患。症见脓垢胶粘，逼迫不通（里急后重），古称肠澼，亦曰滞下，与寻常食伤飧泄，肠虚洞下者不同；其伤于肺与大肠之气分者，则为白痢，偏于湿者为多；其深入血络及小肠（白痢自大肠来，赤痢自小肠来，此丹溪以赤白分气血也。），或中下阴虚者，则为赤痢，偏于热者为多；赤白相间，则气血俱病。俗以白寒、赤热分之，究竟二者之间，各有寒热之辨（白色亦有属热者，赤色亦有属寒者。），视其人之体质、阴阳偏胜，及所受邪气之如何耳。

古人以暴病多实（初起邪宜通），久病多虚（气虚下陷用升提法，血虚内燥用清补法。），滑脱多寒，涩滞多热（寒者必虚，而滑热者多实且痛），此语甚确。但吾尤以为感天时者，多郁热；伤生冷者，多寒滞；阳土有余，则湿热为害；阴土不足，则寒湿为灾也。

历考治法，调气以平胃散、四七汤、木香化滞汤为主；和血以四物汤加地榆、黄连、阿胶丸、或理阴煎加减为主（易老曰："调气则后重除，和血则便脓愈。"）；郁热以芩连芍药汤、白头翁汤选用；寒滞以香砂枳术丸、香砂异功散酌投；湿胜则泄之，四苓散、加味除湿汤等剂；宿食则消之，保和丸、胃苓汤等剂；积重则导之，大、小承气汤、导气汤、感应丸等剂；土中夹木而腹痛者，则和之，香连丸、黄芩汤有效；气虚下陷者，则举之，补中益气汤有功；陷甚而仓廪不藏者，补而固之，八珍汤、真人养藏汤为主；阴亡而门户不闭者，收之摄之，禹余粮丸、桃花汤为主。

又初起表邪尚实者，人参败毒散、或仓廪汤以疏之，所谓逆流挽舟法也；初起里症见实者，大黄丸、芍药汤以下之，所谓通因通用法也；久痢不止必伤肾，以肾为胃关，又司二便，肾阴虚者，宜滋液（驻车丸、六味汤之类。）；肾阳虚者，宜益火（四神丸、大断下丸之类。）。凡此皆治法之要领，不可不知！

至于噤口、休息及五色、寒热相兼各症治法，名类繁多，各家均有精要可采，难以言罄，另详汇证门中，学者参阅之可也。

【汇证】

赤白痢：白痢如胶涕者，肠间湿垢也，宜宣气去湿；赤痢下脓血者，小肠湿热也，宜清热和血。先白后赤者，戊己丸、苍术地榆汤之类；先血后白者，连理汤、驻车丸之类。又气痢，状如蟹渤，宜气痢丸。瘀血痢，光如黑漆，宜桃仁承气汤。此大略也。

五色痢：五液俱下，乃五藏气化并伤。昔人以为肾损，盖五液不守，精室受伤，治必益火消阴，实脾防水，兼理其气，真人养藏汤。其他于五色中各见一色者，不在此例。又有一等五色痢，由五藏蕴热而成，须用金银花、酒炒黄连、归、芍、乳香、木香以清热解毒。

噤口痢：乃热气自下冲上，而犯胃口，故不能食；有中州湿热，薰清道者；亦有误服利药犯胃；或服涩药太早而致者；亦有因脾胃素虚者。如大虚大热者，可用《丹溪》人参、石莲、黄连加姜汁法；如气虚且呕，肝邪犯胃者，则非热症，治中汤加柿蒂、丁香、或吴萸、白芍、黄连、乌梅之属；如久痢津涸者，麦冬、粳米、扁豆、茯苓进之；不宜大凉者，独参汤加橘皮。

休息痢：屡止屡发，经久不愈，宜诃梨勒丸；有因兜涩太早，积滞未清者，香连丸加茯苓、枳实；有因饮食失调者，香连丸加楂肉、建曲；有因中气下陷者，补中益气、归脾等汤；有因藏寒虚滑者，四神丸、大断下汤，临时酌用可也。

又有一种休息痢，经年累月，愈而复发者，此系寒积在肠，诸药不到，独巴豆一味，研炒，蜡丸，空腹服之，再不复发，此亦通因通用法也。

似痢非痢：按东垣云："饮食有伤，起居不时，损其胃气，则上升清华之气，反从下降，是为飧泄。久则太阴传少阴，而为肠澼，里急后重，脓血相错，数至圊而不能即便者，专用补中益气汤为主，使升降之道行，其痢自愈"。

又有一种阴泄似痢者，即五泄中大瘕泄是也。里急后重，红白相杂，悉似痢症，但小便短涩而痛，或不通而痛，或欲小便而大便先脱，或欲大便而小便自遗，两便牵引而痛，此肾虚危症，宜八味丸加固脂、肉蔻、阿胶，兼理中汤加升麻、桂、附，相继间服。此皆似痢而实与痢不同之症，宜细辨之。

【列方】

三承气汤　五苓散　理中汤　白头翁汤　桃仁承气汤　桃花汤　禹余粮丸（上方均见《伤寒》书）　紫参汤　诃梨勒散（见《金匮》）　益元散（见暑门）　平胃散（见痉痫厥）　四物汤（见　中风）　补中益气汤（见一卷　麻木）　八珍汤（见一卷　麻木）六味、八味汤（均见二卷　痰饮）　归脾汤（见二卷　肿胀）　胃苓汤（见二卷　湿症）

藏用丸（子和）

大黄　黄芩各一两　滑石　黑牵牛各四两

上为末，水丸桐子大，每服五、七十丸，食后温水下。

养脾丸（子和）

炮姜　缩砂仁各二两　茯苓　人参　麦芽各一两　白术五钱　甘草两半

上为末，炼蜜为丸，每两作八丸，每服一丸，细嚼，生姜汤下。

大黄汤（洁古）

大黄一两

好酒二盏，浸半日，煎至一盏半，去渣，分二次顿服，以利为度，未止再服，后服芍药汤以和之。

黄芩芍药汤（河间）　即仲景黄芩汤中，去大枣。《医门法律》中所录，东垣芍药黄芩汤，即此方也。

黄芩　芍药各一两　甘草五钱

如腹痛者，加桂少许。

芍药汤（洁古）

芍药一两　当归　黄芩　黄连各五钱　槟榔　木

香 甘草各二钱，炙 大黄三钱 官桂二钱半

㕮咀，每服五钱，水煎，食后服。

诃子散（河间）

诃子一两，生熟各半 木香五钱 黄连 甘草各三钱

上为细末，每服二钱，以白术芍药汤调下。不止者，加厚朴一两，竭其邪气。

香连丸（钱氏）

黄连（吴萸拌炒，去吴萸） 木香等分

醋糊丸。

芍药柏皮丸（东垣）

芍药 黄柏各一两 当归 黄连各五钱

为末，饭丸，每食前，米饮下。忌油腻、酒、湿面物。

诃子皮散（东垣）

御米壳去蒂、萼，蜜炒 橘皮各五分 炮姜六分 诃子煨去核，七分

上为末，都作一服，水煎，空心下。

固肠丸（丹溪）

椿树根白皮，炒用，为末，酒糊丸。

人参败毒散（《活人》）

人参　羌活　独活　柴胡　川芎　枳壳　桔梗　茯苓各一两　甘草五钱

每服一两，加姜三片、薄荷少许，煎。

四七汤（《三因》）　以四味，治七情气郁之症，故名。亦名七气汤，与《局方》之名四七汤、七气汤者不同，二方均见《医方集解》。

半夏五钱，姜制　厚朴三钱　茯苓四钱　紫苏二钱

加姜、枣同煎。

木香化滞汤（《准绳》）

木香　红花三钱　橘皮　当归　枳实各二钱　柴胡四钱　草豆蔻　炙草各五钱　半夏一两（一方有香附；一方有益智仁，无木香。）

每服三、五钱，加生姜。

香砂枳术丸（洁古）

木香　砂仁　枳实（一作枳壳）各一两　白术土炒，三两

共研末，荷叶包，陈米煎汤，泛丸如梧子，每服三钱。

香砂异功散

即异功散（六君子汤，去半夏），加木香、砂仁。

感应丸（《局方》，或《云出宝鉴》）

南木香　肉豆蔻　丁香各一两五钱　炮姜一两　巴豆七十粒，去皮、心膜，研，去油）　杏仁一百四十粒　百草霜二两

制法：以前四味研为末，外入百草霜研，与七味同和匀，用黄蜡六两，溶化成汁，绢滤去渣，更以酒一升纳锅内，煮蜡数沸，倾出，候酒冷其蜡自浮于上，取蜡，春夏修合用清油一两熬，令香熟，次下酒，煮蜡四两同化成汁，就锅内乘热伴和前项药末。秋冬用清油一两五钱同煎，和前药末，分作小锭，油纸裹放，旋丸如梧子大，每服三十丸，姜汤下。

仓廪汤（《补遗方》）

陈仓米一百粒　人参　茯苓　炙草　前胡　川芎　羌活　独活　桔梗　柴胡　枳壳各等分

上㕮咀，每服四、五钱，加姜、枣煎，温服。

驻车丸（《千金》）

阿胶（十五两，蛤粉炒。一作三两，以醋熬成膏）　黄连（十四两，炒黑。一作六两）　当归（十五两。一作六两）　干姜

（炮，十两。一作二两）

研末，筛过，醋煮阿胶为丸，如梧子大，每服三、四十丸，食前米饮下，一日三次；小儿，丸如麻子大，量岁数加减之。

大断下丸（《世医得效方》）

附子炮　肉豆蔻　牡蛎煅，各一两　细辛　炮姜　高良姜　白龙骨　赤石脂　酸石榴皮醋煮干为度，焙干，各一两五钱　白矾煅　诃子各一两

研末，水煮米糊为丸，梧子大，每服三十丸，粟米汤下。

气痢丸（《沈氏》）

诃子皮　陈皮　厚朴各五钱

蜜丸，米饮下，每服三十丸。

连理汤（《张氏医通》）

理中汤（见《伤寒》），加黄连、茯苓，煎服。

戊己丸（《局方》）

黄连　吴萸　白芍

姜汁捣和丸。

治中汤（《准绳》） 治霍乱吐泄、食滞、泄泻。

理中汤，加橘红、青皮各一两五钱。若呕吐者，加丁香、半夏各一两、生姜十片。

苍术地榆汤（洁古） 治脾经受湿下血。

苍术三两 地榆一两

每用一两，水煎温服。

保和丸（《局方》）

山楂三两 神曲 茯苓 半夏各一两 陈皮 莱菔子炒 连翘各五钱

面糊丸，麦芽汤下。

真人养藏汤（罗谦甫）

罂粟壳去蒂，蜜炙，三两六钱 诃子面裹煨，一两二钱 肉豆蔻面裹煨，五钱 木香二两四钱 肉桂八钱 人参 白术炒 当归各六钱 白芍炒，一两六钱 甘草一两八钱

每服四钱。寒甚，加附子。一方无当归。

四神丸（《局方》）《澹寮》中除五味、吴萸，加茴香、木香，姜煎枣丸，亦名四神丸，亦治脾肾虚泻。

破故纸四两，浸，炒 五味子二两，炒 肉豆蔻二两，面裹煨 吴萸一两，盐水泡

大枣百枚、生姜八两同煮，去姜，取枣肉捣丸，每服二钱，临卧，盐汤下。

独参汤

即人参一味。

第三章　泄泻

（泄泻由水谷不分而滑下，不同于痢症之粘滞不爽也。大凡由泻变痢者，是脾传肝肾为邪进，由痢转泻者，是肾传脾为邪退正衰，但较之泻变痢者为轻耳。）

【《病源》】

脾气不足，则四肢不用，后泄，食不化，呕逆、腹胀、肠鸣，是为脾气之虚也。（十五卷　脾病候）

春伤于风，夏为洞泄。小儿饮食起居不调，又被风冷入于肠胃，则下利。其冷气甚为洞泄；洞泄不止为注下；注下不止多变惊痫，所以然者，木挟风邪，因利藏虚，风邪乘之故也。（四十七卷　小儿杂病候）

肠胃虚弱，为风邪冷热之气所乘，肠虚则泄，此水谷利也。热色黄，冷色白。（四十卷　妇人下利候）

大便失禁者，由大肠与肛门虚冷故也。虚弱冷滑，气不得温，故便失禁。（十四卷　大便候）

霍乱而下利不止者，因肠胃俱冷，而挟宿虚、谷气不消、肠滑，故洞下不止也。（廿二卷　霍乱　第六条　节文）

【戴人】

湿之气化，在天为雨，在地为泥，在人为脾，甚则为泄。故风而湿，其泄也胃；暑而湿，其泄也脾；燥而湿，其泄也大肠；热而湿，其泄也小肠；寒而湿，其泄也大瘕。（说见前似痢非痢。）

若胃泄不已，变为飧泄；飧泄不已，变而为洞泄；洞泄不已，变而为脾泄寒中，此风乘湿之变也。若脾泄不已，变而为霍乱；霍乱不已，变而为注下；注下不已，变而为肿蛊，此暑乘湿之变也。若大肠泄不已，变而为䐜胀；䐜胀不已，变而为肠鸣；肠鸣不已，变而为支满鹜溏，此燥乘湿之变也。

若小肠泄不已，变而为肠澼；肠澼不已，变而为肠毒；肠毒不已，变而为前后便血，此热乘湿之变也。若大瘕泄不已，变而为脱肛；脱肛不已，变而为广肠痛；广肠痛不已，变而为乳痔肠风，此亦风乘湿之变也。凡此二十五变，若无湿而终不成疾。脾胃共管中州，脾好

饮，亦恶湿，此泄之所由生也。（节）

夫飧泄得之于风，亦汗之可愈，或胆木受邪，暴下绿水，戊己见伐于甲木也。洞泄者，飧泄之甚，久则寒中，温之可也，汗之则不可。（节）

凡治湿皆以利小溲为主。（《儒门事亲·金匮十全五泄法后论》）

夫大人、小儿，暴注泻水不已，火主暴逆之故也。急用水调五苓散、益元散，冷服则愈。慎不可骤用罂粟、干姜、豆蔻之类。（《事亲》四卷　十四条）

【东垣】

飧泄是清气在下，乃胃气不升，上古圣人，皆以升浮药扶持胃气，知病在中焦脾胃也。脉诀曰："湿多成五泄"。病本在胃，真气弱，真气者，谷气也。不能克化饮食，乃湿盛故也，以此论之，正以脾胃之弱故也。（节）

治用升阳除湿汤之类。（节《脾胃论》）

【丹溪】

泄泻有湿、有火、气虚、痰积、食积、久病大肠不禁寒泄。

寒泄腹痛，洞下清水，米饮不化，理中汤。热泄粪色赤黄，肛门焦痛，谷道如汤浇，烦渴、小便不利，五苓散吞送香连丸。湿泄脾土不克水，胃苓汤或术附汤。伤食泄必噫气，宜治中汤加砂仁或感应丸尤当。因伤酒，每晨起必泄者，理中汤加干葛。因伤面而泄者，养胃汤，加萝葡子炒研；痛者，加木香。有每日五更洞泄，服止泻药无效，米饮下五味子。脾肾泄，米饮下四神丸。(《心法》)

夫泄有五，飧泄者，水谷不化，湿兼风也；溏泄者，所下汁积粘垢，湿兼热也；鹜泄者，所下澄彻清冷，小便清白，湿兼寒也；濡泄者，体重软弱，泄下多水，湿自甚也；滑泄者，久下不禁，湿胜气脱也。若此有寒热虚实之不同，故举治不可执一。

夫泄有宜汗解者，《经》言："春伤于风，夏必飧泄"，又云："久风为飧泄"，若《保命集》所云："用苍术、麻黄、防风之属是也"。有宜下而安者，若《长沙》言："下利脉滑而数者，有宿食也，当下之；又下利已差，至其年月日时复发者，此为下未尽，更下之，悉用大承气汤加减之剂。"

〖谦按〗此条系热积寒下法，统痢症而言也，如冷积在肠胃间，频年腹痛，休作无时，服诸热药不效者，宜攻补兼施，于去湿方中加温养药，《本事方》有厚朴丸、干姜丸，均属温下法，可酌用之。

有宜化痰而安者，即《格致余论》所载："夏月患泄，百方不效，久病神瘁，小便少而赤，脉滑而颇弦，膈闷食减。因悟此久积所为，积食成痰，留于肺中。宜大肠之不固也，清其源则流自清，以吴茱萸等作汤，温服一碗，探喉吐痰，利减半；次晨仍饮，吐半升而利止。"

有以补养而愈者，若《脾胃论》言："脉弦气弱，自汗四肢发热，大便泄泻，从黄芪建中汤。"

有宜调和脾湿而止者，若洁古言：四肢懒倦，小便不利，大便走泄，沉困食减，以白术、芍药、茯苓加减治之。（洁古有白术芍药汤、苍术芍药汤、苍术防风汤。）

有宜燥而后除者，若东垣："土湿有余，脉缓肢倦，大便泄泻，从平胃散。"

有宜升举而安者，若《试效方》言：胃中湿，脾弱不能运行，食下则为泄，以药助甲木之气，令胆生风以胜之，用羌活、独活、升麻、防风、炙草之属。"

有用寒凉而愈者，若《长沙》言："协热自利者，黄芩汤主之。"（〖按〗此亦兼痢症法而言。）

举其温热之相宜者，若《长沙》言：“下利脉迟，紧痛未欲止，当温之；下利心痛，急当救里；下利清白水液澄澈者，可与理中四逆辈。”

究其利小便之相宜者，河间言：“湿胜则濡泄，小便不利者，可与五苓散、益元散（即六一散）分导之。”

考其收敛之相宜者，东垣言：“寒滑气泄不固，制诃子皮散涩之。”（《金匮钩元》）

以上诸法，各有所宜，又当审择用之。

【谦论述】

郑守谦曰：胃气和平，饮食入中，精气则输于脾，脾归于肺，行于百脉而成营卫。若饮食起居内外之邪，伤损脾胃，致令传化失职，清浊不分，则上升精华之气，反下降而为泄泻矣（泄者，大便溏薄；泻者，大便直下。）。

故古人专以升清降浊、利小便、燥脾土为治（东垣升脾而未及乎肾，仲景云：“下利不止，与理中益甚”。此在下焦，宜石脂余粮汤；复利者，当利小便。），然寒热虚实，尤当于泻之新久缓急分之。如新泄、腹胀、肠鸣者，多食滞与湿积；久泻、溏滑、全无痛胀者，多脾肾不固；夏月暴注下迫，口渴多饮，饮已复泄者，为湿热；泄之不尽，顷刻又泄，完谷不化（又热泄亦有完谷不化者，然其势必急。），势缓而止，作无恒者，此为寒湿。

寒者久延，正伤邪盛，与消导必伴温中；热者新起，邪甚而正未衰，不外利水、泄热两法（如子和凉泄、仲景寒下各法。）。又或痛一阵、泄一阵，以泄为快者，此虚中夹实之症，或木来克土也；若洞泄而酸胀痛，坠于尻尾前后、两阴之间者，必肝虚也（肝主疏泄。）；惟肾泄无实症，盖阳虚而关键不固，泄多见于夜子五更；又火不生土而滑泄不禁者，虽因脾土之弱（随屁而出，不及登厕，遗屎裤中者。），亦由乎命火之衰也

兹分虚实以论治法：

一曰淡渗，使水不混入大肠（清六丸、胃苓汤、大分清饮。）。

一曰清凉，治热淫之暴注（如暑泄之桂苓甘露饮及子和法。）。

一曰疏通，随痰凝、气滞、食积、水停为治（二陈、正气、平胃、四苓等酌用；重者，仿仲师承气法。）。此则通因通用，实者泄之之法也。

一曰升提清气。

一曰燥土理脾（升阳除湿汤、补中益气汤、调中散、理中汤、胃风汤、痛泄要方之类。）。此则补泄兼施，或专用补法也。

一曰酸敛，以奏收摄之能（乌梅丸、五味子丸、诃子丸之类。）。

一曰固涩，以弭滑脱之患（四柱、六柱、固肠丸、四神丸、余粮石脂、桃花汤等类。）。

一曰温补，以全肝脾肾封藏之功（理中、四逆、吴茱萸汤、椒附丸、浆水散、诃梨勒丸之类。）。此则散者收，虚者补，滑者涩之之义，是为根本救济法，此指纯虚无邪者而言也。

士材治泄，分淡渗、清凉、疏利、升提、甘缓、酸收、燥脾、温肾、固涩九法。余谓甘缓即寓于温补中可也，奚必另分一门。

【列方】

五苓散 理中汤 四逆汤 乌梅丸 吴茱萸汤 余粮石脂汤 桃花汤 黄芩汤（均见《伤寒》书中。） 正气散 益元散（见一卷 暑类。） 平胃散（见一卷 痢厥。） 术附汤（见一卷 中寒。） 二陈汤（见一卷 眩晕。） 补中益气汤（见一卷 麻木。） 胃苓汤（见二卷 湿类。） 香连丸 感应丸 治中汤 四神丸 诃子皮散（均见前 痢症。）

升麻除湿汤（东垣） 治脾胃虚弱不食，泄泻，小便黄者。

升麻 防风 柴胡 羌活 神曲 泽泻 猪苓 陈皮 甘草 麦芽 或加益智 半夏

姜、枣同煎。

养胃汤（丹溪）

即平胃散（一卷〈痼厥〉）加人参　茯苓　半夏　草果　藿香　生姜　乌梅

厚朴丸（《本事》）　即温脾汤。治痼冷在肠胃，频年腹痛泄泻，休作无时。服诸热药不效者，宜先取去其积，积去之后，以白术、木香、人参、附子、姜、枣等补之。

厚朴　干姜　桂心　甘草　附子　大黄

以下干姜丸佐之。

干姜丸（同上）

干姜　巴豆炒黄　大黄　人参

炼蜜揀丸，陈米汁吞服。

黄芪建中汤（《金匮》）

即仲景小建中汤（见《伤寒》。）加黄芪。

白术芍药汤（洁古）　治太阴脾经，受湿，水泻注下，体重微满不食，泄而水谷不化者。

白术　芍药　粉草，俱炒黄

若腹痛者，服下方：

苍术芍药汤（同上）

苍术　芍药　黄芩　肉桂

脉弦头痛者服下方：

苍术防风汤（同上）

苍术　防风

心下痞者加枳实；小便不利者加茯苓。

清六丸（《准绳》）　去三焦湿热泄泻，及血痢。

六一散　红曲炒（一作神曲）

又六一散加干姜，即名温六丸，治白痢。

大分清饮（《景岳》）　治积热，小水不利，蓄血腹痛之实症。（非泻症专方，如借为利水之用，尚宜去枳壳、栀仁也。）

茯苓　泽泻　木通　猪苓　栀仁　枳壳　车前仁

调中散（《准绳》）　治虚寒停湿、呕吐、肠鸣、泄泻。

砂仁　茅术　炮姜　桂心　茴香　草果　麦芽　橘红　益智　藿香　蓬术　神曲　桔梗　炙草　生姜　红枣

临服，加盐少许。

胃风汤（洁古） 治风冷乘虚客于肠胃，飧泄不化，及胃风瘛疭，面肿，风虚能食，肠风下血等症。

人参 白术 茯苓 当归 川芎 芍药 肉桂（或用桂枝）

加粟米百余粒煎。

此即十全汤去黄芪、地黄、甘草，与李东垣之胃风汤，专于发散清热者不同。

痛泻要方（刘草窗）

陈皮 白术 防风 白芍

久泻加升麻。

五味子丸（《本事方》） 此丸有二，而药味稍有加减。其治脾肾虚泄则一也，兹并录之。

人参 五味子 破故纸 白术 山药 茯苓 吴茱萸 巴戟 肉豆蔻 龙骨

酒丸，盐汤下。

又方

杜仲 五味子 肉蔻霜 故纸 吴萸

姜、枣为丸。

诃子丸（《本事方》） 治脾胃不和，泄泻不止，诸药不效者。

诃子皮　炮姜　肉豆蔻　龙骨　木香　附子　赤石脂

为末，糊丸，米饮下。

四柱饮（《局方》）　六柱饮（一名四柱散、六柱散。）

人参　茯苓　附片　木香

以上四柱。加肉豆蔻、诃子，名六柱饮。《活人》方有白术，无诃子。

固肠丸（《得效方》）　此与前痢症内，丹溪之固肠丸不同。专治藏府滑泄，昼夜无度。

吴萸　御粟壳　黄连

上末，醋糊丸，米饮下。

实脾固肠丸（《赤水玄珠》）　泄泻久不止者宜之。

白术炒　粟壳蜜炒　苍术　厚朴姜汁炒　陈皮　人参　炮姜　甘草炙　茯苓　肉豆蔻　诃子　砂仁

酒糊丸，空心米饮下。虚寒甚者加附子；滑脱不禁者加龙骨、赤石脂。

豆蔻固肠丸（《三因》）　治脾胃虚弱，频滑下痢。

木香　赤石脂　炮姜　砂仁　厚朴　肉豆蔻

面糊丸，米饮下。可加龙骨、诃子、附子、丁香。

椒附丸（《经验方》） 治肾藏虚冷，大便久泻。

川椒　附子　鹿茸　桑螵蛸　山药　枣皮　龙骨

酒糊丸。

浆水散（洁古） 治脾寒水泻清冷。

半夏　良姜　干姜　肉桂　附子　甘草

为末。

诃梨勒丸（《济生》） 治大肠虚冷，泄泻腹痛引胁。

诃子　附子　肉豆蔻　木香　龙骨　茯苓　荜拨　吴茱萸

为末，姜汁丸，米饮下。

第三篇 诸气

第一章 郁证

（肿满见湿气中，疝痛见诸痛中）

郁证一

（郁症为病机总辞，多属于气。）

【《病源》】

结气者，忧思所生也。心有所存，神有所止，气留不行，故结于内。（十三卷 结气候）

气之流行，常无壅滞，若有停积，水饮搏于气，则气分结。（十三卷 气分候）

【戴人】

风木之郁，民病心胃痛，四肢、两胁、咽膈不通，饮食不下，甚则耳鸣眩转，目不识人，善仆，筋骨强直而不用。

暑火之郁，民病少气，疮痈，胸胁、首面、四肢䐜胀，呕逆，瘛疭骨节痛，及泄注，温疟，腹痛，血溢精衰，目赤，心痛懊恼。

湿土之郁，民病心腹胀而数后，甚则呕逆霍病，饮发注下，胕肿身重，脾热之生也。

燥金之郁，民病咳逆，心腹满引少腹，善暴痛，嗌干，面尘色恶，金胜而木病也。

寒水之郁，民病寒客心痛，腰椎痛，关节不利，善厥，痞坚腹满，阴乘阳故也。（《事亲》十卷　五郁主病）

【丹溪】

气血冲和，万病不生，一有拂郁，诸病生焉。故人身诸病，多生于郁。（节）

其因有六，气血湿热痰食是也，气郁则生湿，湿郁则成热，热郁则成痰，痰郁而血不行，血郁而食不化，六者又相因也。

气郁者，胸胁疼痛，脉沉而涩；湿郁者，周身走痛，或关节疼，遇阴则发，脉沉而细；热郁者，瞀闷烦心，尿赤，脉沉而数；痰郁者，动则喘息，脉沉而滑；血郁者，四肢无力，能食便血，脉沉而芤；食郁者，嗳酸腹饱，不喜饮食。

或七情之邪郁，或寒热交侵，或九气怫郁。或雨湿之侵凌，或酒浆之积聚，故为留饮湿郁之疾。又如热郁成痰，痰郁成癖，血郁成瘕，食郁成痞，皆理之必然也。

治郁之法，顺气为先，降火、化痰、消积分多少而

治，术芎丸（即越鞠丸）总解诸郁，随症加入诸药。假如食在气，上提其气则食自降矣。余皆仿此。（《心法》）

【附】

戴元礼曰：郁者结聚不得发越也，当升者不得升，当降者不得降，当变化者不得变化也，此为传化失常，而六郁之病见矣。大抵诸病多有兼郁者，或郁久而生病，或病久而成郁，或用药杂乱而成郁，故凡病必参郁治也。

【安道】

五郁之法，尝闻之王太仆矣，其释《内经》曰："木郁达之，谓吐之，令其条达也；火郁发之，谓汗之，令其疏散也；土郁夺之，谓下之，令其无壅碍也；金郁泄之，谓渗泄解表利小便也；水郁折之，谓抑之，制其冲逆也"。然愚则未能快然于中焉。

夫五法者，经虽为病，由五运之郁所致而立，扩而充之，则未常不可也，且凡病之起也，多由乎郁。郁者，滞而不通之义，或因所乘而为郁，或不因所乘而本气自郁，岂惟五运之变而使然哉？郁既非五运之变可拘，则达之、发之、夺之、泄之、折之之法，固可扩而充之矣。

姑陈于下：达者，通畅之也，如辛散、升发、轻扬之类皆是，不仅吐也；发者，升举之也，如表散、清扬、不使热遏皆是，不仅汗也；夺者，劫而衰之也，如咸寒清胃，苦寒泄实，凡削土之势以致平和者皆是，不只于下也；泄者，疏通其气也，如清金之燥以滋化源，泄金之实以利结气皆是，不只解肌之表而利小便也；折者，伐而挫之，渐杀水势也，如实土以制水，壮火以胜水，开肺与膀胱以化水皆是，非独抑之以制其冲逆而已也。

且夫五郁之病，固有法以治之矣，然邪气久客，正气必损，苟不平调正气，使各复其常，则犹未尽治郁之妙。故《经》曰："调其气"。又曰："过者折之，以其畏也，所谓泄之"。盖谓苟调其气矣。而气犹或过而未服，则当益其所不胜以制止，如木过当益金以制木，则木斯服矣。是即以其畏也，所谓泻之之说矣，王氏以咸泻肾、酸泻肝之类为说，未尽厥旨，余因推其义，以为应变之用。（节《溯洄集》）

【谦论述】

郑守谦曰：六淫外至，七情内伤，皆令气血乖和，郁而成病，故郁非一病之专名，乃百病之所由起也。《内经》言：五运之郁，则五藏之气应之（木郁达之，火郁发之，五句见前。）；内因之郁，则七情乱而气血当之（经言："怵惕思虑则伤神，忧愁不解则伤意，悲哀动中则伤魂，喜乐无极则伤魄，盛怒不止则伤志，恐惧不解则伤精。”此论气血所由损，而六郁之病所由成也。又言：“常贵复贱，虽不中邪气，而病从内生，名曰脱营。尝富后贫，名曰失精。以及病发心脾不得隐曲者，皆郁症也。推而至于《金匮》之甘麦大枣汤，治妇人藏燥悲伤欲泣者。半夏厚朴汤，治妇人咽中如有炙脔者。旋覆花汤，用新葱、新绛纱等药，虽治妇人半产漏下。”亦皆郁症之方法也。)”

然则病无常态，治法非特一端。丹溪以越鞠丸，概气血、痰热、食湿、六郁，何其隘也？兹当扩而充之。夫六气外来致郁者，以六淫表散法治之足矣；若七情内起之症，由气及血，久郁成痨，用药当主苦降辛通、芳香宣畅，和脾肺之气机，以利其升降，活心肝之脉络，以泄其烦冤。

然苟见其壅滞而急攻之，又伤及无形之气矣。见其郁热而滋润之，则反阻有形之血矣。郁本难治之病，又无一定之方，无怪医家贤者过之，不肖者不及也。欲取古法备一规矩，其亦曰：内因郁症，心、脾、肝、胆为多。于心、脾取归脾汤，于肝、胆用逍遥散，均随症加减。此外，气郁汤、血郁汤，及过治之六郁汤，均可选用。笔之于下，以俟采择焉可也。

【列方】

(《金匮》各方均见本书兹不录。)归脾汤(见二卷　湿症类　肿胀门中。)　逍遥散(见一卷　风症　麻木不仁中。)

越鞠丸（丹溪） 一名术芎丸。

苍术　香附　抚芎　神曲　栀仁炒

为末，水丸，绿豆大。

气郁汤（《沈氏》） 治郁怒气滞，胸膈不行，胀满嗳气，作酸。

香附　苍术　橘红　半夏　贝母　茯苓　川芎　山栀　苏子　木香　槟榔　甘草　生姜

血郁汤（《沈氏》） 治血郁，身有痛处，大便色黑。

香附　丹皮　苏木　山楂　桃仁　红曲　降香　通草　麦芽　红花　穿山甲　姜汁

六郁汤（《入门》） 通治诸郁。

香附　川芎　苍术　陈皮　半夏　赤茯苓　黑山栀　砂仁　甘草　生姜

气郁：加木香　槟榔　乌药　苏叶。

湿郁：加白术　羌活　汉防己。

热郁：加黄连　连翘。

痰郁：加南星　栝蒌。

血郁：加桃仁　丹皮　韭汁。

食郁：加山楂　神曲　麦芽。

第二章 呃逆 嗳气 痞满

（嗳，即噫气也。）

【《病源》】

脾胃俱虚，受于风邪，故令新谷入胃，不能传化，旧谷之气与新谷相干，胃气则逆，胃逆则脾胀，因遇冷折之，则哕也。右手关上脉沉而虚者，善哕也。（二十一卷 呕哕 第三条）

伏热在胃，令人胸满气逆则哕。若大下后，胃气虚冷，亦令致哕也。（九卷 时气及热病哕候 四条论中）

噫醋者，由上焦有停痰，脾胃有宿冷，谷不消则胀满而气逆，所以好嗳而吞酸。（廿一卷 呕哕诸病 第五条）

诸痞者，荣卫不和，阴阳隔绝，府藏否塞不通，故谓之否。其病之候，腹内气结，胀满闭塞不通，有时壮热也。（二十一卷 否候 二条）

太阳、少阴并病，脉数紧，而下之。紧反入里，则作痞。痞者，心下满也。病发于阴者不可下，下之则痞。（八卷 伤寒痞候）

虚劳损伤气血，复为寒邪所乘，藏府之气不宣发于外，停积在里，故令心腹痞满也。（三卷　虚劳痞候）

【戴人】

〖按〗呃逆古名哕，又名咳逆，又名忔忒。子和故以咳逆、忔忒并称，然忔字，非常见之字，疑为呃字之误。

夫男子、妇人咳逆，俗呼曰忔忒，乃阴阳不和也。伤寒亦有咳逆者，宜食温淡物以养胃气耳。（《事亲》四卷　三十二条）

夫上喘中满醋心腹胀，时时作声，否气上下不能宣畅。叔和云："气壅三焦不得昌"是也。以利隔丸泻之，使通，后服平胃散。（《事亲》四卷　二十九条）

【东垣】

呕属阳明气血俱病，故有声有物，生姜为主；吐属太阳血病，故有物无声，橘红为主；哕属少阳气病，故有声无物，以半夏为主。

又曰：阴火上冲，吸气不得入，胃脉反逆，阴伏阳中，即为呃。

脾无积血不痞。夫痞者，心下满而不痛也。太阴湿土主壅塞，乃土来心下为痞满也。伤寒下太早则为痞，因寒伤其营血，心主血，邪入故心下痞满。仲景立泻心数方，皆用黄连以泻心下之土邪。《活人书》云："痞症先用桔梗枳壳汤"，非以专治痞也。盖邪气将陷，欲过胸中，先用截散，使不成痞，若已成痞而用之，则失之晚，且损胸中正气矣，则当用仲景痞药治之。（节）

又酒积杂病，下之太过亦作痞。盖下多亡阴，亡阴者，谓脾胃水谷之阴亡也，故胸中之气，因虚下陷于心之分野，宜升胃气以血药兼之，若全用气药，则痞益甚，皆非其治也。又有虚实之别，实痞大便闭者，厚朴枳实汤主之；虚痞大便利者，白芍陈皮汤主之。如饮食所伤者消导之，上逆兀兀欲吐者吐之，所谓"在上者因而越之"也。（节录《十书》）

【丹溪】

伤寒发呃有四证：

有中气不足，脉虚微，气不相续而呃者，宜补中益气。

有阳明内实，失下而呃者，宜承气下之。

有渴饮太过，水结胸而呃者，宜小陷胸，或小青龙，去麻黄，加附子。

有传经伤寒热症，误用姜、桂助火，痰火相搏而呃者，宜黄连、白虎及竹沥之类。

大凡食呃、便秘，宜承气；便软者，宜泻心。

久虚见此为危症。有余并有痰者，吐之。

燥痰碍气而呃逆，用蜜水吐之。（节《心法》并《格致余论》）

噫气胃中有痰、有火。

又曾治一人，气筑心膈而噫，右关脉弱，左关尺洪长而数，此肝热，宜泻肝补脾，用青皮、白术、木通、甘草煎水，送保和丸、抑青丸各二十粒。

痞与否同，不通畅也，由阴伏阳蓄，气与血不运而成。处心下，位中央，膜满痞塞者，皆土之病也，与胀满有轻重之分。痞则内觉痞闷，而外无胀急之形也。有中气虚不能运化者；有饮食痰积者；有湿热太甚者。古方用黄连、黄芩、枳实之苦以泄之；厚朴、生姜、半夏之辛以散之；人参、白术之甘以补之；茯苓、泽泻之淡以渗之。（《心法》）

【谦论述】

郑守谦曰：气从脐下逆上，直冲于口而作声者为呃，《内经》谓之哕；气从中起如烟先火焰而上出也，或兼酸味腐气者为嗳，《经》言："脾病善噫"，又言："寒客于胃故为噫"也。中世以咳逆比于噫嗳，究竟咳逆为入气所抢，噫嗳乃出气不舒，两者不可混淆。

若论病情轻重，虽均由中脘邪、正二气，拂郁扰乱所致，然噫嗳仅为痰、湿、食积或郁热而成。其病专在膻中胃口，升降阻塞，故嗳犹觉气机稍舒（古人谓：“嗳者，转出食气也，于饮食、痰积之症，亦有可用盐汤探吐者。”），不似呃逆之连续不绝，近于喘逆干呕（古人以哕比干呕之重者，《金匮》云：“病人胸中似喘不喘，似呕不呕，似哕不哕，心中愦愦无奈者，生姜半夏汤主之；干呕哕，手足厥者，橘皮汤；哕逆者，橘皮竹茹汤。”），心中愦愦无奈也。且其原有肺胃不降，肝肾冲气不纳，以及伤寒吐利，病后产后，寒热错杂，治不中窾而致然也。

尝考治法，嗳气，以温中降浊为主（二陈、温胆、《外台》茯苓之类。）；其兼饮酒湿热者，则用清宣法治之（新制橘皮竹茹汤、半夏泻心汤、三香汤、黄连黄芩汤之类。）；其兼肝木乘胃者，必用黑山栀、姜炒黄连之类；至若不因外感而胃虚客气上逆者，则用仲景旋覆代赭石汤重以镇之，盖此症又近于呃逆也（故治呃逆之虚者亦同。）。

至于呃逆治法，首分中、下二焦。其连声重哕而急促者，病在中焦，多属于实（阳明实热逼迫肺气不降，两相攻击而然。），当酌其轻重而用下法（《金匮》谓：“哕而腹满，视其前后，知何部不利，利之即愈。”是教人通其里气。然则导痰降气、通积去湿、寒温辛苦等剂，均应随症酌投，非必以承气等汤下之也。温者如《济生》之丁香散，清者如《温病》书上焦肺痹为哕之宣痹汤，皆是下法。故下之一字，不可拘执也。）。

其声断续时微时甚者，属下焦虚症（冲虚气逆之哕，来路甚远，故不似中焦之急促。），当审其为肝、肾何部不纳而降摄法（肝用旋覆代赭汤、左金丸加降香；肾用归气饮、都气丸、四逆汤；冲病上逆者，加紫石英，以镇血海。），病后或坏病见此者，俱作虚治。

总之论治法，以理阳驱阴为正法；以芳香、辛苦、降逆为泄法；以甘温、酸咸、摄气为补法；其寒热并用者（如丁香、柿蒂并用，及左金丸、橘皮、竹茹泻心，芩、连宣痹等汤之类。），则为肝邪郁遏，或湿温内蕴错杂不清之治法。

论病因，则以有余（外感燥湿内积，生冷、郁怒伤及心、肝、脾、肺，瘀热、湿热、痰结种种皆是。）、不足（脾胃气虚，浊气、冲气不摄，伤寒误于吐、下，老人、虚人病后，产妇滞下种种皆是。）分之。彼方书所谓痰闭于上、火动于下、阴火上冲等说，炫人心目者，不必信也。

痞满为胸膈间病（痞则闭而不开，满则闷而不舒。），胸膈在胃上心下，为水火气血往来之区，心火降而血下行，肾阳升而气化水，则胸中廓然无病；若火不降则血滞，气不升则水凝，斯痞满之症成矣。《伤寒》用泻心以降火，十枣以泻水，甘草泻心、生姜泻心两方水火交泻；五苓解水结，柴胡解火结；而于水火互结之轻者，命名结胸（心下但满而不痛者为痞，心下满而硬痛者为结胸。），用小陷胸治之；其重者，命名陷胸（陷胸即大结胸也。病发于阳而反下之，阳气内陷则热入里，而成大、小结胸；病发于阴而反下之，则水气入里而成痞满。），用大陷胸治之，其法尽善。

但伤寒之痞从外之内，又多属坏病，邪已深结，故宜苦泄；杂病之痞，从内之外，由下而上，邪逆膈间，又宜辛散。凡属虚痞，最宜辛甘助阳，大忌苦泄伤气，此又一定法也。至于痰食成痞，外感成痞，七情郁结成痞，或兼呕恶、噎膈、吞酸、嘈杂等症，以及半表半里（指肝胆之邪。），内外两感，寒热错杂之邪，又各宜按法治之。人谓痞与痹相似，而不知痞乃有物停留（脾之积，曰痞气。《经》云：“在胃脘覆如盆大。”东垣拟用痞气丸。）；痹则阳虚而痛也，此处又不可不分辨之。

【列方】

《伤寒》泻心　陷胸　芩连　十枣　承气等方，《金匮》生姜半夏、橘皮竹茹、旋覆代赭等方，均见本书，兹不录入。

平胃散（见一卷　风类　痉痫厥）　补中益气汤（见一卷　风类　麻木不仁）　保和丸（见三卷　痢症）　二陈汤（见一卷　眩晕）《外台》茯苓饮（见一卷　类中风）　都气丸（见二卷　痰饮）　又河间有消痞丸一方（见二卷　燥症、三消类。）如痞满之水火交结者，亦有可用之理，兹特补出，以备采用。

利膈丸（子和）

牵牛四两　槐角子炒　木香　青皮各一两　皂角炙　半夏各二两

为末，生姜捣丸，桐子大，每服四十丸，水下。

桔梗枳壳汤（《活人》）　痞症将成，邪气尚未陷入者，先用此方散之。若久痞而用之，则反损正气矣。

即二味各三两。

厚朴枳实汤　白芍陈皮汤

上二方，均东垣法。药味即见汤名之中，故不另列药。又东垣书中，尚有木香消痞、黄连消痞、枳实消痞各丸，药方意在温散，识者亦可以意为之，故不录出。

温胆汤（《局方》）

半夏　陈皮　茯苓　甘草　生姜　大枣　竹茹　枳实

抑青丸（丹溪）　又左金丸，药味同，而用法则两味均研作丸。

黄连　吴萸

即左金丸。取用黄连一味，将吴萸煎汤，浸连一宿，为丸也。

三香汤(《温病》书) 治湿热壅塞中脘，机窍不灵等症。

括蒌皮 桔梗 降香末各三钱 黑山栀 枳壳 郁金 香豆豉各二钱

宣痹汤(同上) 治上焦湿温气分，痹郁而哕者，与痹症门中之宣痹汤不同。(本篇 痹症之宣痹汤，见五卷。)

枇杷叶二钱 郁金钱半 射干 通草各一钱 香豉钱半

新制橘皮竹茹汤(《温病》) 治阳明湿热哕症。

橘皮 竹茹各三钱 柿蒂七个

生姜汁兑服。有痰，加竹沥、栝蒌皮；有瘀血者，加桃仁。

丁香散(《济生》) 治虚寒呃逆。

丁香 柿蒂 青皮 陈皮 良姜 炙草

按《严氏》丁香柿蒂汤，主治略同，其方有二，俱如上方，无青皮，而用人参、半夏、茯苓、生姜；其一，则无人参、生姜也。

归气饮(《沈氏》) 治肝肾气虚，冲逆作哕。

熟地 茯苓 扁豆各三钱 藿香钱半 炮姜 丁

香　陈皮各一钱　炙草八分

痞气丸（东垣）治脾积在胃脘大如盘，或发黄疸，饮食不为肌肤。

黄连八钱　吴萸三钱　厚朴五钱　白术　黄芩各二钱　茵陈　干姜　砂仁各钱半　人参　茯苓　泽泻各一钱　川乌　川椒五分　巴豆霜四分

蜜丸，灯草汤下。

第三章　噎　膈　关　格

四症分别（噎则咽塞，饮可入而食不能下，其枯在咽上；膈则胸否，食入复出，或食下而眼白、口开、气不顺且刺痛也，其枯在膈下；关则下窍阻，而不溺；格则上窍阻，而吐逆。《内经》言脉，《伤寒》言症。）

【《病源》】

夫五噎，一曰：气噎，二曰：忧噎，三曰：食噎，四曰：劳噎，五曰：思噎。名虽有五，皆由阴阳不和，三焦隔绝，津液不行，忧恚嗔怒所生也。（二十卷　否噎　第四条）

五鬲气者，忧鬲，恚鬲，气鬲，寒鬲，热鬲也。忧鬲，胸中气结，烦闷，津液不通，饮食不下；恚鬲，心下苦满，食不消，大、小便不利；气鬲，胸胁逆满，咽塞，胸格，噫闻食臭；寒鬲，心腹胀满，咳逆不能食肥；热鬲，五心中热，口烂生疮，干燥，身体头足热，或腰背胸膊引痛，此方家所说五鬲形症也。《经》云：“阳脉结，谓之鬲”。言忧恚寒热，动气伤神，致阴阳不和，而府藏生病，结于胸膈之间，故称为鬲气。（十三卷 气病诸侯 第十四条 五鬲气候）

关格者，大、小便不通也。大便不通，谓之内关；小便不通，谓之外格；二便俱不通，为关格也。阴气太盛，阳气不能荣之，曰内关；阳气太盛，阴气不得荣之，曰外格；阴阳俱盛，不得相荣，曰关格。阴阳气否结于腹内，胀满不行，故关格而大、小便不通也。（节）

又三焦约者，大、小便不通。（十四卷 大便病 四条）

〖谦按〗后世专指，二便不通为关格者，即本巢氏之说，究竟《巢氏论》中有“阴阳气否”一句，当训为痞逆之痞，此巢氏言外之意，固未尝仅指二便不通为关格也。

【戴人】（论噎膈）

病派之分，始自巢氏，病失其本，亦自巢氏，少则得，多则惑也。噎食一症，《内经》苦无多语，惟曰："三阳结谓之膈结"谓热结大、小肠、膀胱，前后门塞，下既不通，必反上行，所以噎食不下，纵下而复出矣，此阳火不下，推而上行也。格则吐逆，故膈当作格。后世强分五噎十膈，其惑滋甚。人之噎食，初未必遽然也，或伤酒食，或胃热欲吐，冒风欲吐，医用热补误之，三阳热结愈甚，闭塞不通，遂成噎病。（节）

今代刘河间，治膈气噎食，用承气三汤独超。（节《事亲》篇　十膈五噎浪分支派疏）

【东垣】

噎乃阴气不得下降，六府之所生，属阳与气；膈乃阳气不能上出，五藏之所生，属阴与血。（《脾胃论》）

格则吐逆（属五藏），阴极自地而升，则阳道不行，反闭于上，令人吐逆，此清气反行浊道也，故曰格。关则不便（属六府），阳极自天而降，则阴道不行，反闭于下，不得小便，此浊气反行清道也，故曰关。（《此事难知》）

【丹溪】（论噎膈）

血液俱耗，胃脘干槁，其槁在上，近咽之下，水饮可行，食物难入，名之曰噎；其槁在下，与胃相近，食难入胃，良久复出，名之曰膈，亦曰反胃，大便秘少若羊屎然者，名虽不同，病出一体。

又曰：胃脘干枯，古人用人参补肺，御米解毒，竹沥消痰，干姜养血，粟米实胃，蜜水润燥，姜以去秽。又曰：噎膈反胃，必和童便、竹沥、姜汁、韭汁，多饮牛、羊乳为上，但不可用人乳，以有七情烹饪之火也，切不可用香炒药，宜薄滋味，饮酒人加沙糖、驴尿入内服，以防生虫。（节《局方发挥》）

又曰：大率属血虚、气虚、有痰。血虚者，脉必数；气虚者，脉必缓；有痰者，脉沉伏或大；又有气滞结者，寸关沉涩；又有击跌内积瘀血，忽然呕吐食不能下者，其脉必芤。（《心法》）

【嘉言】（论关格）

关格之症，《素问》谓："人迎盛为格阳，寸口盛为关阴，人迎、寸口俱盛为关格"。《灵枢》又言："邪在府则阳脉不和而气留之，则阳气盛，阳盛则阴脉不和而血留之，阴气亦盛矣。阴盛则阳不能荣，故曰关；阳盛则阴不能荣，故曰格；阴阳俱盛，不能相荣，故曰关格”。

至仲景复开三大法门，谓寸口脉浮而大，浮为虚，大为实，在尺为关，在寸为格，关则不得小便，格则吐逆。从两手关阴格阳过盛中，察其或浮或大，定其阳虚阳实，阴虚阴实，以施治疗，此一法也。

又谓心脉洪大而长，上微头小者，则汗出；下微本大者，则关格不通，不得尿；头无汗者可治，有汗者死。此则深明关格之源，由于五志厥阳之火，遏郁心胞，其心脉上微见头小，亦阳虚之验；下微见本大，亦阳实之验。头无汗者可治；头有汗，则心之液外亡，自焚而死矣，此二法也。

又谓趺阳脉伏而涩，伏则吐逆水谷不化，涩则食不得入，名曰关格。诊趺阳足脉，或伏或涩，辨胃气所存几何。伏则水谷入而不化，胃气之所存可知矣；涩则并其食亦不得入，胃气之所存更可知矣。荣卫之行迟，水谷之入少，中枢不运，下关上格，岂待言哉？此三法也。

仲景金针度人，有此三法，大概在顾虑其虚矣。仲景之以趺阳脉为诊者，正欲人调其营卫，不偏阴偏阳，一味冲和无忤，听胃气之自为敷布，渐透于上下，俟其趺阳脉不伏不涩，荣卫气通，因其势而利导之，庶不与药相格耳。治吐逆之格，由中而渐透于上；治不溲之关，由中而渐透于下；治关而且格，由中而渐透于上下，则免于死亡矣。友人请余出方，因拟进退黄连汤，及资液救焚汤两法，要未可为中人道也。

又方论曰：伤寒胸中有热，胃中有邪气，腹痛欲呕吐者，黄连汤主之。以其胃中有邪气，阻遏阴阳升降之机，而不交于中土，于是阴不得升，而独治于下，为下寒；腹中痛，阳不得降，而独治于上，为胸中热欲呕吐，与此汤以升降阴阳。

盖伤寒分表、里、中三治，表里之邪俱盛，则从中而和之，故有小柴胡汤之和法；至于丹田胸中之邪，则在于上下，而不为表里，即变柴胡汤为黄连汤，和其上下，以桂枝易柴胡，以黄连易黄芩，以干姜代生姜，饮入胃中，亦听胃气之上下敷布，故不问上热下寒，上寒下热，皆可治也。

若夫格则吐逆，用此进法为宜。盖太阳主开，倘太阳不开，则胸塞而食不得入，即入亦复出，以桂枝为太阳经药，和荣卫而行阳道，故能开之也。

至于五志厥阳之火上入，桂枝又不可用矣，用之是以火济火，头汗而阳脱矣。故关系不得小便，又当用退之之法，从胃气以透入阴分（用黄连汤，退法去桂），胃之关门主开，少阴主阖，少阴之气不上，胃之关亦不开矣。

《内经》常两言之，曰“肾气独沉”，曰“肾气不衡”。夫真气之在肾中，犹权衡也，有权有衡，则关门时开时阖；有权无衡，则关门有阖无开矣，小溲亦从何出耶？是则肾气丸，亦退法中之所有事矣，肾气交于胃，则关开；交于心，则厥阳之火随之下伏。进退一方，其中次第如此。后附滋液救焚汤。（《医门法律》）

【谦论述】

郑守谦曰：噎者，咽喉梗塞，水可行而食难入，由痰气之上阻也；膈者（《黄帝针经》云：“胃病者，膈咽不通，饮食不下。”），胃脘狭隘，食下拒痛，由血液之枯槁或瘀积及痰气结塞于中也。其治法不可不辨，《内经》所谓（《阴阳别论》）三阳结之膈（三阳，士材指大、小肠、膀胱。《金鉴》指胃、大、小肠。王冰注《经》又指胆与三焦为一阳，大肠与胃为二阳，小肠与膀胱为三阳。今并及之。），盖指肠胃热结则血燥，膀胱热结则液枯，故其始由不便而塞于下，下关闭则热势上逆，故食噎不下矣。此说专指热症而言。

然《气厥论》云：“膈中阳气与寒相薄，故膈食而阳气不通”，据此说则又似有寒症。以理测之，噎膈总属内伤重症（大约因七情者属气结，因酒色者属血枯，灵胎云：此症十死八、九。），或由七情瘀血、饮食痰癖之邪，或因气血虚实所偏为患。

而寒热两途，不可不分也！其热者，皆属血枯，无非以润肺（生脉散、启膈散）、清胃（五汁饮、牛乳饮、膈噎膏）、柔肝（猪脂丸）、滋肾（六味丸、八味丸）为治，最忌香燥耗液；遇积或夹瘀血者，兼通络脉为宜（士材治血膈，用人参、五灵脂、归尾、桃仁、郁金之属，方书通用者，滋血润肠丸或韭汁、牛乳、栝蒌、枇杷叶、贝母、山栀、桑白皮炭之属。）。

其寒者，一由胃阳不通，一由命火不化，皆属气结痰凝。然气结痰凝之因，有因心脾郁结者（养气则大半夏汤，或归脾汤去桂，加归、芍、香附；化痰则异功散、二陈汤加益智、砂仁、姜汁、竹沥。），有因冲肾虚损者（桂香散、八味丸、来复丹数方选用。）。治法均当温养，不得偏任清凉粘腻，致痰气愈结不解也。

要之此症，必兼闭结、吐逆、痞满、上下不通之象，细辨其状，则气噎症，临食辍箸，嗌阻沫流，须臾气平，食乃复入者，病在上焦，药宜轻扬。痛膈症，食下格拒，呕涎嘈痛者，病在中焦；若通降不效，又必兼理血络，血枯之膈，胃槁脘闭，饮入亦涎升泪出，二便俱少，甘寒中略参辛滑为宜。若口吐白沫，粪如羊屎，则不可治矣。

其他膈症生虫，河间有雄黄散；梅核气膈，仲景有厚朴杏子汤，丹溪有噙化丸（即用韭汁、姜汁、牛乳和匀咽服亦可。）；其或噎膈将成未成，尚属脾虚不能化气，胃结不能生津者，则从《千金》五噎丸、五膈丸辛温之法。盖此症起于气郁者居多，久之乃延于血分，初在气分犹寒，终入血分则化热矣。

关格之说，在《内经》只言脉体，(《素问》云："人迎脉大于气口四倍，曰格；气口脉大于人迎四倍，曰关，又曰关格，宜吐泄"。《灵枢》曰："邪在六府，则阳脉盛；邪在五藏，则阴脉盛。阴太盛，则阳气不得相营，故曰格；阳太盛，则阴气不得营，故曰关；阴阳俱盛，不得相营，故曰关格。关格者，不得尽其命而死矣。")，至仲景始言病机(仲景谓："在尺为关，在寸为格。关则不得小便，格则吐逆。")。究之下不得出为关(不单论小便。)，上不得入为格(阻格)，上下俱闭，阴阳离绝(气逆于上，津涸于下)较之噎膈，其势尤重，非即《内经》所谓三焦约病乎。

夫约者，不行之谓。三焦之气不行，故上逆而下闭。其所以然者，由寒气遏塞胸中，格因以成；热气闭结丹田，关因以成。格则寒遏于上而吐逆，其下尚无热闭；关则热闭于下而不便，其上尚无寒遏也；若寒既在上，热又在下，则上下俱病，而关格以成，症乃危矣。

《内经》谓关格宜吐泄者，专指实症言。故后人有先投辛香通窍下降，以治其上(如沉香、丁香、蔻仁、生姜、二陈、枳壳、砂仁之类。)；次用苦寒利气下泄，以通二便之法(如承气汤、牛膝、木通、滑石之类。)。然倘遇气虚痰阻，津涸热淫之症，以此投之，祸不旋踵。然则如之何而后可？曰：从阴从阳，二法在人审用，或用甘寒养胃

（生脉散）；或宜甘淡理脾（大半夏汤）；在上则脾、肺气血兼治（参、苓、归、芍、山药、百合、炒米、荷叶蒂之类。）；在下则肾关、胃关同理（养阴，生地、归、芍、人参、乌梅、牛膝酸甘化阴之药；扶阳，用既济丸。）；又若厥阴犯阳明，而逆于胸脘之上者，则当酌用半夏泻心汤之寒热并用法；厥阴犯中，而结于脐腹以下，属于热涸一途者，又当仿乌梅丸刚柔寒热并用法，而加白芍、木瓜、萸肉之酸甘，去桂辛、黄柏苦燥之类，彼方书有用大营煎、大补元煎为滋阴之要药者，即此意也。

夫上下不通，升降之机将息，尤当以理中焦为主，故是症不能舍脾胃而别寻治法。我思古人，我宗喻说。

【列方】

承气三汤　半夏泻心汤　乌梅丸（均见《伤寒》）　厚朴杏子汤　大半夏汤（两方见《金匮》）　生脉散（见一卷　暑类）　五汁饮（见二卷　燥类）　六味　八味（见二卷　痰饮类）　来复丹（见一卷　暑类）　归脾汤（见二卷　肿胀）　二陈汤（见一卷　风类眩晕）异功散（见三卷　疟疾）

进退黄连汤（嘉言）

黄连姜汁炒　炮姜　人参人乳蒸，各钱半　桂枝一钱　半夏姜制，钱半　大枣三枚

上，进法，用本方不制炒，水煎，温服。退法，不

用桂枝，或加肉桂五分、黄连减半，如上逐味制熟，煎服，但空心，朝服崔氏八味丸三钱半。

滋阴救焚汤（嘉言） 治五志厥阳之火。

生地　麦冬各二钱，取汁　人参乳蒸钱半　滑石　寒水石　阿胶　紫石英　炙草各一钱　胡麻仁钱半　柏子仁七分，炒　五味子四分，炒　犀角磨兑，二分　生姜汁二茶匙

上除四汁及阿胶，余均水煎，去滓，入四汁及阿胶，再缓火略煎至胶烊化，斟出，调牛黄末五厘，日中分二、三次服，早晨空心先服崔氏八味丸三钱。

启膈散（《医说方》）

沙参　丹参各三钱　茯苓一钱　川贝钱半　郁金五分　砂仁壳四分　荷叶蒂两枚　杵头糠七分

水煎服。虚甚者，加人参。

膈噎膏（缪仲淳）

人参　牛乳　蔗汁　芦根汁　梨汁　龙眼肉汁　姜汁　人乳

熬膏蜜收。

猪脂丸（沈氏） 治血耗。

杏仁　松子仁　橘饼　白蜜各四两

猪脂熬净一杯，同捣食之。

桂香散（罗太无） 治膈气反胃，诸药不效者，此重剂也。

水银三钱 黑锡三钱 硫黄五钱

上三味锅内炒匀，柳木槌研为灰，后用丁香末、桂末各二钱、生姜末三钱都一处研，令匀，每服三钱，米饮调下。一服即效，甚者再服神效。

雄黄散（河间） 吐虫用方。

雄黄 瓜蒂 赤小豆各一钱

为末，每服五分，温水调，滴入猪油数点，服下吐虫。

五噎丸（《千金》）

干姜 川椒 吴萸 桂心 细辛各一两 人参 白术各二两 陈皮 茯苓各一两半 川附一枚

五膈丸（《千金》）

人参 炙草各二两 麦冬三两 川椒 远志 桂心 细辛 干姜各一两 川附一枚

既济丸（云岐子方，见《医门法律》） 治关格，脉沉细，手足厥冷者。

熟附子一钱，童便浸　人参一钱　麝香少许

为末，打糊丸，桐子大，每服七丸，灯芯汤下。

大营煎（景岳）

熟地　当归　杞子　杜仲　牛膝　肉桂　炙草

大补元煎（同上）

人参　山药　当归　杞子　杜仲　熟地　枣皮　炙草

噙化丸（丹溪）治嗽定喘。

香附子（童便浸）　杏仁　栀仁炒　青黛　海粉　诃子肉　马兜铃　栝蒌皮

上等分，研细末，加硼砂少许，炼蜜，入姜汁为丸，如芡实子大，每噙化一丸。

第四章　反胃　呕吐

（声物兼出为呕，物出无声为吐。）

【《病源》】

营卫俱虚，气血不足，水饮在胃，则藏冷，宿食不化，其气逆而成反胃也。朝食暮吐，暮食朝吐，心下牢大如杯。脉紧而弦，紧为寒，弦为虚，虚寒相搏，故食已即吐。（廿一卷 脾胃病诸候 第三条 胃反候）

呕吐者，由脾胃虚弱，感受风邪所为也。风邪在胃，则呕；鬲有停饮，胃有久寒，则呕而吐。其状，长太息，心里澹澹然，或烦满而溏泄。（廿一卷 呕哕病诸候 第四条 呕吐候）

伤寒食入则吐，或心中温温，欲吐不能，当遂吐之。若始得，手足寒、脉弦迟者，此有寒饮，不可吐也，当温之。病人脉数，数则为热，当消谷引食，今反吐者，师发其汗，阳微鬲气虚，脉则数，数为客阳，不能消谷，胃中虚冷故也。（七卷 伤寒病诸候 廿六条 伤寒吐逆候）

胃中有热，谷气入胃，与热相并，气逆则呕。或吐下后，饮水多，胃虚冷，亦令呕也。（十卷 温病诸候 十五条 温病呕候）

【河间】

吐有三，气、积、寒也，皆从三焦论之。上焦吐者，从于气，气者天之阳也；其脉浮洪；其症食已暴吐，渴饮，气上冲而胸痛；治当降气和中。中焦吐者，从于积，有阴有阳；食与气积而痛，或先痛后吐，或先吐后痛；治法当以吐药去其积，槟榔、木香行其气。下焦吐者，从于寒；其脉沉迟；其症朝食暮吐，暮食朝吐，溺清便闭；治法当以毒药通其闭、温其寒。（节《保命集》，又丹溪《活法机要》所载亦同。）

【东垣】

呕吐哕为胃虚而寒所致，丁香茱萸汤。

若胃虚谷气不行，胸中闭塞而呕者，惟宜益胃，推荡谷气而已。（《兰室秘藏》）

【丹溪】

凡有声有物，谓之呕吐（有声无物，则为哕矣。）。有痰隔中焦，食不得下者；有气逆者；有寒气郁于胃口者；有食滞心肺之分，而新食不下反出者；有胃中有火与痰者；有久病胃虚不纳谷者。（《心法》）

又曰：河间谓呕者，火气炎上，此特一端耳。如胃中有热、隔上有痰者，二陈汤加炒山栀、黄连、生姜；肝火上逆呕吐者，抑青丸；夏月呕吐不止，五苓散加姜汁；吐虫，用炒锡灰、槟榔末，米饮服；久病呕者，胃虚不纳谷也，用人参、生姜、黄芪、白术、香附之类。（杂录）

【谦论述】

郑守谦曰：有声有物，为呕；有物无声，为吐；食久而吐，为翻胃（朝食暮吐、暮食朝吐者，为真火虚；食入即吐者，为胃火逆。），皆胃气失降，或肝气上逆而然也。大抵苦温辛降（小半夏、吴萸、理中、二陈等汤。）治胃寒；苦温重坠镇冲逆（旋覆代赭汤、灵砂丹、养正丹。）；苦香辛热驱实浊（枳、朴、丁香、砂、蔻、吴萸、桂枝之类）；寒温甘苦合用者平肝气（戊己汤、温胆汤、左金、乌梅安胃等丸。）；食积用消导；痰饮用温通。

若心嘈而痛，肢厥吐清水，唇白面青，得食暂止者，则不仅胃寒，又当作虫治也。倘或因怒动肝，必然胁痛干呕，辛通兼润为宜（气分虚热，香附旋覆花汤、或橘皮竹茹汤；血分虚热，大半夏汤加茯苓、麦冬、青皮、归、芍。）。肝胃液枯，亦致肝风扰胃，柔剂酸甘合法。（人参、白芍、麦冬、半夏、茯苓、粳米、乌梅、牡蛎之属。仲景治病后虚羸少气、气逆欲呕者，竹叶石膏汤。）

凡此属虚热之宜通补者，又与实火之用大黄甘草汤（食入即吐为胃热，此方主之。），湿热之用半夏泻心汤（湿热，胸痞烦渴，脉滑数而呕者，主此方。），暑温之用小陷胸汤（暑温，水结在胸，得水则呕，此方加枳实。），大有区别，辨症下药，不可混淆。

【列方】

理中汤　吴茱萸汤　半夏泻心汤　大陷胸汤　旋覆代赭汤　乌梅丸　竹叶石膏汤（均见《伤寒》书）　橘皮竹茹汤　大半夏汤　小半夏汤　大黄甘草汤（均见《金匮》）　二陈汤（见一卷　眩晕）　戊己汤（见三卷　痢症）　抑青丸　温胆汤（均见　呃嗳痞满）

丁香茱萸汤（东垣）

黄柏三分　丁香　柴胡　橘皮　炙草各五分　升麻七分　吴萸　苍术　人参各一钱　当归钱半　草蔻　黄芪各二钱

为粗末，每服五钱，水煎，去滓，食前温服。

灵砂丹（《准绳》）　改名青金丹。

水银　硫黄

二味炒成砂子，入鼎煅炼，乳钵研黑，不见星为度，糯米、姜汁糊丸，绿豆大，每服三丸，米饮下。

养正丹　即《局方》之来复丹，已载一卷。暑症，又名黑锡丹。

左金丸（《局方》）　治肝藏火邪，胁痛，吐酸，痞结等症。

黄连　吴萸

安胃丸（叶氏方） 治蛔伏呕吐。

乌梅　川椒　附子　桂枝　干姜　黄柏　黄连　川楝子　广皮　青皮　白芍　人参

香附旋覆花汤（《温病》书）

香附子　旋覆花　苏子霜　杏仁　广皮　半夏　茯苓　苡米　厚朴　降香

第五章　哮喘　咳嗽

（附短气、少气、肺痈、肺痿、肺胀、胸痹）

〖谦按〗哮即痰喘，久而常发而间作声者；喘则呼吸不畅，气粗奔迫者。咳谓无痰而有声，嗽而有声有痰也。

【《病源》】

肺主气，邪乘于肺，则肺胀，肺管不利，气道涩，故气上喘逆，鸣息不通。（十三卷　气病诸候　第三条）

肺疾令人上气，兼胸鬲痰满气滞，喘息不调，致咽

喉有声如水鸡鸣。（同上　第四条）

咳嗽者，肺感寒也。五藏六府皆禀气于肺，各以其时受病，故咳嗽形症不同。秋则肺受之，咳而喘息，甚则唾血；夏则心受之，咳则心痛，喉中如哽，甚则喉痹；春则肝受之，咳则胁痛不可以转；季夏则脾受之，咳则右胁痛引髆背，动则咳甚；冬则肾受之，咳则腰背相引而痛、或喘逆也。

五藏不已，传与六府，脾传胃者咳则呕，呕甚则长虫出；肝传胆者，咳呕胆汁；肺传大肠者，咳而遗屎；心传小肠者，咳而失气；肾传膀胱者，咳而遗尿；久咳而传三焦者，咳而腹满不欲饮食。

又有十种，一曰：风咳，言不得竟是也；二曰：寒咳，冷饮入胃，上注肺脉，内外合因而咳是也；三曰：支咳，心下满而引痛也；四曰：肝咳，咳引胁病也；五曰：心咳，咳唾血也；六曰：脾咳，咳而涎出也；七曰：肺咳，咳引颈项急而唾沫也；八曰：肾咳，咳则耳聋、引腰脐痛；九曰：胆咳，咳引头痛、口苦也；十曰：厥阴心胞咳，咳引舌本也。（节十四卷　咳嗽候）

【戴人】

嗽与咳一证也，后人或以嗽为阳，咳为阴，亦无考据。《内经·示从容篇》曰："咳嗽烦冤者，肾气之逆也”。《五藏生成篇》曰：“咳嗽上气，厥在胸中，过在手太阴、阳明”。又《咳论》云：“五藏六府皆有咳，要知以肺为主。皮毛者肺之合也，皮毛受邪，邪气从其所合而客之，则为肺咳”。后人见《经》注谓：“邪为寒气”，以为咳只寒邪，不知六气皆能嗽人也。(《事亲》一卷 嗽论 节文)

【河间】

喘之为病，寒则气衰而息微，热则气甚而息麄。寒水为阴主迟缓，热火为阳主急数。(喘论，节《原病式》)

咳谓无痰而有声，肺气伤而不清也；嗽是无声而有痰，脾湿动而为痰也；咳嗽谓有声有痰，因伤肺气复动脾湿也(脾无留湿，虽伤肺气，而不为痰。)。故咳嗽非专主于肺，所病不等，藏府皆令人咳，六气皆令人咳。假令湿在心经，谓之热痰；在脾经，谓之风痰；在肺经，谓之气痰；在肾经，谓之寒痰。宜随症而治之，若无痰者，以辛甘润其肺；治痰者，则下气为上；夏月热痰嗽者，小柴胡加石膏、知母；冬月寒嗽，小青龙加杏仁服之。(《保命集》)

【东垣】

华佗云：“盛而为喘”。《活人》亦云：“发喘者为有余”（此论当以《经》言：“邪气盛则实”断之。）。盛而为喘者，非肺气盛也。喘为余者，亦非气有余也，言肺中之火有余也。故泻肺以苦寒之剂，泻肺中之火，实所以补肺气也，用者不可不知。热用人参平肺散，寒用参苏温肺汤。

《素问·咳论》十一证（拟用），心咳，桔梗汤；小肠失气，芍药甘草汤；肝咳，小柴胡汤；胆经口苦，黄芩加半夏生姜汤；脾咳，升麻汤（方佚）；胃咳蛔出，乌梅丸；肺咳，麻黄汤；大肠遗矢，赤石脂禹余粮汤，不止者，猪苓汤分水；肾咳，麻黄附子细辛汤；膀胱遗溺，茯苓甘草汤；又如久咳不已，三焦受之，腹满不食，涕唾面浮气逆者，异功散。（《此事难知》）

【丹溪】

肺以清阳上升之气，居五藏之上，通荣卫，合阴阳，升降往来，无过不及。六淫七情之所感伤，饱食动作，藏气不和，呼吸之息，不得宣畅，而为喘急；亦有脾肾俱虚，体弱之人，皆能发喘；又或调摄失宜，为风寒暑湿邪气所干，则肺气胀满，发而为喘；又痰气能令人喘。治疗之法，当究其源，如感邪则驱散之，气郁调之，脾肾虚者温理之，又当于各类求之。凡此症，脉滑而手足温者生，脉涩而四肢寒者死。

咳嗽有风寒、痰饮、火、劳嗽、肺胀。干咳属火

郁，声哑者属寒。(《心法》)

治咳嗽者，治痰为先。始痰者下气为上，是以南星、半夏胜其痰，而能食者(有胃实症)，大承气下之；不能食者，厚朴汤治之。夏月嗽而发热者，谓之热痰；冬月嗽而寒热者，谓之寒痰。蜜煎生姜、橘皮、胡桃，治无痰而嗽者(肺肾阳虚)，此大例也，更当随时随症加减之。(《活法机要》)

【嘉言】

仲景治咳，全不从咳起见，去其支饮，下其冲气，何其神耶！(节《咳嗽续论》)

【谦论述】

(分二段。哮喘后附短气、少气二条，咳嗽后附肺痈、肺痿、肺胀、胸痹各症四条。)

郑守谦曰：哮以喉间声响言，开口闭口皆有痰声也；喘以呼吸言，口张肩耸，气息奔放，时觉胸满也(实者气长，虚者气促。)。哮即痰喘之久而常发者，故每与喘促相兼，喘系息粗之升多降少者(即上气也。)，又实与短气有别。两者病源不一，而哮之来路尤繁。

盖哮因酒、醋、肥、甘(古有酒哮、盐哮、醋哮、糖哮、食哮等名。)积痰蕴热所致，病根深入肺络，一遇风、寒、暑、湿、油腻触之即发。若起幼稚者，每成痼疾，因其牢固复杂，故医人以寒包热断之。究竟，寒热不必拘，而肺肾虚实之由，则宜细别也。

叶氏以肺主出气，肾主纳气，谓喘在肺为实，在肾为虚，而哮症则是较甚于喘者，其说简当，今试将肺肾哮喘之虚实而细辨之。

大凡肺实不过一端，郁闭（寒热外感用发散，痰血内壅宜通降。）是也；肺虚则有二端，一火盛灼金（清燥救肺。），一土虚不生金（似喘似哮，而实非也，宜补土生金。）。肾则有虚而无实，可分两者言之：一则气不归根（多有阴虚阳越者，治宜敛降。），一则阳虚外越也（纯系火亏，宜潜慑。）。随症用药，病可立除，选择要方，条例于后。

【附】短气　少气二条

短气，呼吸促而不能续，似喘而无痰声。其症有二：一属支饮，《金匮》云："短气有微饮，当从小便去之，"（苓桂术甘汤主之，肾气丸亦主之），盖呼气短，用苓桂以通中阳，阳气通而小便自出矣；吸气短，用肾气丸以化其阳，肾气化则下关利矣。一属气虚，东垣云："短气者，五藏之气皆不足，而阳道不行也。气短小便利者，四君子汤去茯苓，加黄芪；如腹中气不转者，倍甘草；肺气短促，倍人参加白芍，使肝胆之邪不敢犯之；若失血之后，阴火上乘，短气不足以息，或肾虚发热唾痰者，生脉散加当归、生地治之。”

少气，气少不足以息者。《经》云：“怯然少气，是水道不行，形气消索也”。又曰：“言而微，终日乃复言者，此夺气也”。又曰：“脾脉搏坚而长，其色黄，当病少气。”（私拟异功散、独参汤、保元汤主之。保元汤，即人参、黄芪、白术、陈皮、炙草也。）

以上哮喘，以下咳嗽。

咳为气逆，嗽为有痰。寒热虚实固当分，而内外二因，又不可不辨。肺藏自寒者，当温固；外感风寒者，宜辛温（以上论肺寒。）。热郁肺中兼喘者，降火清痰（泻白散、清肺饮、栝蒌、竹茹之属。）；温热伤血者，甘寒润之（百合固金汤、麦门冬汤、清金汤、石膏、山栀、贝母之属。）；暑燥伤气者，辛凉除之（论肺热。），此外因之治法也。

若论内因，则肝脾累及肺者有之，肾累及肺者亦有之。治实症，则有泄木降逆（木叩金鸣之症。），以平肝气法（温胆汤加钩藤、枳壳、丹皮、陈皮、酒芍之类。）。治虚症，则有甘寒养胃（山药、扁豆、人参、麦冬等。），甘温助脾（四、六君子。），补土生金法；又有滋液敛阴（肾阴虚者，六味、八味、人乳、五味、胡桃、阿胶酌用之。），纳气归元（肾阳虚、气越水泛者，都气丸、相国公方、蚧尾、人参、石英、坎炁之属酌用。），葆真固本法。

他如肺痈蕴毒（在血分。），应与排脓（桔梗汤加黄芪。）；肺痿伤元（在无形之气分。），法宜养气（人参固本丸、紫菀散。）。二者虽另属一症，然皆由咳嗽而来，亦医人所不可不知者也。

夫水寒土湿，脾肾皆生痰之源。火燥寒凝，肺乃有不平之气（肺恶寒亦畏燥。）。大凡热则干（或稀痰），寒则结（或痰白而浓），壅闭则气实，久嗽则气虚。外感实证，泄之降之；内伤虚证，补之固之；实中夹虚须带补；纯虚不实不宜攻；或补之亦无灵，则改用敛（肺肾不纳，用五味固脂子。）、塞（大肠嗽而遗屎，赤石脂禹余粮丸、九仙散）二法。但敛塞之法，宜施于邪尽后，乃为无弊。徐灵胎谓久嗽服麦冬、五味子无不失音者，意在斯也，可不慎哉！

【附】肺痈　肺痿　肺胀　胸痹四条

肺痈者，咽干吐脓。因风热客肺，蕴毒成痈。始则恶寒毛耸，喉间燥咳，胸前隐痛，痰脓腥臭，按右胁必痛，著左卧则喘，脉滑数有力者是也。所属血结实症，宜排毒、利气、疏痰。（《千金》甘桔汤、桔梗汤或肺痈神汤、紫菀散等。）

肺痿者，津枯叶悴。因热在上焦，咳久伤肺。始则寒热自汗，口吐浊沫，或唾红丝脓血，脉数而虚者是也。此属气虚，宜调元润燥；若寒者，则温养之。（温藏，甘草干姜汤、甘草桂枝皂荚汤；滋养者，人参固本丸、炙甘草汤。）

肺胀者，动则喘满，气急息重，或左右不得眠者是也。有外感风寒者（脉浮大，越婢加半夏汤；烦燥、脉浮、心下有水气者，小青龙汤加石膏。），有痰夹瘀者。（丹溪用四物加桃仁、诃子、青皮、竹沥等。）

胸痹者，胸中痛引背，喘息咳唾短气，寸脉沉迟、关上紧数是也。中寒者，茯苓杏仁甘草汤、橘半桂苓枳姜汤主之；气郁而热者，栝蒌半夏薤白汤主之。

【汇证】

一、哮喘方法（附似哮、似喘症各一条。）

1.内寒哮：参苏温肺汤、钟乳丸、冷哮丸、异功散加细辛三建膏。

2.外寒哮：三拗汤、华盖散、麻黄汤。

3.寒热复杂哮：越婢加半夏汤、黄芩半夏汤。

4.痰壅气急哮：苏子降气汤；痰多者，小青龙汤，服后探吐；圣济射干丸。

5.风痰哮：千缗汤。

6.厚味而发之哮：清金丹。

7.热哮：桑白皮汤。

8.肾虚哮：肾气丸加减。

以上哮病。

1.气壅实喘：苏子降气汤、定喘汤、桂枝加厚朴杏子汤；感寒窍闭者，用外寒哮症方法。

2.水停实喘：寒者小青龙汤；热者神秘汤；肾水上泛，下虚上实者，真武汤合四苓散去术。

3.肺热实喘：麻杏石甘汤、清膈饮。

4.肺虚金燥喘：生脉散。火逆上气，咽喉不利者，《金匮》麦门冬汤。

5.肺痈喘：桔梗汤。

6.肺痿喘：紫菀汤。

7.肺胀喘：越婢加半夏汤。

8.产后败血冲肺，面赤之喘：参苏饮。

9.产后败血冲心，上气似喘：血竭散。

10.产后孤阳上冒喘：独参汤。气脱，喘症治同。

11.产后肺脾肾俱虚喘：脾肾丸。

12.肾虚不纳喘：六味丸加胡桃、固脂、五味子，都气丸加沉香、青铅、紫石英、青盐等药。

13.肾阴虚热喘：丹溪蛤蚧丸、蛤蚧散、五味子汤（二方）。

以上喘症。

〖附〗似哮一条：中气虚者，呼吸不相接续，状似哮，独参汤、六君子汤。

〖附〗似喘一条：中气实者，呼吸俱粗，有似乎喘，大黄必用。

二、咳与嗽方法同。

实咳，外感风寒，气闭喘息者：越婢汤、苏子降气汤、麻黄人参芍药汤、葶苈大枣泻肺汤、小青龙汤、厚朴麻黄汤、金佛散。

实咳，外感暑热，及内蕴温热者：泻白散、桑菊饮、枳壳汤；喉中如水溪声者，麻黄射干汤。

虚咳，金被火刑，津液伤而阴火妄动者：麦门冬汤、葛可久保和汤、补肺阿胶散、人参清肺汤。

痰饮咳，仲景谓咳嗽、脉弦、冒眩者：为有支饮，治属饮家，《金匮》苓桂术甘汤、肾气丸、十枣汤等剂；时方则用二陈汤、礞石滚痰丸；酒积者，丹溪白龙丸。

气呛干咳，有肺气不敛者，有肾气不纳者，分寒热治之：

润剂：清燥救肺汤、百合固金丸、六味八味丸、琼玉膏。

温剂：二加龙骨牡蛎汤、黑锡丸、郑相国公方。

咳逆气冲，但坐不得卧者，有三种：火激水动，肺张不得卧，宜泻白散，或二陈汤加枇杷叶、苏、芥、芩、杏等药；因寒积水肺冷，而肾气复逆者，上实用小青龙汤，下虚则真武汤、肾气丸也；冲为气街，下根肝肾，中附阳明，上循肺窍以通呼吸出入之道，冲气上逆为咳者有之，而挟各藏之兼症为患亦有之，大约立方，不离都气丸、旋覆代赭、磁硃、铁落重镇等药也。

骨蒸劳嗽：因肝血瘀结，气郁火伏，或肺痈使然，否则食积所致也，鳖甲丸、紫菀散；肺痈法详前；食积逍遥散、保和丸。

肺劳久嗽：饥则胸中大痛，视其上唇有白点者，此虫啮其肺也，百部膏（即百部一味，熬膏。）加乌梅。

【列方】

（因方多不易辨别，故分寒、热二剂。）

小柴胡　小青龙　半夏生姜　栝蒌　半夏　麻桂　乌梅　芍药甘草　茯苓甘草　甘草干姜　肾气　承气　厚朴　十枣　苓桂术甘　麦门冬　旋覆代赭　越

婢　葶苈　射干麻黄　真武　二加龙牡　石脂余粮　炙甘草等方（各见《伤寒》《金匮》书中者，兹概不录。）异功散（见前三卷　疟症）四物　四、六君（见前一卷　中风）生脉散（见前一卷　暑症）泻白散（见前二卷　火症）保和丸（见三卷　痢症）清燥救肺汤（见二卷　燥症）六味　八味（见二卷　痰饮）肾气丸　都气丸　礞石滚痰丸（见二卷　痰饮）固本丸（见一卷　类中风）二陈汤（见一卷　眩晕）温胆汤（见四卷　呃逆）独参汤（见　痢症）琼玉膏（见一卷　痉痫厥）逍遥散（见一卷　麻木）

寒剂

清肺饮（此本《证治准绳》之清肺饮，而酌减成方者，治痰热客邪之嗽颇宜）

杏仁　贝母　茯苓　桔梗　陈皮　甘草　生姜

《金匮》桔梗汤：即甘桔汤，兹不录入。

桔梗汤一（沈氏）治肺部火郁。

桔梗　栀子　黄芩　前胡　贝母　知母　香附薄荷

桔梗汤二（《济生方》）治肺痈，胸有脓血、咳嗽烦闷、咽干多渴、脚肿、小便黄、大便涩者。

桔梗　贝母　当归　栝蒌皮　枳壳　苡米　防己　杏仁　百合　黄芪　甘草　桑白皮

姜三片煎服；小便秘，加木通；大便闭，加大黄。

《千金》甘桔汤　治肺痈吐脓血。

甘草　桔梗

咳嗽者，加知母、贝母；吐脓血者，加紫菀；肺痿，加阿胶；少气，加人参、麦冬。

桑白皮汤（此本《沈氏》方而加减者。）热哮方。

桑白皮　黄芩　黄连　杏仁　贝母　栀子　半夏　苏子　生姜

清金汤（《准绳》）治远年咳嗽，上气喘急，胸满者。

桑白皮　五味子　阿胶　杏仁　茯苓　紫苏叶　陈皮　款冬花　人参　苡米　百合　贝母　半夏　罂粟壳蜜炙

姜、枣、乌梅同煎。一方有白术。

神秘汤（东垣）水停，实喘，不得眠者。

苏叶　陈皮　桑白皮　人参　茯苓　木香　生姜

清膈饮（景岳）　治痰因火动者。

贝母　浮石　胆星　广皮　木通　白芥子

桑菊饮（《温病》）　治太阴风温咳嗽，右寸脉大者。

苇根　桔梗　杏仁　连翘　桑叶　白菊花　薄荷　甘草

枳壳汤（洁古）　日久痰嗽，上焦有热者。

枳壳　桔梗　黄芩

白龙丸（丹溪）　治酒积有痰者。

半夏　滑石　茯苓　枯矾

为末，神曲糊丸。

百合固金汤（赵戢菴）

生地　熟地　元参　百合　贝母　炙草　桔梗　当归　芍药　麦冬　乌梅

紫菀散（《准绳》）　治咳中有血，肺痿成痈。

人参　桔梗　茯苓　阿胶　紫菀　知母　贝母　五味子　甘草

又古方紫菀散

紫菀　款冬花　百部

为末，乌梅汤或姜汤服。嗽，加五味子；喘，加杏仁；气逆，加橘红；头痛，加细辛；气脱者，加御米壳，蜜炒。

人参清肺汤(《局方》)　治肺胃咳嗽，气急而短，胸满胁胀，咽痛饮冷，肺痿劳唾，烦热，声音不出者。

乌梅　地骨皮　人参　阿胶　杏仁　知母　桑白皮　粟壳　炙甘草

九仙散(罗太无方)　治咳嗽气虚而热者。

桑白皮　人参　桔梗　阿胶　五味子　贝母　乌梅　款冬花　罂粟壳蜜制

上为末，白汤调服，嗽止，即止后服。

补肺阿胶散(钱乙)

人参　阿胶　茯苓　马兜铃　糯米　杏仁　炙草

为末。

保和汤(葛可久)　治久嗽肺痿。

薄荷　知母　贝母　天冬　款冬花　天花粉　苡米　杏仁　五味子　百部　紫菀　马兜铃　百合　桔梗　阿胶　当归　地黄　紫苏　生姜

入饴糖，煎服。

鳖甲丸（《本事》） 治劳咳虚热，耳鸣目眩者。

五味子 鳖甲 地骨皮

为末，蜜丸，酒下或盐汤下三五十丸，妇人醋汤下。

肺痈神汤（《沈氏》）

桔梗 银花 蜜芪 白芨 苡米 贝母 陈皮 葶苈 甘草 生姜

丹溪蛤蚧丸 治胸中积血，久嗽失音。

蛤蚧米醋炙 生地 阿胶 诃子 麦冬 细辛 炙甘草

研末，蜜丸如枣大，每服一丸，食后含化。

蛤蚧散（经验方） 治劳嗽等症。

蛤蚧 知母 贝母 桑白皮 人参 甘草

均用酒溶化，入醋和匀，炙煎，至黄色为度，加茯苓、杏仁，炒研，煎服。

《千金》五味子汤 治久嗽干燥有血者。

五味子 桔梗 紫菀 续断 竹茹 炙甘草 赤小

豆　桑白皮　生地

《活人》五味子汤　治促喘，脉伏而间数者。

五味子　人参　麦冬　杏仁　橘红　生姜

温剂

桂枝去芍药加皂荚汤（《千金》）　治肺痈肺痿，初起夹表者。

桂枝　生姜　甘草　大枣　皂荚

参苏温肺汤（东垣）　治受寒，肺咳而喘。

人参　紫苏　肉桂　木香　五味子　陈皮　半夏　白术　茯苓　炙甘草　生姜

冬，加麻黄；兼有热症者，加桑白皮。

钟乳丸（验方）　治哮。

钟乳石（甘草汤煮，研）　麻黄（醋汤泡，焙干）　杏仁　炙草

蜜丸。

冷哮丸（张石顽）　治痰饮经寒，即发哮喘，不能平卧者。

麻黄　杏仁　细辛　川乌　半夏　川椒　白矾　牙皂　紫菀　款冬花　胆南星　甘草

研末，神曲糊丸，姜汤下。

三建膏（石顽）　冷哮贴肺俞及膻中穴，癥瘕贴患处。阴疽腐肉不化者，亦宜此膏。

附子　川乌　桂心　肉桂　桂枝　天雄　细辛　川椒　干姜各二两

麻油熬膏。

三拗汤（《局方》）　治风邪头痛鼻塞，咳嗽胸满。

麻黄　杏仁　甘草　生姜

一加荆芥、桔梗。

华盖散（《局方》）　治风寒咳嗽，上气烦闷，脉浮数者。

麻黄　杏仁　苏子　桑白皮蜜炙　赤茯苓　陈皮　甘草　生姜　大枣

苏子降气汤（《局方》）　治痰壅喘咳。

苏子　橘红　半夏　当归　前胡　肉桂　厚朴　炙草　生姜

一方有沉香，无桂。

《圣济》射干丸 治胸中多痰，喉间呀呷有声之哮症，一名呷咳嗽症。

射干 半夏 陈皮 百部 款冬花 细辛 干姜 五味子 贝母 茯苓 郁李仁各一两 皂荚五钱

共末，蜜丸桐子大，米饮下三十丸，日服一次。

千缗汤（《妇人大全良方》） 治风痰喘急，脉症俱实者。

半夏 皂荚 甘草 生姜

同入纱袋中，水煎，以手揉取清汁服。

清金丹（《准绳》） 治食积痰壅，哮喘、咳嗽遇厚味即发者。

萝蔔子一两，蒸，晒 皂角三钱，焙

共末，生姜汁浸，蒸饼为丸，或炼蜜为丸，如绿豆大。

定喘汤（同上） 哮喘通用方。

白果 麻黄 杏仁 半夏 苏子 款冬花 黄芩 甘草 桑白皮

参苏饮（张璧方） 治产后恶露入胞，胀大不出，及产后瘀血冲肺，气喘、鼻衄者。

人参　苏木

或加童便煎；口鼻起黑气者，加附子。

血竭散（《准绳》）　治产后败血攻心，胸满气喘。

血竭　没药

陈酒、童便各半，煎服。

脾肾丸（《嵩崖尊生方》）

即肾气丸，加固脂子、益智仁、砂仁。

金沸草散（《局方》）　治肺感风寒，咳喘寒热。

金沸草（即旋覆花）　麻黄　前胡　荆芥　半夏姜汁、蜜汁同浸　赤芍　生姜　大枣

汗出咳甚者，加杏仁、五味。

黑锡丸（同上）　升降阴阳，坠痰定喘，及一切阴症。

黑铅　硫黄　沉香　附子　胡卢巴　阳起石　破故纸　茴香　木香　肉桂　肉豆蔻

金铃子　一方有巴戟。

将锡溶化，入硫黄，结成沙子，摊地上出火毒，研细，并入余药为末，酒曲糊丸如梧子大，每服四、五十

丸，空腹，盐汤或姜汤下，妇人艾汤下。

郑相国公方

胡桃肉　固脂子盐水炒

第六章　积聚　癥瘕　痃癖

（附录石瘕、肠覃，疝痛另入诸痛类中。）

【《病源》】

七气者，寒气、热气、怒气、恚气、忧气、喜气、愁气。凡七气积聚，牢大如杯，在心下腹中，疼痛欲死，饮食不能，时来时去，每发欲死，如有祸状。（节十三卷　七气候）

积聚者，由阴阳不和，藏府虚弱，风邪搏于藏府也。积者阴气，五藏所生，其痛不离其部；聚者阳气，六府所成，其痛无常处。

肝积曰：肥气，在左胁下，如覆杯；心积曰：伏梁，起脐上如臂，上至心下；脾积曰：否气，在胃脘，大如覆盆；肺积曰：息贲，在右胁下如杯；肾积曰：奔豚，发于少腹，上至心下，若奔豚走之状，上下无时。此为五积也。（第十九卷　积聚候）

癥瘕者，皆由寒温不调，饮食不化，与藏气相搏结而生也。其病不动者，名为癥；若可推移者，名为瘕。瘕者，假也，谓虚假可动也。（十九卷　癥瘕候　第二条）

【戴人】（五积）

先贤说五积六聚甚明，惟治法独隐。（节）

积之成也，或因暴、怒、喜、悲、思、恐之气，或伤酸、苦、甘、辛、咸之食，或停温、凉、热、寒之饮，或受风、暑、燥、寒、火、湿之邪。其初甚微，可呼吸按导而去之，不幸庸医强补，留而不去，遂成五积。

夫肥气者，不独气有余也，其中亦有血矣，盖肝藏血故也。伏梁者，火之郁也，其症有二，不可不详焉！其一伏在肠胃之外，有大脓血，上下左右皆有根，此伏梁义同肚痈；其一伏梁，身体髀股胻皆肿，环脐而痛。痞气者，《内经》以为湿则痞，因饮冷而得。息贲者，喘息贲而上行也。（节）

余尝以独圣散（即瓜蒂一味。），吐肥气于燠室中，吐兼汗也，续以磨积之药调之。尝治伏梁，先以茶调散吐之，兼汗以禹功散导水夺之。又尝治痞气，先以瓜蒂散吐其酸苦腥腐之物，次以导水禹功下二、三十行。又尝治息贲，以瓜蒂散置燠室中，吐且汗之。又尝治奔豚，以导水通经，三日一下之，次用治血化气磨积之药调之。（节）

积之在藏，如陈茎之在江河，多有汀湾洄薄之地，遇江河之溢，一漂而去，积着脂膜曲折之处。故当先以丸药驱逐，次以散药下之，一壅而尽。设未尽者，以药调之。惟坚积不可用此，法宜渐除。《内经》曰："坚者削之"今人所言，块癖者是也。因述九积附于篇末。（节《事亲》五积六聚治同郁断论）

食积，酸心腹满，大黄、牵牛；甚者，巴豆。酒积，目黄口干，葛根、麦、柏；甚者，枳壳、牵牛。涎积，咽如拽锯，朱砂、腻粉；甚者，瓜蒂、甘遂。痰积，涕唾稠粘，半夏、南星；甚者，藜芦、瓜蒂。癖积，两胁刺痛，三棱、莪术；甚者，甘遂、蝎稍。水积，足胫胀满，郁李、商陆；甚者，甘遂、芫花。血积打扑，瘀血产后不月，桃仁、地榆；甚者，蝱虫、水蛭。肉积，贅瘤核疬，腻粉、丁香，砭刺出血；甚者，硇砂、信石。

【**河间**】（癥瘕）

腹中坚硬，按之应手，谓之癥。《圣惠方》谓："癥者，征也。"然水体柔顺而今反坚硬者。亢则害，承乃制也。故风病过极则反燥；筋脉劲急，反兼金化制之也；病燥过极则烦渴，反兼火化制之也。其治法，但当泄其过甚之气以为病本，不可误治其兼化也。

（〖谦按〗凉极者，亢则害也，秋应凉而气忽热者，承乃制也；寒极者，亢则害也，水凝于地者，承乃制也，乃土制其水也，噫制化之义大矣哉。）

瘕者，腹中坚硬，忽聚忽散。《圣惠方》云："瘕，犹假也"。《经》注曰："血不流而寒薄，故内凝而成瘕"。《经》又曰："小肠移热于大肠，为虑瘕"。然则"瘕病亦有热者"，宜以脉症别之。（节《原病式》）

【丹溪】（积聚痞块）

痞块在中为痰饮，在右为食（一作痰），在左为血块。治块当降火、消食积、行死血，血块去，须大补。凡积病不可用下药，徒损其气，当用消积药使之融化。（《心法》）

【谦论述】

郑守谦曰：积聚、癥瘕、痃癖，同为气病及血（《准绳》谓："癥瘕属血"，《纲目》谓："癥瘕、积聚并起于气，谓癥瘕属血者，气聚而后血凝也。"），皆痰湿、食积、死血所成，不过以动静分之，遂有阴阳、气血、藏府所偏之异。

其静也，痛有常处，且成形而终始不移，《难经》谓之曰积，病在五藏（主阴属血）；其动也，痛无定处，亦无形象，《难经》谓之曰聚，病在六府（主阳属气）。巢氏又分不动为癥（癥者，征也，见于脐下。）；动者为瘕（有两症：有不痛时，又或无之者；有推而可动者。两症皆生于女子胞寒血积之故也。）。后人又分，近脐左右一条急痛，有时而见者为痃（弦也）；上居两肋，有时作痛，外不可见者为癖。（匿也）

于五积六聚之外，复有七癥八瘕之名，石瘕、肠覃不与焉，何其繁而寡要也。愚谓：积聚虽偏于气分，然血亦病焉；癥瘕、痃癖虽偏于血分，然气亦病焉。无论有形无形，其为积滞不行，气虚不能运血则一也。是则阴血阳气皆能成积，五藏六府皆能成聚，作于腹中者病深，作于上下四肢、经络者病浅。新病初在气分，久病必入络中（初积多寒，宜辛温消导；入血化热，则宜辛凉推荡矣。），络凝则胀，气滞则痛。有形者，多静而不移；无形者，聚散无常耳。

欲除斯疾，首分气血痰食所伤之如何？继审脾肺心肝之所属，大抵心肝主血，脾肺主气；偏阴偏阳之处，于此可分治焉。李士材尝制阴阳攻积丸，通治积聚、癥瘕、痃癖、血蛊、痰食等症，称为独得之秘。余谓其方虽可法，然只宜于寒气固结之实症，彼大七气汤、排气饮、散聚汤之先理其气者，亦犹是也。

若夫运脾化积，又宜补中益气、大建中、归脾、养心等汤。活络行瘀，又宜葱白散、黑神丸、没药散、牡丹散、芍药汤（又宜归尾、桃仁、苏木、桂心、韭白根、新绛纱，实症亦可间用桃仁承气汤、大黄䗪虫丸、木香槟榔丸，虚者有乌鸡煎丸。）之类。倘遇虚人，总当寓补于攻。《经》曰："大积大聚，衰其大半而止"，盖恐攻邪反伤正气也，医人可不慎哉！所有证状良方，条列于下。

【汇证】

五积：

心积伏梁，起脐下，至心而痛。（《金匮》大建中汤加桂苓，又伏梁丸。）

肝积肥气，在左胁，有头足，刺痛。（肥气丸。）

脾积痞气，在胃脘，大如盘，渐发黄疸。（痞气丸。）

肺积息贲，在右胁，寒热虚喘，久成肺痈。（息贲丸。）

肾积奔豚，发于小腹，上冲心。（奔豚丸，又《金匮》奔豚汤。）

六聚：积之着于孙络、募原、缓筋、膂筋、肠后、轮脉六处者，随气上下，以散聚汤统治之。

七癥：蛟、蛇、鳖、肉、发、虱、米七癥，俱成块不移而见形者，与痃同类，均属于气（七气汤），亦有所谓血癥者。（血癥丸。）

八瘕：青（胁痛，崩下青汁。）、黄（胁痛，经行不利，淋露黄汗。）、燥（大便涩）、血脂（精血杂下如膏。）、狐（心志恍惚）、蛇（误食虺毒。）、鳖，八瘕移动无常，如聚如癖，而属于血瘀阻，皆起于经行不慎，胞宫如怀子。分门治法，均见《医宗金鉴》中，大约调气宜开郁正元散，破血宜桃仁煎、或交加散，扶养肝脾之正气以待其自化者，又莫如归脾、四物、八珍等汤，加入延、附、桃、红、青、曲、楂、朴、卜子、砂仁之类为妥也，古方陈法，不必尽拘。

石瘕：生胞中，由寒客子门，恶血留止，日以益大，状如孕，坚如石，月事不下。初宜攻下，见晛丸和血通经汤。

肠覃：寒气客于肠外，与卫气搏，癖而内着，瘜肉乃生，大如鸡卵，渐长如孕，按之坚，推之动，月事以时下。初起治气，二陈汤加香附；若坚久作痛者，稀露丸、阿魏麝香散。又古法败梳治发癥，铜屑治龙癥，曲麦治米癥，石灰治酒癥，蜈蚣治蛇癥，椒仁、茶叶治茶癖，莱菔、姜酒面积。如顽积在肠胃募原之间，药力难到者，用针刺、艾灸，或琥珀膏、三圣膏等外治，亦宜之。

【列方】

《金匮》大建中汤　奔豚汤　大黄䗪虫丸《伤寒》中之桃仁承气汤，均不录。

归脾汤（见二卷　肿胀。）　八珍汤　补中益气汤（见一卷　麻木。）　二陈汤（见　眩晕。）四物汤（见　中风。）　木香槟榔丸（见二卷 痰饮。） 子和茶调禹功散（见二卷 痰饮。）

阴阳攻积丸（士材）

吴萸 干姜 肉桂 川乌各一两 黄连 半夏 橘红 茯苓 槟榔 厚朴 枳实 菖蒲 人参 沉香 延胡索 琥珀 桔梗各八钱 巴豆霜五钱

研末，皂角煎水，泛丸，每服八分，渐至一钱五分，姜汤下。

大七气汤（《济生》） 治积聚随气上下，心腹疞痛，二便不利，好食生米、壁土、茶、炭等物。

三棱 莪术 青皮 苦杏仁 藿香 桔梗 陈皮 甘草各一钱 木香 肉桂各五分

一方有香附加大黄。

排气饮（《沈氏》） 治食积及产后逆气。

香附子 乌药 泽泻 陈皮 藿香 枳壳 木香 厚朴

食加神曲，寒加姜、桂。

散聚汤（《三因方》） 治九气积聚，状如癥瘕，随气发作，二便不利。

即二陈汤，加当归、杏仁、桂心、槟榔。

葱白散（《准绳》） 治胸腹一切冷气作痛。

当归　赤芍　生地　川芎　茯苓　沙参　枳壳　三棱　莪术　青皮　厚朴　神曲　麦芽　茴香　炮姜　桂心　木香　川楝子等分

研末，葱白煎汤，下二钱，日三服，或加食盐少许。

黑神丸（《准绳》） 治五膈、癥瘕、痃癖、疝坠、血崩、难产、胎死腹中、产后瘀血。

神曲　香附子　木香　川椒　丁香　槟榔　干漆

除漆外，余皆半生半炒，研末，水泛丸，用茴香末铺地上阴干，并茴香贮器中，迨极干乃去茴香，每服一丸，温酒送下。

没药散（《普济方》） 治一切血气，脐腹作痛，恶露血枕。

没药　当归　红花　玄胡索

研末，童便下。后人加蒲黄、木香、干漆、赤芍、桂心。

牡丹散（《局方》） 治妇人久虚羸瘦，血块走注，心腹疼痛。

丹皮　玄胡索　桂心　当归各一两　牛膝　赤芍　莪术各二两　三棱一两半

每服三钱，水酒各半盏。一方无牛膝，有苏木、干漆、没药、乌药、乳香、陈皮。

芍药汤（河间）治产后诸积不可攻者。

芍药一斤　黄芩　茯苓各六两

每服半两，水煎。

乌鸡煎丸（《局方》）治胎前、产后诸疾。

人参　黄芪　丹皮　焦术　乌药　蛇床子各一两　桂心　附子　川乌　红花各三钱　苍术一两半　白芍　莪术　陈皮　木香　肉蔻　延胡索　熟地　琥珀　草果各五钱

研细末，以乌雄鸡一只，治如食法，将药末纳入肚中，用磁瓶入好酒一斗，同煮，去骨焙干，炼蜜和作丸，梧子大，每服二、三十丸，当归汤下。

血癥丸（《沈氏》）

五灵脂　大黄醋炒　桃仁　生地　牛膝　延胡索　肉桂　当归　三棱　莪术　甘草稍　赤芍　乳香　没药

开郁正元散(《金鉴》) 治五积六聚，因痰饮食积，气血搏结者。

白术土炒 青皮醋炒 香附子酒炒 砂仁 神曲 麦芽 山楂 元胡索 桔梗 陈皮 茯苓 蛤粉 炙甘草 生姜

桃仁煎(《金鉴》方) 治妇人癥瘕。

桃仁 大黄 朴硝各一两 䗪虫炒黑，五钱

研末，煮醋为丸，五更空心，酒下一钱，良久必泻，下如豆汁、鸡肝恶物，倘仍不下，再服一次。

又《普济方》之桃仁散 后人讹称桃仁煎者一方。

桃仁 诃子皮 白术 赤芍 当归 三棱 莪术 陈皮 鳖甲醋煮

为末，姜煎服。

交加散(《金鉴》方) 疝瘕初起，寒热不分者，用此兼治。

胡芦巴 川楝子 大黄酒炒 小茴香 吴萸 牵牛炒 滑石 车前仁 木通 乌药等分

煎服。

又《妇人大全良方》之交加散

生地一斤，捣汁，姜渣同炒　生姜十二两，捣汁，地黄渣炒　白芍　当归　蒲黄　延胡索　红花　没药

每服四钱，酒下。

见晛丸（《卫生宝鉴》方）　治寒气客于下焦，石瘕坚大。

附子　鬼羽箭（即卫矛枝干上之羽也）　紫石英　元胡索　煨大黄　炒桃仁　泽泻　桂心各三钱　三棱　赤芍　归尾　槟榔各四钱　血竭　木香各一钱

研细，酒煮，面糊小丸，酒下三钱，下后服补药。无鬼羽，以山甲代之。

晞露丸（罗谦甫）　治寒束气凝结于肠外，而为癥瘕者。

三棱　莪术酒炒，一两　干漆炒　川乌炮　青皮炒，五钱　茴香　山甲　雄黄三钱　轻粉一钱

研末，筛过，另兑麝香末五分，捣姜汁，糊为小丸，酒水各半下一钱，日三服，攻下后，服八珍汤补之。

阿魏麝香散（石顽）　治肠覃诸积。

阿魏　麝香　雄黄　红蓼花子　人参　白术　肉桂　神曲

研末，砂仁汤下。

和血通经汤（谦甫） 治寒闭胞门，经阻血结，坚硬如石者。

当归　熟地　苏木　三棱　莪术　木香　贯仲　肉桂　红花　血竭

酒煎服。

伏梁丸（东垣） 治心积起脐下至心，大如臂，令人烦心而痛。

川连生姜汁炒八钱　川厚朴五钱　丹参　黄芩二钱　炮姜　人参　茯神　菖蒲　赤小豆各一钱　肉桂　川乌　巴豆霜各五分

共研细末蜜丸

肥气丸（东垣） 治肝积。

炒川连八钱　厚朴五钱　柴胡　昆布三钱　茵陈　莪术　炮姜　茯苓二钱　人参　川椒　皂角　川乌　巴豆霜各五分

研末，蜜丸，薄荷汤下。

又《三因》肥气丸

当归　苍术　青皮　蛇含石火煅，醋淬，七次　三

棱　莪术　铁华粉，与莪术同醋煮

研末，米醋为丸，当归浸酒送下。

痞气丸（东垣）　治脾积。

见前　呃逆痞满类。

又《三因》痞气丸

赤石脂煅　川椒衣　干姜　桂心　附子　乌头

研末，蜜丸，朱砂为衣，食远，米汤下。

息贲丸（东垣）　治肺积。

炒川连八钱，寒月减半　厚朴五钱　天冬　紫菀　桔梗各三钱　青皮　三棱　白蔻　炮姜　陈皮　茯苓各一钱　人参　肉桂　川椒　川乌　巴豆霜各五分

研末，蜜丸，姜汤下。

又《三因》息贲汤

半夏　桂心　人参　吴萸　桑白皮根炙　葶苈　炙草　生姜　大枣

奔豚丸（东垣）　治肾积。

炒黄连八钱　厚朴五钱　石菖蒲　川楝肉　独活　元胡索各三钱　茯苓　泽泻　丁香各二钱　附子　川

乌　巴豆霜　全蝎　肉桂各五分

研，晒，蜜丸，盐汤下。

又《准绳》奔豚丸

穿山甲　破故纸　香附子　海藻　茴香　土狗十六枚　牵牛　全蝎　吴萸

莱菔汁、米饭同捣丸。

三圣膏（《准绳》）　外治法。

石灰半斤为末，瓦器炒令黄，下大黄末一两，候热退，入桂心末五钱，略炒，入米醋，成膏，以纸摊贴。

琥珀膏（《沈氏》）　治一切积聚，外敷法。

大黄　朴硝各一两

为末，大蒜捣膏，和匀，作片贴之。一方加麝香五分，名硝黄膏。

第四篇　诸痛病类

（喉、眼、淋痛俱入九窍类，疮痛、破伤之属外症者，详各外科书，兹不录。）

第一章　疝气

（七疝，宜与前积聚、癥瘕合参。）

【《病源》】

诸疝者，阴气积于内，复为寒气所加，使营卫不调，气血虚弱，故风冷入其腹内而成疝也。疝者痛也，或少腹痛，不得大、小便，或手足厥冷，绕膝痛，自汗出，或冷气逆上抢心腹，或里急而腹痛也。（诸疝　第一条）

七疝者，厥疝、癥疝、寒疝、气疝、盘疝、腑疝、狼疝也。厥逆心痛足寒，诸饮食吐不下，名厥疝也。腹中气乍满，心下痛，积如臂，名癥疝也。寒饮即胁下腹中痛，名寒疝也。腹中乍满乍减而痛，名气疝也。痛在脐旁，名盘疝也。腹中脐下积聚，名腑疝也。少腹与阴相引而痛，大便难，名狼疝也。皆由血气虚弱，饮食寒温不调所生。（七疝候）

【戴人】

《素问》云：“脉大急，皆为疝。三阴急为疝，三阳急为瘕”。王太仆云：“太阳受寒，血凝为瘕；太阴受寒，气聚为疝。”此言太阴受寒，传之肝经也，可以温药逐之，不可以温药补之。（节）

凡疝者，非肝木受邪，则肝木自甚也，不可便言虚而补之。

寒疝，囊冷结硬如石，睪丸痛。得于坐卧湿地，宜以温剂下之。

水疝，囊肿阴汗，或囊痒而燥出黄水，或少腹按之作水声。得于饮水醉酒，使内过劳，汗出而遇风寒湿气，宜以逐水之剂下之。

筋疝，阴茎胀，胀或痛而里急筋缩，或纵挺不收。得于房劳，又邪术所伤，宜以降心之剂下之。

血疝，状如黄瓜，在少腹两旁横骨两端，俗云便痈。得于重感春夏大燠劳动，使内气血流溢，渗入脬囊，留而不去，结成痈肿，脓少血多，宜以和血之剂下之。

气疝，上连肾区，下及阴囊。号哭忿怒，气郁而胀，怒哭罢而气自散者是也。以针出气而愈，但针有得失，宜以散气药治之。小儿亦有此疾，名曰偏气，胎中病也。此疝不治，惟筑宾一穴灸之。

狐疝，状如覆瓦，卧则入小腹，行立则出小腹入囊中（狐昼出穴而溺，夜入穴而不溺。），此疝出入上下往来，正与狐类也，宜逐气流经之药下之。

㿗疝，阴囊肿如升斗，不痒不痛。得之地气卑湿，宜以去湿之药下之。女子名瘕，以苦下之，以苦坚之。王冰云："阳气下坠，阴气上争，上争则寒多，下坠则筋缓，故睾垂纵缓，因作㿗疝"也。以上七疝，下去其病之后，或调或补，各量病势，勿拘俗法。（节《事亲》二卷〈疝本肝经宜通勿塞〉第十九条）

【河间】

㿗疝，小腹控卵，肿急绞痛也，寒主收缩故也。寒极而土化制之，故肿满也。《经》言"丈夫㿗疝"、"妇人少腹肿"皆厥阴经之脉也。（节）

又接《经》言："五藏皆有疝，但脉急也"。注言："脉急者，寒之象也"。然寒则脉当短小而迟，今言急者，紧主痛，急为痛甚，虽急亦短小也。如紧急洪数，则为热痛之类也。又《经》言："脾传之肾，病名疝瘕，小腹冤热而痛，出白蛊"。注言："小腹痛，溲出白液也"。一作客热内结。此《经》复言热为疝瘕，则亦不可止言为寒，当于脉症辨之。（《原病式》）

【丹溪】

疝气之甚者，睾丸连少腹急痛也。有痛在睾丸，有痛在五枢穴边者，皆足厥阴肝经也。或有形如瓜，或有声如蛙。自《素问》以下，历代名医，皆以为寒，盖寒主收引，经络得寒则引而不行，所以作痛也。然亦有得寒而无疝者。亦有湿热在经，郁而至久，又得寒气外束，湿热之邪，不得疏散，所以作痛者，若只作寒论，恐为未备。

或疑厥阴道远位卑，热何由而致？予曰：大劳则火起于筋，醉饱则火起于胃，房劳则火起于肾，大怒则火起于肝，肝经火积，又暴为寒所束，宜其痛之暴作也。古方用乌头、栀子等分作汤，无有不应者，但须分湿热而加减用药。又湿者肿多，㿗病是也。又挟虚而发，当用参、术，而以疏导佐之。诊其脉沉紧而大豁无力者是也，其痛必轻，惟觉重坠牵引耳。（《格致余论》）

疝痛，湿热痰积流下作病。大概因外寒郁遏而成（宜疝气丸），专主肝经，大不宜下；痛甚者，又不宜参、术。

木肾偏坠者，心火下降，则肾水不患其不温；真阳下行，则肾气不患其不和。已温已和，安有所谓木强者哉？惟肾虚水火不济，而沉寒痼冷凝滞其间，外肾胀大作痛，顽痹结硬，势所必至。不可纯用燥药，当温散温利以逐其邪。如寒谷春回，则病愈矣。（《心法》）

【谦论述】

郑守谦曰：疝症为睾丸小腹急痛立名（《经》言："足厥阴病，丈夫㿉疝、妇人少腹肿。"）。诸家以前阴属肝经部分，遂专指疝为肝木受邪，或肝木自盛。然《内经》又谓："任脉为病，男子内结七疝（《内经》七疝另列于后），女子带下瘕聚（女子名瘕，不名疝。）"可知任脉中固结不散之阴邪，上入藏府，则为腹中之疝；下入厥阴，会于阴器，则为睾丸小腹之疝。八脉丽于肝肾，任病累肝，肝何以不累及于肾，肾又何必不累及于小肠膀胱，不过见证于肝经，而发源于任脉（皆下焦阳虚也），其累及各经者，亦必然之势耳。

〖谦按〗大约疝之上攻者冲病；下注者任病；少腹痛引睾丸及偏坠者小肠病；闭癃者膀胱病；卵溃出白者肾病；筋急囊缩者肝病；囊肿瘕聚浊逆者肝胃同病。凡邪气袭入经络可随各经现状名之，袭于肾则为肾气；袭于膀胱则为膀胱气；袭于小肠为小肠气；肾与膀胱相表里，其气通于外肾，系于睾丸，此三经俱与厥阴互相联络，又当冲任督诸会下极，故疝病各经皆得而连累之，诸家有谓：疝只属肝经与诸藏绝不相涉者，余实不敢信。

丹溪谓：寒疝之外，（《素问》、《金匮》均主寒）更有湿热壅遏在经，又感寒邪，以致气不疏散而成之热疝。士材谓寒则痛，热则纵，（叶天士云：暴疝多寒，久疝多热）湿则肿坠，虚亦肿坠，在血不移，在气多动，皆足补前人之未备。

予犹以为寒热之中，各有二证，犯寒湿、寒气者，病在膀胱、肝、肾；犯生冷、食积、血凝、气滞者，病兼肝、脾。倘或各经自病，不因外感者，则名虚而不名寒。犯湿热者，病在小肠火腑，（经言小肠冤热痛出白蛊，刘守真引之，以作客热内结）因怒动肝火者，病及胆经。如或欲火伤阴之症，又名虚火，而不得谓为实火矣。

大抵痛甚拒按者为实，痛缓喜按者多虚。痛处寒者为寒积，痛处热者为湿热（但属湿热者少，属寒湿者多也）。卵大上下不常者属气分，囊胀坚顽不移者属血分（景岳谓：在阳分则有气中之气，在阴分则有血中之气）。

用药总不离辛泄苦降（寒主温通，热主渗利）。以肝主疏泄故也。时贤陈修园统以二陈汤（加泽泻、朱苓、白术、桂枝、小茴、木香、金铃子）主之，寒加姜、附；热加黄柏、知母；小便如膏，加萆薢、石菖；囊肿如晶，加桑皮、苡米；筋缩加苡米、木瓜；顽麻不痛，加川芎、槟、朴；痒加蒺藜；气上冲者，加吴萸、肉桂、归尾而去白术；瘀痛成脓者，加桃仁、红花、乳香。

又主五苓散加川楝之类（其义不外温经、散寒、除湿、行气、活血、导火、软坚，数法）。法甚简单，故选录之。若夫肝郁寒闭，半表半里之柴胡桂枝各半法，寒热并用之乌头栀子（蒺藜丸、乌头栀子汤）。黄连吴萸（左金丸）法。《本事》硇砂丸、天台乌药散之泄气法。《局方》大戟丸、济生葵子汤之泄水法。及肾气丸（水疝）虎潜丸（茎缩用）之补正各法。（又当归生姜羊肉汤）不及备录，医者当博学之。

【汇证】

巢氏七疝子和七疝均见前。

《内经》七疝。（并附后贤所拟方药。）

冲疝，从少腹上冲心而痛，二便不通。（《金匮》大乌头煎加木香、牵牛、枳实、诃子。）

狐疝，卧则入腹，立则入囊，肝所生病也。（《金匮》蜘蛛散，后人用二香丸）

厥疝，脾受肝克，气逆上升，《经》云：黄脉之至也大而虚，积气在腹，中有厥气，名曰厥疝。（皤葱散。）

㿗气，三阳为病发寒热，其传为㿗疝，言小肠膀胱之邪，传入囊丸也。（三层茴香丸。）

疝瘕，脾传之肾，少腹冤热，痛出白淫，瘕聚成形。（《宝鉴》蒺藜丸）

㿗疝，足阳明之筋病，㿗疝腹筋急，又肝脉滑甚为㿗疝，言肝木乘胃也。（橘核丸。）

㿗癃疝，肾脉滑甚为㿗癃，又云厥阴阴盛，脉胀不通，为癀㿗疝，此言内裹脓血，外则小便闭也。（济生葵子汤。）

【列方】

当归生姜羊肉汤　蜘蛛散　大乌头煎（均见《金匮》。）五苓散　柴胡桂枝法（均见《伤寒》。）天台乌药散（见二卷　诸燥）虎潜丸（见一卷　类中风）肾气丸（见二卷　痰饮）左金丸（见四卷　反胃）

硇砂丸（《本事》）有人货疝气药，日数千钱，有一国医，多金得之，用之良验。

硇砂一分　铜青半两　青皮二两　巴豆肉不研　沉香各一两　木香一两

各味研末，另包，先用二香、青皮同巴豆炒，令紫黑为度，去巴豆，再研入青、砂二味，拌匀蒸饼，和丸梧子大，每服七丸，盐汤下。

大戟丸（《局方》）一名麝香大戟丸。治阴㿉肿胀，或小肠气痛。

麝香一钱　大戟半两，炒　胡芦巴四两　茴香　川楝子各二两，以好酒二升，葱白七根，长三、四寸，同煮软，去核取肉和丸　木香　诃子酒蒸　附子　槟榔各一两

九味捣丸，梧子大，或酒、或姜汤下。又荔核、青

盐、牵牛等，均可加入，不必因一、二味之殊，另立一名。

葵子汤（《济生》）　治膀胱湿热，腹胀，小便不通，口舌干燥者，一服即止。

葵子　滑石　木通　车前　赤苓　猪苓　枳实　瞿麦　黄芩　甘草　姜

煎服。

二香丸（《沈氏》）　治狐疝。

木香　香附　楂肉　三棱　莪术醋炒　姜黄　南星　黄连　吴萸　橘核　桃仁　山栀各等分

姜汁糊丸。

燔葱散（三因）　治一切寒疝。（附《局方》燔葱散方药。）

川芎　当归　枳壳　厚朴　肉桂　青皮　干姜　茴香　茯苓　川楝　麦芽　神曲　三棱　蓬术　熟地　白芍　人参

上细切，每服五钱，葱白三茎，盐少许，水煎。

《局方》有延胡索　槟榔　苍术　甘草　丁香　砂仁　芜芎　当归　熟地　麦芽　白芍。

三层茴香丸（《准绳》）　治癞疝虽数十年者，可令除根。

大茴香盐炒　川楝子去核炒　沙参　木香各一两

以上第一层为末，水煮，米糊丸桐子大，每服三钱，空心盐汤下，日三服，服完接服第二层；

第二层：前方加荜拨一两　槟榔五钱，丸服，均如前法，再不愈者，接服第三层；

第三层：即前二方加入茯苓四两　川附子一两，丸服，均如前法。

蒺藜丸（谦甫）：疝由湿热因寒郁而作者，用此方颇宜，盖以栀子除湿热，用乌头以散寒郁，且使乌头引栀子下行，其性急速，不容停留于胃中也。

蒺藜炒　乌头炮　山栀各等分

每服三钱，为末，水泡服。

橘核丸（《济生》）　治肠㿗、卵㿗、水㿗、气㿗四种㿗疝。

橘核　川楝子　海藻　昆布　海带　桃仁各二两　元胡索　厚朴　枳实　木通　桂心　木香各五钱

研末，酒糊丸，盐汤或酒下。

疝气方（丹溪）　治疝气疼痛，可即用山栀、附子二味，酒煎加盐服，名栀附汤。

吴萸 荔核 栀子 枳壳 山楂肉各等分

同炒，研末，空心，长流水下三钱。

第二章 痹痛

（附历节痛 肩臂背痛）（丹溪改名痛风 兼参一卷中风及麻木各条）

【《病源》】

（风痹 历节 刺风 兼参脚痛类）

痹者，风寒湿三气杂至，合而成痹，其状肌肉顽厚或疼痛，由人体虚，腠理开，受风邪也，病在阳曰：风。在阴曰：痹。阴阳俱痹，曰：风痹。以春遇者为筋痹，则筋屈（久则入肝）；夏遇为脉痹，令人萎黄（久则入心）；仲夏遇者为肌痹（久则入脾）；秋遇为皮痹（久则入肺）；冬遇为骨痹（久则入肾）。（一卷 风痹节文）

历节风之状，短气自汗，历节疼痛，不可屈伸，由饮酒汗出当风所致。亦有气血虚，受风邪而得之者。（二卷 历节候）

刺风者，由体虚肤腠开，为风所侵也，其状风邪走偏于身，而皮肤淫跃，邪正交争，击搏如刀刺，故名刺

风也。（二卷　刺风候）

【戴人】

风寒湿三气为痹，及手足麻木不仁者，可用郁金、滑石、川芎、虀汁调服（名郁金散）以吐之，吐讫以通经散泄之，（即陈皮、当归、甘遂）泄讫以辛温之剂发散汗出，则可服当归、芍药、乳、没行经和血等药。（《事亲》卷四）

（河间论见一卷　麻木不仁）

【东垣】

身体沉重，走注疼痛，湿热相搏，而风热郁不得伸，附着于有形也。宜苍术、黄柏之类，又云：痛风多属血虚，血虚然后寒热得以侵之，多用芎、归佐桃仁、红花、嫩桂、威灵仙，或用趁痛散。（节录）

【丹溪】

痛风者，四肢百节走痛是也（谓血先受热，后受冷，故夜痛甚，行于阴也。）。大率有痰、风热、风湿、血虚。

因风，小续命汤；因湿，苍、白术佐竹沥及行气药；因痰，二陈汤加酒芩、羌活、苍术；因血虚，用芎、归之类佐桃仁、红花；遍身骨节疼痛，昼静夜剧，如虎囓之状，名白虎历节风，宜乳香丸。（《心法》）

【嘉言】

（此论照《金匮》法而言，故及胸痹，且分寒在气，热在血之治法也。）

《金匮》一曰：血痹，二曰：胸痹，三曰：肾痹，四曰：三焦痹。血痹，（风在脉则血凝而不流）黄芪桂枝五物汤。胸痹（心痛彻背）括蒌薤白半夏汤。肾著，（腰下冷痛，如带五千钱）甘姜苓术汤。总治三痹，桂枝芍药知母汤。若热毒流于四肢历节疼痛者，千金犀角汤。更有痛风内热，因血虚炽盛，当取夏月治温热病之表法为例者，《本事》牛蒡子散，先得我心。因并表出。（《法律》）

附录论痹约言　李士材曰：《内经》论痹，四时之令皆能为邪，五藏之气各能受病，六气之中，风、寒、湿居其半，即其曰：杂至，曰：合，则知非偏受一气可以致痹。又曰：风胜、寒胜、湿胜，下一胜字，则知非但邪有轻重，未尝非三气杂合为病也。皮肉筋骨脉，各有五藏之合。初病在外，久则各因所合而内舍于藏。在外者驱之犹易，入藏者攻之实难，治外者散邪为亟，治藏者养正为先。

治行痹者，散风为主，御寒利湿，参以补血之剂。盖治风先治血，血行风自灭也。治痛痹者，散寒为主，疏风燥湿，参以补火之剂，非大辛大温不能释其凝寒之害也。治着痹者，利湿为主，祛风解寒，参以补脾气之剂。盖土强可以胜湿，而气足自无顽麻也，治痹大纲，约略如此。

【谦论述】

郑守谦曰：（附历节及肩臂痛）

痹者，风寒湿三气之邪，侵入阴络，闭塞而不通也，或偏体四肢拘痛，或病久邪深而反不痛（实者在表，单病躯壳；虚者在里，兼病藏府。），故有在肌皮筋骨（血脉）浅深之异（在筋不伸，在肉不仁，在骨则重，在血则凝，在皮不荣，过寒则急，遇热则纵）。风胜为行痹（古称周痹，亦曰：引痹，俗名流火走注，又呼为鬼箭）。寒胜为痛痹（世称痛风，或呼白虎历节风）。湿胜为着痹（即麻木不仁，或肿痛也）。

治法总以宣通气血为主，盖郁则痹，宣则通也。行痹散风，兼去寒湿（甘草附子汤、防风汤）。痛痹驱寒，兼疏风湿（五积散、济生羌活汤）。着痹虽当利湿，犹应分寒、热两条（《内经》谓风寒湿三气杂至为痹《金匮》谓经热则痹），其寒者总属阳虚，可用黄芪防己汤、蠲痹汤、薏苡仁散之类。其热兼湿者，法宜清利，二妙散、当归拈痛汤、宣痹汤、木防己汤加减，随人选用。（吴鞠通法以木防己汤为主。风胜，加桂枝、桑枝。湿甚，加滑石、苍术、萆薢。忌用风药。寒甚，去石膏、滑石加防己、桂枝、姜黄、海桐皮。热甚仍加石膏并用知母。无汗加羌活、苍术。汗多加炙草、黄芪。兼痰者加半夏、广皮、厚朴。）

《内经》曰：风则阳受之（在表、在上），痹则阴受之（在里与下）。大约痹症因于寒湿者此其常，而湿热或血虚内热者，乃其变也。初起实证宜攻之（五积散、活络丹），久则入里，宜分气血衰旺而调之（桂枝芍药知母汤、乌头汤、独活寄生汤、史国公药酒等剂选用），至于痿症似痹，则一实一虚（痿虚痹实，但痹久血虚，亦有成痿者）。支饮（内饮）似痹，则与风无涉（但饮必微咳，且冒眩也，因饮而顽麻偏体、膝冷成痹者，亦有之）。及肺痹、胸痹（均见前）肠痹、胞痹（大小便闭，小腹作痛）等症，又当别论，不可蒙混。

附历节风

一身关节疼痛者，为历节风，（即俗言白虎历节症）《内经》无此名（但曰：贼风，曰：痛痹而已），而《金匮》有之，主桂枝芍药知母汤（寒热并用），及乌头汤（通阳达表）二方，其实此症即属痛痹一类。初起攻邪，久宜补气、养血以胜邪（法详痹症），又或有血虚而热者，当用柔肝息风法（治与风中血脉同，用药宜首乌、枸杞、归尾、刺蒺藜、羚羊角、桑枝、钩藤、地龙之类）。

附肩背臂痛

肩背痛者，责之肺俞为病（受风寒痰饮等），阳明有亏（不能束骨嵩利机关），太阳气郁（风寒湿入经络），督脉阳虚（肾气不循故道，挟脊而上逆者），厥阴风动（血虚失养），及风、寒、湿、热、痰饮、流注数种，臂痛除提挈重物折损血瘀之外，余均与肩、背同法，总之此症，即属痹痛一门，合而参之，无余蕴矣。

再按古法，治太阳气郁肺俞有风者，防风汤；表症寒多者，五积散；阳明气虚者，补中益气汤、舒筋汤；督脉虚者，鹿角胶丸、活血应痛丸；湿热者，当归拈痛汤；寒湿，蠲痹汤；肝热血虚者，四物汤加桑枝、蒺藜等药。湿痰流注者，控涎丹、星香散、二陈汤。气积作痛者，活络丹；血瘀者，趁痛散。此虽大概，俱足取法，随人选用。

【列方】

张子和方见前载人本条中

五积散（见一卷　中寒）　活络丹（见一卷　中风）　补中益气汤（见一卷　麻木）　鹿角胶丸（见一卷　火类痿症）　四物汤（见一卷　中风）　控涎丹（见二卷　痰饮）　星香散（见一卷　痉痫厥）　小续命汤（见一卷　中风）　二陈汤（见一卷　眩晕）　防风汤（见一卷　湿症）

趁痛散（东垣一本作《准绳》）　治历节之由血瘀者

桃仁　红花　当归　地龙酒炒　五灵脂酒炒　牛漆　羌活　香附子童便浸　甘草各二钱　乳香　没药各一钱

为末，酒下二钱或姜汁调服。

当归拈痛汤（东垣） 治湿热相搏，肢节烦痛，及脚气，腿膝生疮等症。

当归 茵陈 羌活 防风 升麻 葛根 苍术 白术 黄芩酒炒 苦参 知母酒炒 猪苓 泽泻 甘草 （一方加人参）

乳香丸（丹溪）

白附子 南星 白芷 没药 赤小豆 荆芥 藿梗 骨碎补 乳香各一两 川乌 五灵脂 糯米各二两 草乌头 京墨各五两 松脂五钱

为末，酒糊丸，梧子大，每服十丸至五十丸，冷酒或茶汤吞下。

犀角汤（《千金》） 治热毒流于四肢，历节疼痛。

犀角三钱 羚羊角 新豆豉各一钱 前胡 黄芩 栀仁 射干 大黄 升麻各四钱 肠胃弱者当减去大黄

上㕮咀，每五钱水煎服

牛蒡子散（《本事》） 治内虚、血热炽甚之痛风，手指赤肿麻木者，方义详喻嘉言痹论中。

牛蒡子炒　新豆豉　羌活各三两　生地黄　黄芪各一两半

研末，每服二钱，空心白汤下

甘草附子汤（《金匮》）　治风湿、骨节痛，汗出短气，恶风小便短，身微肿者。

甘草　附子　白术　桂枝

黄芪防己汤（同上）　治风湿、脉浮、身重、汗出、恶风者。

黄芪　防己　白术　甘草　大枣　生姜

服后当如虫行皮中绕，被令温，微汗出则瘥。

按《金匮》又有名防己黄芪汤者，治风湿麻木身痛，其药味与此方同。

黄芪桂枝五物汤（同上）　治血痹。

黄芪　桂枝　芍药各三两　生姜六两　大枣十二枚

桂枝芍药知母汤（同上）　治肢节疼痛，身体尪羸，脚肿如脱，头眩欲吐者。

桂枝　知母　防风各四两　芍药三两　白术五两　麻黄　附子　甘草各二两　生姜五两

干姜苓术汤（同上）　即肾着汤　《金匮》治肾着，宣明用治胞痹，膀胱热痛者。

炮干姜　茯苓各四两　炙甘草　炒白术各二两

寒甚者加附子　《经心录》加肉桂、泽泻、杜仲、牛膝治同。

乌头汤（同上）　治历节风（《金匮》方惟胸痹之栝蒌薤白半夏汤不录入此类）。

麻黄　芍药　黄芪　川乌　甘草炙，各三两

纳蜜煎服。

羌活汤（《济生》）　治白虎历节风毒。

羌活二两　附子　秦艽　桂心　木香　牛膝　桃仁　骨碎补　川芎　当归　防风　炙甘草各一两　姜五片

蠲痹汤（严氏）　治身体烦疼、四肢项背拘急、或痛、手足冷痹、腰腿沉重、筋脉无力。

当归　芍药　黄芪　羌活　片子姜黄各一两五钱　炙甘草五钱

姜枣同煎。

薏苡仁散（《本事》）　风湿流注四肢筋骨，或入左肩髃，肌肉疼痛，渐入左指者。

苡米一两　当归　川芎　干姜　肉桂　川乌　防风　白术　山药　麻黄　独活　甘草各五钱

上末，每服二钱，空心临卧酒调下，一日三服。

二妙散（丹溪）　治湿热在筋疼痛。

黄柏　苍术　或加生姜

木防己汤（此吴鞠通取《金匮》热饮中木防己汤去人参而加杏、滑、通、苡数味也）　治湿热成痹。

防己六钱　桂枝　苡米各三钱　杏仁　滑石各四钱　石膏五钱　通草二钱

痛入手臂者加姜黄、桑枝。

宣痹汤（吴鞠通）　此与本篇前四卷呃嗳痞气中所录吴鞠通之宣痹汤不同。

防己　杏仁　滑石　苡米各五钱　连翘　山栀　晚蚕砂　赤小豆　半夏醋炒，各三钱　痛甚加片子姜黄、海桐皮各二钱

独活寄生汤（《千金》）　治肝肾虚弱、感风寒湿致痹，及脚痛偏枯者。

独活　桑寄生　杜仲　牛膝　细辛　茯苓　熟地　人参　川芎　炙甘草　当归　白芍　秦艽　桂

心　防风（一方有附子）

史相国公药酒方（《圣惠》）　治中风，痿痹不仁、手足拘挛、半身不遂。

当归　虎胫骨焙干醋炙　羌活　龟甲　萆薢　防风　秦艽　牛膝　松节　晚蚕砂各二两　枸杞子五两　茄根八两，蒸

上为粗末，绢袋盛，浸无灰酒一斗，十日取饮。

舒筋汤（即《千金》之舒筋饮）　后人或呼为通气饮子，治臂痛不能举者。

片子姜黄（如无，则以莪术代之）四两　当归　白术　海桐皮　赤芍各二两　羌活　炙草各一两

加姜煎服，或磨，兑沉香少许。

活血应痛丸（罗太无）　治风湿客于肾经，血脉凝滞，腰背肿痛，不能转侧，皮肤不仁，遍身麻木，行步艰难等症。

金毛狗脊六两　苍术十两　香附子十二两　陈皮九两　没药一两二钱　草乌二两五钱　威灵仙三两

上末，酒糊丸，桐子大，每服十五丸，温酒下。忌食桃、李、雀、鸽诸血物。

第三章　腰腿脚痛

（脚气、鹤膝风在内、痿症，见前二卷中）

【《病源》】

肾主腰脚，肾经虚损，风冷乘之，故腰痛也。凡腰痛有五：一曰：少阴阳气伤；二曰：风痹，风寒着腰；三曰：肾虚役用伤；四曰：坠堕；五曰：寝卧湿地。（第五卷　腰痛第一论）

劳伤肾虚，受风冷，风冷与真气交争，故腰脚疼痛。（五卷　腰腿痛候）

凡脚气皆由感风毒所致。（节）其状自膝至脚不仁，或若痹，或淫淫如虫所啄，或不能行，或微肿，或酷冷，或酸疼，或纵缓不随，或挛急。（节）

或见食欲呕，或有物如指，发于踹肠，迳上冲心，或举体转筋，或壮热头痛昏愦。（节）

治之若缓，便上入腹，或肿或胸胁满，气上便杀人，急者不全日，缓者二、三月，宜速治之。（节）

病人脉浮大急，宜续命汤；风盛宜越婢汤加术；若脉转駃而紧，宜第一竹沥汤；脉微而弱，风引汤。此皆因虚而得，若大虚乏气，可作补汤，随病体冷热而用。（节十三卷　脚气缓弱候）

脚气疼痛不仁，由风湿毒气与血气相搏，邪正交争故痛。邪在肤腠，则血气涩而皮肤厚，搔之如隔衣，故不仁。（节）

风毒搏于筋，筋为挛。风湿乘于血，故令痹挛也。（节）

风湿毒气搏于肾经，肾气不宣，水液反渍于皮肤，故肿满也。（节湿气卷　脚气四至七条）

尸脚者，脚跟折破之名也，冬时触犯寒冷所致。足尰病者，自膝以下至踝及趾俱肿直是也，由血气虚弱，风邪伤之，经络否塞而成也。脚下有物牢鞕如石，痛如椎刺，此由肾经虚，风毒伤之，与血气相击故痛。脚破者，脚心开折也，脚心肾脉所出，肾气虚，风邪客于腠理，致津液不荣，故拆破也。（节三十卷　四肢病候七至十四各条）

【戴人】（只录二方）

世传神效诸方，一皂角膏，二治腰脚疼痛方。

【东垣】

腰痛，皆为足太阳、足少阴血络中有凝血作痛，间有一、二证属少阳胆经外络脉病者，皆以去血络凝滞为

主，川芎肉桂汤主之。打扑内损腰痛不可忍者，趁痛丸。（兰室秘藏）

又云，大抵寒湿多而风热少，然有房劳肾虚腰痛者，是阳气虚弱不能运动故也，宜肾气丸。虚而热者，滋肾丸。

（又东垣谓：脚气之疾，自古皆用疏下，为疾壅故也。然不可太过，恐伤脾胃使荣运之气，不能上行反下注为患。）

【丹溪】

腰痛主湿热，肾虚，瘀血，挫闪，有痰积。

腰者肾之外候，一身所恃以转移辟阖者也。诸经皆贯于肾而络于腰脊，肾气一虚，则冲寒受湿伤冷、蓄热血涩、气滞水积，与夫失志作劳，种种腰疼，叠见而层出矣。寒湿腰痛，宜五积散加杜仲、吴萸；风湿腰痛，如坐水中，宜肾着汤；肾虚，用大建中汤加川椒；仍以大茴香盐炒为末，用猪腰子作薄片，散药末，纸裹煨熟，细嚼酒下。内挫宜复元通气散；或五积散加牵牛、桃仁；气痛皆用少许木香于药内行气。

脚气须用升提，有湿热，有食积流注，有风湿，有寒湿，有脚气冲心者，宜四物汤加炒黄柏；再宜于涌泉穴用附子末津唾调敷，上以艾炙，泄热引下。（《心法》）

【嘉言】

鹤膝风者，即风寒湿之痹于膝者也。如膝骨日大，上下肌肉日枯细者，不可治膝，当先养气血，俾肌肉渐荣，再治其膝可也。此与治偏估之症，大同小异，急溉其未枯者，使气血流行而复荣，倘不知此，但用麻黄、防风等散风之套药，鲜有不全枯而速痿者。故治鹤膝风而亟攻其痹，必并其足痿而不用矣。

古方治小儿鹤膝风，用六味地黄丸加鹿茸、牛膝共八味，（后人于阳虚症，亦有用十全大补汤加附子、防风、牛膝、杜仲、独活者）不治其风，其意最善，盖此非为风寒湿所痹，故治本不治标也。（《法律》）

【谦论述】

郑守谦曰：腰痛分外感（风、寒、湿），内伤（水虚、火虚），外感属太阳（《经》谓太阳所至为腰痛，以膀胱经夹脊，且肾与膀胱相表里也），内伤属肝肾（《经》云：腰者肾之府转移不能，肾将惫矣！又云：肝足厥阴也，是动则病腰痛，不可俯仰）。又督脉为病，主腰强痛；带脉为病，腰溶溶如坐水中；及夫阳明不主束骨而润宗筋，或气滞痰湿劳伤死血之因，皆足致此。

则其源不可不分也，大凡遇冷痛剧近暖稍安者为寒；阴雨痛多，坐久觉重者为湿；掣痛牵引为风；负重筋伤，房劳水竭，闪挫血瘀，忧忿气阻，虽各有所因，要必以正虚为本。故恒法以双补气血之芎归汤，(即二味)统治腰痛，而随其所因加减治之(如风寒加桂枝、附子或当归四逆汤。湿加二术、苡米、萆薢。气郁加羌活、木香、乌药、炮山甲。瘀血加桃仁、红花、苏木。痰加二陈、芥子、牛膝、香附。劳役伤气合十全大补汤。肝肾并虚者合寄生、杜仲、鹿角、木瓜、青盐)。

沈氏谓古今医鉴，加黄柏、知母数味苦寒坚阴之药于芎归汤中，名补肾汤。以治水火兼虚之症，除外感寒邪一症之外，即可照法行之，此皆时肾之法也。至于症属纯虚者，必然腰脊绵痛，或并腿足酸软，则肾着汤(即甘姜苓术汤)之补脾肾，煨肾丸、青娥丸、立安散之补肝肾，鹿角胶丸、鹿茸丸之补督脉，补阴丸之益血虚，及夫摩腰膏药碁子之腰足兼治者，俱可随症酌用。

脚痛者，筋骨间壅塞之病也，其肿者则兼病肌肉矣。大约外感多由风湿(伤于湿者，下先受之)，内伤则分肝、脾、肾何脏之虚(肝、脾、肾为足三阴，其经皆自足走腹，故脚气多上冲心腹之患)，皆多寒而少热(麻者为风，痛者为寒，肿者为湿，红肿热痛或上或下者为湿热，以阴阳论又有内外廉之分，若夫血虚内热者，则属筋痿之症，治见痿门)，此证《内经》曰：厥日痹，两汉曰：缓风，宋、齐之间曰：脚气，且分肿者为湿脚气(宜表散)，不肿者为干脚气(宜养血)，另有一种上下(足胫)枯细而膝盖独肿大者，为鹤膝风。名目虽繁，其实一也。

历考治法，感风寒者，唐侍中用鸡鸣散；活人主小续命汤；风湿化热者，巢氏主风引汤、竹沥汤；东垣又立当归拈痛汤；此皆以疏通壅滞为要者也。又后贤论脚气冲心（实者金铃子散，虚者八味丸加沉香，外治《金匮》矾石汤），冲胃（千金半夏汤），入肾（牛膝丸），入肝，（杉木汤），各有验方可采。究之，知为六气外入，可照寒热各痹法治之。知为痰食气血内郁，可照治郁各法治之。纯虚者，可按筋骨痿症法治之。其方尚多，随症增减，初无定法（又腰痛中方法俱可通用，在善择而已）。

余谓脾主四肢，而阳明主肌肉，又主束筋骨而润宗筋。则治足疾者，不当仅以肝主筋、肾主骨论治法，又不当仅以牛膝、木通、萆薢、五加皮、羌、防、槟榔、木瓜为主药，旁搜古训，兼理阳明，庶乎近之。

【列方】

小续命汤　风引汤　四物汤（均见一卷　中风）　当归四逆汤（见《伤寒》）　鹿角胶丸　煨肾丸（见二　诸痿）　肾气丸　六味　八味丸（均见二卷　痰饮）　滋肾丸（见二卷　火症）　五积散（见一卷　中寒）　当归拈痛汤　肾着丸（均见前痹症）　补阴丸（见二卷　火类）

《金匮》矾石汤　治脚气冲心。

即白矾一味　煎浸

十全大补汤（《局方》）

即四物汤四君汤加附片、肉桂

大建中汤（《金匮》）治心中大寒腹满者。

即蜀椒　干姜　人参　饴糖　四味

越婢汤（《金匮》）治风水、恶风、一身悉肿、脉浮者。

麻黄六两　石膏八两　生姜三片　甘草二两　大枣十二枚

恶风加附子一枚　风水加术四两

第一竹沥汤（《千金》）治两脚痹弱，或转筋不仁，腹胀如鼓，按之不陷，不食，畏冷方。

竹沥　秦艽　葛根　黄芩　麻黄　防己　细辛　桂心　干姜　甘草各一两　防风　升麻各一两半　茯苓二两　附子二枚　杏仁五十枚

水合竹沥煮，分三服取汁

川芎肉桂汤（东垣）

汉防己酒炒　防风各三分　神曲　独活各五分　川芎　柴胡　肉桂　当归尾　炙甘草　苍术各一钱　羌活钱半　桃仁五个

上㕮咀作一服，好酒三大盏煎至一盏，食远服，扑损伤者加苏木、地龙。

趁痛丸（东垣）　治打闪腰痛。

白蒚苢子炒，一两　乌梅一个　白粟米炒，一钱

为末，炼蜜丸如弹子大，每一丸细嚼，温酒空心下。

复元通气散（丹溪）　治气不宣通，或成疮疖，并挫闪腰痛，诸气滞闭，止痛活血。

茴香　穿山甲各二两　牵牛　玄胡索　陈皮　甘草各一两　木香两半

为末，每服一钱，热酒调下。

补肾汤（《古今医鉴》）　沈氏谓：可为一切腰痛主治之剂，但须随症加减用之。

破故纸炒　茴香盐酒洗　元胡索酒炒　牛膝酒洗　当归　杜仲盐水炒　知母酒炒　黄柏炒，各一钱　生姜三片

青娥丸（《局方》）　治肾虚为风冷所乘，或处湿地，及坠损腰痛方。

胡桃一枚　破故纸六两，酒炒　蒜四两，熬膏　杜仲姜汁炒，一斤

共末，丸如桐子大，温酒下，妇人淡醋汤下三十丸。

麋茸丸（《本事》） 治肾阳虚，腰痛不能转侧。

麋茸一两（鏖角亦可用） 菟丝子一两 茴香五钱

为末，用羊肾一对，酒煮烂去膜，研。和丸如桐子，或入酒佐糊，每服三五十丸，温酒或盐汤下。

立安散（奇效方） 暖腰添精，治五积腰痛，并健脚膝。

牛膝酒浸 杜仲姜炒 木瓜 破故纸 续断各一两 萆薢二两

蜜炼丸，盐汤下。

摩腰膏（丹溪） 治老年腰痛，妇人白带。

附子尖 乌头尖 南星各二钱半 朱砂 雄黄 樟脑 丁香各钱半 干姜一钱 麝香五粒

上共末，蜜丸龙眼肉大，每一丸用生姜汁化开如厚粥，火上烘热，放掌上摩腰间，候药尽贴腰上，即烘绵衣缚定，腰热如火，间二日用一丸。腹中病亦可摩。

药棋子（《本事方》） 治腰腿痛，气滞者。

牵牛子 不拘多少，用新瓦入火烧红，便将牵牛倾在瓦上，自然半生半熟，不得拨动。取末，一两入细研硫黄一钱，同研匀，分作三分，每用白面一匙水和捍开切作碁子大，五更初以水一盏煮热，连汤温送下。

金铃子散（洁古） 治心腹诸痛一切疝瘕。

元胡索 金铃子等分

研末，清酒调下三分。

鸡鸣散（唐侍中方） 治脚气感风寒者。

槟榔 橘红 木瓜 吴萸 苏叶 桔梗 生姜

水煎，五更鸡鸣时服，天明当下黑粪。

千金半夏汤 治脚气入腹胀闷欲死。

半夏 人参 桂心各三钱 干姜二钱 附子 炙草一钱半 细辛 川椒一钱

牛膝丸（沈氏） 治脚气入肾。

牛膝二两 川椒五钱 附子一钱 虎胫骨六钱

蜜炼丸，酒下。

杉木节汤（沈氏） 治脚气冲心，或胁有块，及霍乱上气闷绝。

杉木节一升 橘叶一升 大腹子即槟榔也七个连皮

共剉，以童便三升煎，分二服，一服得快，即停二服。

皂角膏（子和） 外治法之一。

用醇酒二大碗　皂角一斤，去皮弦捣烂

熬至一半，去滓，再熬浓作膏，随贴痛处。

治腰脚疼痛方（子和） 外治法之二。

天麻　细辛　半夏各二两

用绢袋两个，各盛药三两，煮熟交熨痛处，汗出则愈。

第四章　腹痛并伤食

（胀满、虫症见二卷　湿类霍乱腹痛　见二卷　暑类可参阅之　小腹痛即属疝类见前）

【《病源》】

久腹痛者，藏府虚而有寒客于腹内，连滞不通，发作有时，发则肠鸣而腹绞痛，谓之寒中。阳气不足，阴气有余也。（十六卷　腹痛第二条）

【东垣】（论伤饮食之痛）

胃者，荣气也。卫者，谷气也，清气也。人之真元衰旺，皆在饮食，胃和则谷气上升。饮食一伤，若消导对证，则胃气旺，五谷之精华上腾，气血周流，百病不侵。易水张先生尝戒不可用峻利药。（节）

由伤饮食，固非细事。调此疾者，如但食不纳，恶心欲吐者，不当即与瓜蒂散，但以指或物探吐之，若所伤之物去不尽者，诊其脉问其症，以食药去之，或泄而降之，乃应太阴之用。其中更有升发之药，使元气上升，因治其饮食内伤，而使真气增益，胃气完复也。若欲分经用药，宜视其所伤之物寒热、生硬、柔软不同，各立治法，临时加减，用之必须对病，岂可妄泄天真生气以轻身命乎！（内外伤辨）

大抵伤饮伤食，其治不同，伤饮者无形之气也，宜发汗利小便以导其湿。伤食者有形之物也，轻则消化或损其谷，重时方可吐下。今立数方，分析列后。

冷食内伤，半夏枳术丸；开胃进食，木香人参生姜枳术丸；虚弱不食，便或溏或秘者，和中丸；硬物不化，三棱消积丸；心腹卒痛如刺者，备急丸；心膈血痛、气噎食阻，神保丸；虚中积冷，感应丸；饮酒过伤，葛根解醒汤。

又曰：脾胃之症，始则热中，末传寒中。《经》云：

阴盛生内寒，厥气上逆，寒积于中，肾水反来侮土，此所谓胜者妄行，或作中满腹胀，或作涎涕，或足下痛，喜睡多汗，腰脊背胛俱痛，而又不渴，此湿气去而寒独存，名曰寒中，以白术附子汤治之。

【丹溪】

有寒　积热　死血　食积　痰（痰因气阻）　气用气药　血用血药。

初得时，元气未虚，必推荡之，通因通用法也。久病宜升之、消之。心腹痛者，必用温散，诸痛不可骤用参、芪、白术，绞肠痧痛，用樟木煎汤大吐，或盐汤探吐，宜刺委中穴。凡痛欲以手重按者属虚，宜姜、桂之属，手不可按者属实，宜大黄、芒硝，脐下忽大痛，人中黑者（此中恶症）必死。（《心法》）

【嘉言】

寒痛多见于身之前，以身之背为阳，身之前为阴也。而身之前又多见于腹，以胸为阴之阳，腹为阴之阴也。仲景论心胸之痛属寒证者十之二、三，论腰腹之痛属寒症者十之七、八，亦焕然明矣。（《法律》书中寒门比类《金匮》胸腹寒痛十七则，均可参阅）

【谦论述】

郑守谦曰：腹痛乃脾胃受病，或有形而痛，或无形而痛，有形为食积（胸痞恶食，胃脘先痛而后入腹，大便通而后痛减者，是也）；血淤（瘀凝之原不一，如症瘕、经产、蓄血、闪坠皆是，大约血积上焦者，则腹痛而攻上。血积下焦者，胃气必陷，则痛从腹而坠下也）。虫啮（口吐青水，唇红烦渴，肚大筋青，其痛时作时止，痛定能食）。此皆痛有定处，属于实也。

无形为气郁（脾阳不运，木郁土中，暴怒忧思皆足致此。其痛必时引两胁，如绞刺或兼痞闷也），痰凝（痰阻中焦，使上下不通，故痛，上则吞吐酸水，下则小便闭大便溏，此即伏饮之在中焦者，或多食生冷，湿浊停积。治法或吐或利，参痰饮门）及寒热等痛（感寒者其痛绵绵不止，得热则减；因暑热者，痛作有时，得寒则松。）或气血虚，此则痛无常处，或作或止，在人认定其纯虚，或虚中夹实而施治也（阳虚则胀，络虚则痛，凡虚痛者得食则止，过饥即痛也。又血虚痛者，亦如芒刺，牵引不宁，宜参兼症与脉而定之）。

大抵痛而满闷者，多实。不闷不胀者，多虚。拒按者，为实。喜按者，必虚。爱热者，为虚。喜冷者，多实。饥则闷者，为虚。饱则剧者，多实。凡实者多在肠腑（胃与肠也），虚者多在阴藏，或兼病经络，此确辨也。

又腹痛肠鸣者，有寒、热及气虚之三种，（丹溪谓：腹中水鸣乃火击动其水，主二陈加芩、连、栀子。又谓亦有寒者水声汩汩，宜分太阴、少阴、厥阴而温之。后贤又云：有肠胃空虚而鸣者，宜参、术补之。三者各别大约以脉症参考始的也）。腹中上下左右诸痛，宜各按部位分为数种，如中脘（胸膺之下为中脘，中脘作痛手不可近者为实而寒）。脘下腹上（中脘之下，大腹之上，实当胃土之间，时痛时止，乃胃气不和也）。大腹（大腹痛者乃属太阴，在内隐痛而缓者为寒；若痛兼内外而急者，脾络不通也。）。脐中（脐中痛不可忍而喜按者，脾肾虚而寒也。若脉见沉实，又口渴烦热，腹满拒按，大便闭者，则系燥粪所结之症）。脐下（脐下痛者，乃少阴水藏、太阳水府不得阳热之气，故凝结也。又脐下痛，亦有火逼膀胱，小便不利而致者）。脐旁左右（乃冲、任血寒之症）。各有不同，下至小腹，则疝瘕、肝气、血海之病矣。

总之脾胃之外，兼有肾气（脐下筑动）、肝气（土中有木）、冲任（血海病）之分，寻常腹痛之外，更有肠痈（脐内生疮，小便如淋，治法见《金匮》）、痧胀（霍乱吐泄、转筋之类）、中恶（阴毒所中必面黑、爪青、厥逆、呕吐、心腹刺痛，治与痧症略同）、疝瘕（大腹胀、小腹急、下引睾丸、上冲心腹）、痢疾（里急后重）、妇人经血、胎产等症，屈指难穷，医者宜分门细认，随症用药，不可拘守成方，以应无穷之变也。

古人谓：通则不痛，乃后人读书死于句下，以下气导积为通，惯用三承气治人之病，而不知通之之法，不尽如是也，如调气以和血，活血以调气，通也。下陷者使之上升，中结者使之旁达，亦通也。虚者助之使通。寒者温之使通。无非通之之法，奚必专以下泄为通耶！熟读仲景《伤寒》、《金匮》两书，自恍然大悟矣。

又按仲景治腹痛各法：

一、虚而寒者，用附子粳米汤（雷鸣切痛用附子半夏甘草粟米）。大小建中汤（呕吐）。理中汤，四逆汤（厥逆呕泻）。通脉四逆汤（腹痛下利）。真武汤（少阴下利，腹痛，有水气）。当归生姜羊肉汤（血寒成疝）。大乌头煎（寒疝绕脐痛，肢厥，单用此一味煎服）。

二、虚中夹寒者，厚朴半夏人参生姜甘草汤（腹胀而便闭者）。黄连汤（痛而便闭，木郁土中，用参、桂、夏、姜、连、甘草、大枣）。乌梅丸（腹痛蚘厥）。

三、纯属实者，厚朴三物汤（痛而便闭故用朴、枳实、黄，此即小承气汤之法也。药味均同，但此方以厚朴为召也）。大黄附子汤（寒痛用温下法，大黄、附子、细辛）。厚朴七物汤（兼风寒者，于上三物方中加桂、甘、姜、枣）。如有燥粪脉沉实者，则选用三承气汤。

四、又虚实相杂，用补泄两法先后叠施者。如《伤寒论》中所云：阳脉涩，阴脉弦，法当腹中急痛，先与小建中汤，不差者，再与小柴胡汤是也，此乃法外之法，不可不知。

【列方】

凡篇中所引仲景方均见《金匮》、《伤寒》本书　备

急丸（亦《金匮》方本篇收入痉痫厥内） 感应丸（见三卷 痢症） 葛根解醒汤（见二卷 痰饮） 二陈汤（见二卷 眩晕）

白术附子汤（近效方）（此方并附见前一卷 中寒门术附汤条下）。

白术 附子 甘草 姜 枣

半夏枳术丸（东垣） 治冷食伤胃。

半夏姜制 枳实面炒 白术各二两

为末，荷叶裹烧，饭为丸，如梧子大，每服五十丸，热汤浸透，蒸饼为丸亦可。

木香人参生姜枳术丸（东垣）

干姜二钱半 木香三钱 人参三钱半 陈皮四钱 枳实一两，炒 白术一两半

为末，荷叶烧，饭为丸，桐子大，每服三五十丸。

和中丸（东垣）

木香二钱半 枳实炒 炙甘草各三钱 槟榔四钱半 陈皮八钱 半夏 厚朴制，各一两 白术一两二钱

上为末，生姜自然汁浸，蒸饼为丸，如梧子大，每服三、五十丸，温水食前或食远服。

三棱消积丸（同上）

丁香皮　益智各三钱　巴豆和粳米炒焦去米　茴香　陈皮　青皮各五钱　荆三棱炮　广皮　炒面各七钱

上为末，醋打糊丸，如梧子大，每服十丸至二十丸，温生姜汤送下，得更衣止后服。

神保丸（同上）　治心膈痛、腹痛、血痛、肾气痛、胁下痛、大便不通、气噎、食不消。

木香　胡椒各二钱半　巴豆十粒，去皮油心膜研细　干蝎七枚即全蝎

上件四味为末，汤浸蒸饼为丸，麻子大，朱砂三钱为衣，每服五丸，如心膈痛，柿蒂灯芯汤下。如腹痛，柿蒂煨姜汤下。如血痛，炒姜醋汤下。如肾气胁下痛，茴香汤下。大便不通，蜜调槟榔末一钱下。气噎，木气汤下。宿食不消，茶酒姜水送下。

第五章　心痛胃脘痛

（附胁痛　兼参诸气类喘咳后附法胸痹一条）

【《病源》】

心为诸藏主，其正经不可伤，伤之而痛，为真心痛，朝发夕死，夕发朝死。心有支别之络脉，其为风冷

所乘，亦令心痛，则乍间乍甚。（节）

诸阳气衰，少阴气逆，谓之阳虚阴厥，亦令心痛，其痛引喉是也。又诸藏虚病气乘心者亦痛，则心下急痛，谓之脾心痛也。（节）

其状腹胀而痛，谓之胃心痛也。肾经膀胱俱虚而逆气乘心者，其状下重，时苦泄寒中，为肾心痛也。（十六卷　心痛第一条节文）

心与小肠合为表里，俱象于火。（节）

壅瘀生热，故心痛如悬，而急烦懊痛也。（节十六卷　第三条文，按四十一卷　妇人妊病候《内经》云：心痛多是风邪痰饮交结而痛）

心腹相引痛者，足太阴之经与络俱虚，为寒冷邪气所乘故也。脾脉络胃，其支脉复从胃别上注心经入于胃络注于心，正气与邪气相争，在于经则胃脘急痛，在于络则心下急痛。经络之气往来，邪正相击于其间，所以心腹相引痛也。（十六卷　心腹痛候第三条节文）

胸胁痛者，由胆与肝及肾之支脉虚，为寒气所乘故也。（十六卷　心腹痛第六条）

【河间】

诸心痛者，皆少阴厥气上冲也。有热厥心痛者，身热足寒，痛甚则烦燥而吐，额汗自出，知为热也，服金铃子散。痛止服枳术丸去其余邪。有寒厥心痛者，手足逆而通身冷汗出，便利溺清，气微力弱，以术附汤温之。有实心痛者，因气而食，卒然发痛，大便秘，心胸高起，按之愈痛，不能饮食，急以煮黄丸利之。（《保命集》）

夫痛者，寒气入经，血凝不行气不通，故卒然而痛。（节）

胁肋痛者，寒气客于厥阴之络也，背与心相引痛者，寒气客于背俞之脉，注于心也。（《宣明论方》）

【丹溪】

心痛即胃脘痛，虽数日不食亦不死，若痛止不可使吃食物。痛甚脉必伏，用温药附子之类，不可用参、术。大凡心膈之痛，须分新、久，初因受寒或吃冷物而病者，当与温散或温利之药，若得之久则成郁，久郁则热蒸，古方多以山栀为热药之向导。胃中有热而痛者，非山栀不可，须佐姜汁、川芎。假如平日喜食热物，以致死血留于胃口作痛者，用桃仁承气汤下之。轻者用韭汁、桔梗开提其气血。

有虫痛者，面上白斑唇红能食，治以苦楝子树根、锡灰之类。有脾痛大小便不通者，此是痰隔中焦，气聚下焦。有肾气上攻作痛者，用生韭汁和五苓散为丸，空心茴香汤下。又草蔻丸，治气馁弱人心痛最妙。胁痛肝火盛，木气虚，有死血，有痰流注，气郁，食积。

肥白人因气虚而发寒热胁痛者，用参、芪退热；柴、芩调气；青皮、木香止痛。瘦人胁痛寒热多怒者，必有瘀血，宜桃仁、归、柴、青皮、大黄、栀子、龙胆。（《心法》）

【嘉言】

真心痛，（手足清至节）必大剂甘草、人参，少加姜、附、豆蔻以温之。厥心痛（中寒发厥，通身冷汗），亦主旦发夕死，急以术附汤温之。诸经心痛，心与背相引，宜亟温其经。诸腑心痛，难以俯仰，小腹上冲，卒不知人，呕吐泄泻，宜亟温其府。心主（包络）藏邪，乘心而痛，宜亟温心胞。

《金匮》论胸痹心痛，总因阳虚，阴得乘之，故邪气厥逆而上，此与浊气在上则呕、腹满，同一病源也。微者但通上焦之阳，薤白、白酒、栝蒌、半夏、枳、桂、朴、实、姜、术、参、甘、苓、杏、橘皮择用，其甚者则用附子、乌头、赤石、蜀椒，辛热以驱下焦厥逆之阴，而复上焦之阳。不但苦寒不用，即清凉尽屏，盖只取其通阳，而阴分之药一毫不敢用也。

又《金匮》胸痹后附九痛丸，以久着之邪不同暴病，故药加峻，而改汤为丸，取缓攻也，（法律　二卷中寒门比

类《金匮》胸腹寒痛十七则中节句）

【谦论述】

郑守谦曰：心痛在歧骨陷处，实非心痛，乃胞络代心受病（心不受邪，故真心痛不治），胸痛则横祸满胸膈，或牵引胁肋，或与背相引（两厥阴同气，故肝虚则胸痛引背，胁不能转侧，又肝着痛，其人常欲踏其胸上也），此经络间病。胃脘痛则在心胸之下，适当胃口，必兼见胃经本病（如胀满、呕逆、吞酸、不食、大便难等症），与心痛之专在胞络者有别。

古人统称为心胃痛者，以《内经》谓：胃脘当心而痛，且其因相等而治法亦同故也。大约心痛多气厥（冲气、肝气或浊阴及肾水上侵及郁症等）血瘀。胃痛多气凝食积。古分九种，曰：气（七情），曰：血（瘀积），曰：冷（受外寒及肾水内逆），曰：火（胃热肝火），曰：痰（饮症），曰：食（过饱），曰：虫（湿热生虫，面青，唇红或口吐青水），曰：悸（即虚痛，心气耗散，血不内荣也），曰：疰（入山林古庙感恶而痛）。除《金匮》九痛丸之外（他如仁斋和剂抽刀散，王晋三之补肝汤，均可选用），总当各审其因而治之，无定法也。

余谓心胃之痛，多系阳微而阴浊乘之，势必厥痛，其热而实者（如心胃拒按，热厥烦躁及心痛、胃痛、内实、便秘、火郁等症），十中不过二、三，总之虚则寒，盛则热，补虚不宜呆守，清热尤忌阴凝（如用苦寒泄火，必兼辛热，以行其气），且本藏自病之外，更有他脏之气相干者，如肝气（用辛酸伐木）肾气（用辛温泄浊）冲气（苦重降逆）是也。七情六淫之外，又有别因为患者。雷惊为实，积劳为虚（指心病），伤食始实而终虚。经产似虚而仍实（俗名杀血心痛，宜失笑散），所谓仍实者即血瘀也。

又凡痛病，总非尽虚之证（外邪内积），即虚人欲补，亦当以通络散结先之。阴邪之患其来速，郁火之成由渐至（久则入络而化热也），如此之类，宜备悉也。至若胁痛一症，专属肝、胆二经，温凉、升降、宜泄、宜和之处，亦在气血、虚实、寒热数者之间辨之。除仿叶氏治肝着用旋覆花通络外，余法不离甘缓、辛散、苦泄数种，得其要者，一言而终，清明在躬，自可救斯民之隐痛。

【列方】

桃仁承气汤　五苓散均见《伤寒》书中　金铃子散（见前腰腿痛内）　旋覆花汤即《金匮》妇科之新绛青葱旋覆方　河间枳术丸（只二味）

术附汤即《金匮》之白术附子汤有甘草　生姜　大枣者。

煮黄丸（河间） 此方治腰胁下痃癖如神

雄黄一两 巴豆五钱

二味研细，白面同和，研匀滴水丸，如梧子大，每服时，先煮浆水令沸下药二十四丸，煮二十沸，捞入冷浆水中，沉浸一时服一丸，一日二十四时，加至微利为度，用浸药水送下。

草豆蔻丸（丹溪）

草豆蔻一钱四分 益智 橘皮 僵蚕 人参 黄芪 吴萸各八分 甘草 炙草各三分 归身 青皮各六分 神曲 柴胡 姜黄各四分 半夏 泽泻各一钱，小便数者减半 桃仁七个 麦芽一钱半

上除桃仁另研，余为末，浸蒸饼，丸如梧子大，每服三十丸，白酒下。

九痛丸（《金匮》） 治九种心痛，兼治中恶，腹痛，连年积冷，流注，心胸冷痛，等症。

附子三两，炮 狼牙一两，炙香 巴豆一两，去皮心炙研 人参 干姜 吴萸各一两

六味共研，炼蜜为丸，梧子大，酒下强者三丸，弱者二丸。

和剂抽刀散（《仁斋直指》） 通治诸痛势急者。

按此方与张子和之抽刀散不同，彼则用川楝、茴香制炒，而用葱白白酒调服也。

白姜入巴豆肉、斑蝥各一个同炒至豆黑去豆蝥　糯米六两，炒　良姜五两，入斑蝥二十个同炒至黑去蝥　石菖蒲五两

为末，酒下二钱。

补肝汤（王晋三《古方选》）寒厥痛用此汤，应手取效，不用辛散而用辛补者，因肝为刚藏与刚剂必伤其阴，故喜柔以补之，缓其急也。此皆入络达郁，顺肝性而利导之药，诸痛之因肝气者均可通治。

桃仁　桂心　柏子仁　枣皮　茯苓各三两　甘草一两二钱　细辛　防风各八钱　大枣二十四枚

失笑散（《局方》）治血气心痛及产后儿枕痛。

五灵脂　蒲黄

第六章　头痛

（附俗名之雷头风，脑渊，见后鼻症类）（天白蚁）（大头瘟等症）

【《病源》】

风痰相结，上冲于头，即令头痛，数岁不已，即连脑痛，手足寒至节即死。（第二十卷　痰饮病候　第六条　鬲

痰风厥头痛候，此与《内经》所言真头痛同）

【戴人】

夫头痛不止，乃三阳受病也，皆胸膈有宿痰也，先将葱白豉汤吐之，继服川芎、薄荷辛凉清上。

雷头风者，头上有赤肿结核，或如酸枣仁、生姜片之状，可用排针刺出血。（《事亲》四卷 三十六、三十七二条）

谦按：雷头风者乃痰气结块于头上而作痛，其发时且有声如雷。或红肿高起，或平塌有形。古用川乌、川芎、菊、芷、辛、防、荆、薄、天麻、羌活、甘草捏饼煎服，所谓愈风饼子者，是也。《局方》之茶调散，河间之清震汤，大意略同。但此症痰中兼有风热，似宜清痰降火。数方辛燥升散，宜审用之。吴鞠通用普济消毒饮治大头瘟，去升柴一法，可以互相证明。

【东垣】

太阳、少阳头痛，风寒伤正，邪从外入，客于经络，令人振寒头痛也。头痛耳鸣九窍不利者，肠胃之所生，乃气虚头痛也。心烦头痛者，病在膈中，乃湿热头痛也。气上不下，头痛巅疾者，下虚上实也，甚则入肾，寒湿头痛也。头半边痛者，偏头痛也。厥逆头痛者，所犯大寒，内至骨髓，髓以脑为主，脑逆故令头痛齿亦痛。凡头痛皆以风药治之（高巅之上惟风药可到），总其大体而言也，然亦有三阴三阳之异。

太阳恶风寒，脉浮紧（芎、活、麻黄），少阳往来寒热，脉弦细（柴胡），阳明自汗发热不恶寒，脉浮缓长实（升麻、葛根、石膏、白芷）。

太阴必有痰，体痛或腹痛，其脉沉缓（苍术、半夏、南星），少阴经气不行，而足寒气逆，为寒厥，其脉沉细（麻黄、附子、细辛），厥阴顶亦痛，或吐痰沫冷厥，其脉浮缓（吴萸），又血虚头痛，归、芎为主，气虚者，人参、黄芪为主。白术半夏天麻汤，治痰厥头痛药也。青空膏，风湿热症头痛药也。羌活、附子，厥阴头药痛也。湿气在头者，以苦吐之，不可执方而治。（兰室秘藏）

内症头痛，时作时止，外感常痛，直须传入里实方罢。（内外伤辨）

【丹溪】

属痰者多，有热，有风，有血虚。头风用热药者多，间有挟热而不胜热剂者，宜消风散、茶调散服之。头风发动，顶后两筋紧吊起而痛者，看其挟寒挟虚如何，宜三五七散。又云自鱼尾上攻而痛，属血虚，川芎、当归、酒黄柏。诸经气滞亦能作痛。（《心法》）

【谦论述】

郑守谦曰：头痛除外感风寒（照伤寒六经表症例）、暑（用荷叶、丝瓜络、杏仁、蔻仁）、湿（湿邪上蒙清窍，用杏、蔻轻宣，苡、苓利湿），各以其法治之之外，余皆经络藏府之病（藏府清阳，精气皆会于头），但有气血寒热之分而已。气分实症多属热，风火上逆者，泄厥阴之邪（厥阴、少阳之脉俱会于巅，泄火宜用菊花茶调散及桑、栀、勾藤、荷叶、丹皮、羚羊之属）；痰热上泛者，泄中州之实（上病取下，泄膻中则滚痰丸，泄肝胃则承气、大柴胡加竹叶各法）。至其虚者，则又为寒症矣。倘阳虚浊聚（中虚寸脉弱者，宜升提；督阳虚尺脉弱者，用温补。均加入虫蚁药搜络以去浊气）。宿食停痰（宿食运脾甚者，探吐；痰厥用二陈、白附、南星、全蝎）。厥阴气逆（吴萸汤）。肾厥而痛（下虚上实，用附、桂、地黄、来复丹等）。

又皆纯阴无阳之症，虽不真头痛（脑尽痛手足清，不治）之甚，然较之风火来速而痛缓者，则大异也（高士宗谓：凡血虚而阳热盛者，则痛微而缓；若阳气虚而阴寒盛者，则痛剧而久不愈也）。血分实症则为瘀热（四物加丹皮、黑栀、苦茶、桑枝、菉豆皮、柏子仁、菊花、荷叶、蜂房之类）。血分虚症则为风阳上扰之虚热（用复脉法加首乌、枸杞、胶、芍、龙、牡、金石镇摄滋阴潜阳）。至于血中寒症间或有之（宜川芎、附子，茶调下），亦不多见。

（孙一奎云：郭氏妇产后，头痛继而心痛又复目睛刺痛，更相止作，每痛欲取大石压头，十日不已，进大全黑龙丹半粒，少间再进之，乃得安寝，后下三升许如蝗虫子之恶物而安，此瘀血寒凝之症也）。

盖入络之病，久则化热，且头为诸阳之会，故古人多言风火为害。且谓三阴无头痛证也（谓阴经至颈而还也）。然而血分之头痛固寒少热多，若气分阳虚之头痛，又尽为寒症也（阴经寒痛吴萸汤外，更有宜用白通倍附子者）。

大凡外感之寒痛，多属太阳。而内伤之寒痛，则督脉与厥阴也。久痛多属少阳，而面热额颐颇颊尽痛者，又多及阳明矣。风痛多属厥阴，而风温风湿，又每犯太阴肺之天气，或太阴脾之地气矣。是又不拘何经，皆能为患，更不能拘定以风药治头痛之例（古说头痛巅疾，惟风药可到，未必尽然）。若夫偏正头风，偏者乃风火痰气偏注为患，而正者则何部正气之虚也，细心体察，方不误认。

【汇证】

真头痛：真寒内犯，痛引脑及巅，引入泥丸，手足清冷至节，朝发夕死，古用黑锡丹进参附，灸百会法。

偏头痛：此指头角痛言，云偏者所以别于正也，古以左属风及血虚，右属痰及气热者，皆非确论，惟用莱菔汁注鼻法，可从左痛注右，右痛注左。又奇效方，用大蒜汁滴鼻，仰卧透入脑中，令眼泪出者，亦同张石顽以活络通气药蒸之亦善，如系寒症，又当用《金匮》头风摩散矣。

头风首风脑风：因风而痛，或偏正，或眩晕，或脑冷漏下，或头多白屑而痒，均谓之头风，有外风内风之分，有宜凉宜热之法。又《内经》言沐后而得者为首风，其症头面多汗，以风为阳邪也，又云：风循风府而入，则为脑风，则脑转耳鸣胫酸眩冒，此言脑髓消烁之虚症，其状应项背寒怯而不足也，当知是症与脑疽脑痈积热者不同。

头额眉棱痛骨：《济生》治眉棱骨痛，主化痰降气，有玉液汤一法，其余则不外搜络去风也。

雷头风：头痛而起核块，或耳鸣如雷者是也，先宜用刺法或吐法，再治以清震汤，不省人事者，用地肤子同生姜捣烂酒服取汗。

头响如蛀：俗名天白蚁，用茶子细末吹鼻中，内服逍遥散，盖肝经之症也，亦有脑痛有虫者，桃叶作枕其虫自出。

大头瘟：俗名大头天行，大头伤寒，头肿如斗，甚则溃裂。由瘟疫不正之邪客于上焦，此热症也，宜普济消毒饮去升麻、柴胡。如热及中焦者，并可用甘桔汤加牛蒡、大黄、芒硝以利之，外治蜂房泥、蚯蚓粪调柏叶、大黄末涂之亦可。

发颐：耳前后近腮红肿而痛，即疫症之轻者也，俗名发颐。亦可服甘桔、薄荷、牛蒡、连、芩之属。体寒者，又当温以行之，以上多系俗名，随症制宜，无定法也。

【列方】

各论中所引伤寒方均见《伤寒》 滚痰丸（见二卷 痰饮） 四物汤（见一卷 中风） 复脉汤（见类中风） 黑锡丹（见二卷 火症） 逍遥散（见一卷 麻木不仁） 来复丹（见暑症） 愈风饼子（见前注中兹不赘）

川芎茶调散（《局方》） 治头目风表之痰，偏正头风，恶风有汗者。

羌活 荆芥 川芎 白芷 防风 细辛 薄荷 甘草

研末，茶调服。

菊花茶调散 治同前

即前方加白菊 僵虫

研末，茶汤调服。

清震汤（河间） 治雷头风，憎寒发热状如伤寒，用此方入肝清络。

升麻 苍术各四钱 荷叶全者一个

水煎，食远服

普济消毒饮（东垣）　治时行疫病，头肿如斗，咽喉不利，口燥舌干，吴鞠通谓：宜去升、柴二味，未入中焦，并宜去芩、连，倍原分两服之。

黄芩　黄连各五钱　人参三钱　橘红　玄参各二钱　连翘　牛蒡子　板蓝根　马勃各一钱　甘草　柴胡（宜去）　桔梗各二钱　升麻（宜去）

为末，服苇根汤下，或蜜丸噙之。

半夏白术天麻汤（东垣）　治痰厥头痛。

黄柏酒洗二分　干姜三分　泽泻　白茯苓　天麻　黄芪　人参　苍术各五分　神曲　白术各一钱　麦芽　半夏　橘皮各一钱半

㕮咀，每服五钱，水煎热服。

清空膏（东垣）　风热实症头痛。

川芎五钱　柴胡七钱　黄连炒　防风　羌活各一两　炙甘草一两半　黄芩三两

上为末，每服二钱，于盏内入茶少许，汤调如膏，临卧服下。

消风散（丹溪）　治头痛挟热者。

荆芥　川芎　羌活　人参　茯苓　防风　僵虫　藿梗　蝉蜕　甘草各二两　厚朴　陈皮各五钱

为末，荆芥汤下，每服二钱。

三五七散（丹溪）治虚寒头痛。

细辛一斤半　干姜二斤，炮　防风四斤　枣皮　茯苓各三斤　附子三十五枚

上为末，每服二钱，温酒调，食前下。

黑龙丹（《妇人大全良方》）一名琥珀黑龙丹，产后寒凝血滞，或胞衣不下，或污血奔心危症均效。

当归　五灵脂　川芎　良姜　熟地各三钱

上药研末，入罐泥封炭煅，通赤俟冷开，看成黑色者，即细研入后药

百草霜五钱　硫黄　乳香各一两　花蕊石　琥珀各三钱

上五味，并前药和匀，如茯实大，每服一丸。

偏正头风蒸法（石顽）

川芎半两　蚕砂二两　僵虫如病人年岁之数

以砂锅煎，用厚纸糊盖锅上，中开一孔取药气薰蒸痛处。每日一次，平时取新木瓜置枕边，取香气透达引散肝风。

玉液汤（《济生》）　治眉棱骨痛。

半夏六钱　生姜十片

内沉香末少许，煎服。

头风摩散（《金匮》）

附子一枚入盐少许

为末摩疾上，令药力行入。

第七章　齿痛

（牙宣　龋齿）（牙漏即骨槽风，久而出脓者。龋齿　附走马牙疳髓溢病）（龈痛牙即疳）（齿衄见　血症类）

【《病源》】

手阳明支脉入齿，若髓气不足，阳明脉虚，不能荣于齿，为风冷所伤，则疼痛，又虫食亦痛。（二十九卷　牙病第一条）

风气流于阳明之脉，与龈间气血相搏，故肿。又风挟热入齿搏于血，故血出。又热气加之，脓出而臭，谓之龋齿。虫食至龈，脓烂汁臭，谓之齿䘌。风邪留滞，使龈肿脓出，愈而更发，谓之齿漏。眠睡相磨，此气血虚，风邪客于牙车上下，磨切有声，谓之龂齿。（节录

二十九卷　牙病各条）

【东垣】

牙齿是手足阳明之所过，上龈隶于坤土，乃足阳明胃脉所贯络也，止而不动，下龈嚼物，动而不休，手阳明大肠脉所贯络也，手阳明恶寒饮喜热，足阳明喜寒饮而恶热，其病不一。

又牙者肾之标，亦喜寒，寒者坚牢热，甚则齿动龈断作痛，故治疗各有不同也。有恶热者，有恶寒者，有恶寒恶热者，有动摇者，有龈肿者，有中风邪者，有为虫蚀而色变者，痛既不一岂可一药而尽之哉。（兰室秘藏）

【丹溪】

牙大痛，必用胡椒、荜拨散之，间以寒水石、荆芥、薄荷、细辛之类，或梧桐泪为末，少加麝香擦之。阴虚牙出鲜血，四物汤加牛膝、香附子、甘草、侧柏叶。阳明热而牙痛，大黄、香附，各烧灰存性为末，入青盐擦之（可服东垣清胃散）。

【谦论述】

郑守谦曰：齿者骨之余，肾之标也，寄生于龈，全赖土湿滋养，上龈之络属胃，下龈之络属大肠，两阳明气运俱属金，继生少阴癸水，故阳明为标，少阴为本，标本或有一虚，则牙必动摇脆痛，此内伤之因也。

而诊者动曰：水亏，每用阴药，不知牙实托食于龈，如木之资生于土，土燥裂而木枯，土阴湿而木蠹。燥者宜清肠胃之火，徒滋阴滋呆补不为功。湿者宜去湿而驱寒。劳伤气陷者，当升阳以泄浊。蓄血龋臭者，又宜活血以通瘀。督不能全恃阴凝之品以却病。

他如风寒外束大寒犯脑，连项颈头额颊车眉棱皆痛者，又当从事于驱寒泄表，佐以虫蚁搜络辛散入络之品，此定法也。

今试照方书七法言之，一曰：风热，宜辛凉（薄荷、荆芥）；二曰：风冷，宜温散（细辛、皂角、蒺藜、白芷、归、芎）；三曰：实热或湿热（一泄胃火，用栀、膏、硝、黄，一清湿热，如酒毒用翘、芩、连、葛、苦参、苓、泽之类）；四曰：寒痛（外寒羌活、附子、细辛、蒿本，内寒温胃用僵虫、荜拨）；五曰：痰毒（二陈加辛、枳、姜黄、僵虫、蜂房）；六曰：瘀血（桃仁、当归、灵脂、醋煎及桃仁承气之类）；七曰：虫蚀（由饮食余滓、五味余毒、蕴积牙根、腐臭淹渍、久而酿毒、致齿龈有孔，虫生其间，蚀尽一齿又旁及他齿，或竟成痏蠹，必与杀虫。如一笑散。如神散、细辛散、乌梅丸噙漱之类）；其他肾热滋阴（六味、八味、羚羊）；肾寒固本（脱落动摇用骨碎补、青盐及齿龇应嚼胡桃肉之类）。古无定方，识者临症酌裁可耳。

【汇证】

（此皆仍世俗外科名称，而用药则宜随症细酌）

牙宣　根肉赤，齿缝出血味酸，为实火或胃虚症，宜用丝瓜藤煅擦，或儿茶、乳末、白芷、地骨皮等煎漱，

牙漏　骨槽风。骨槽风亦名穿腮毒，初生耳下及颈项，小核渐大，牙龈肿痛，寒热红烂，或牙关紧急不能进食，牙色紫黑，有胃火及肾虚二症。外治吹儿茶，内服败毒清血药，如久病过虚，则成牙漏，出脓落齿，外吹疳药，内用滋补清阴。

牙疳　牙根腐烂，脓血不止，气臭色败，此因疳䘌而成，宜服芎、归、苦参、蒺藜合败毒之药，外吹胆矾、血竭、儿茶、麝香、皂角、食盐等治之。凡牙痈牙菌等皆属此类。

走马牙疳　马牙。小儿牙龈疳蚀，亦呼宣漏，以走马为喻，故又呼走马牙疳。若不速治，则破唇穿鼻，因此而齿落者，又名崩沙。宜外敷尿桶垢煅研，外加铜绿、麝香，并以蜡树叶浸米泔水洗牙，内服翘、荷、归、芎、芩、柏，以清冒热。又有所谓钻牙疳者，牙根尖穿出外，内有芒刺，嘴唇作痛，宜用针挑破牙面好肉，拔去本牙以待复生，当时以百药煎五倍子，青盐煅研，加铜绿掺之，此方兼治一切龈蚀。小儿一、二、三月内即生牙者，乃龈中白泡坚硬如骨也，将此发毒者，

必无故作嚏，宜以针挑拔之，外涂以去风止血药。

龂齿　即睡中磨牙有声之症，多系胃热有风，取本人卧席下尘一撮纳口，勿令其知即愈。否则服去风药，此症不痛，为牙病之最轻者，兹因连类而及之。

龋齿　即虫蚀而痛也。

髓溢病　方书载：有虫日长，渐至难食，名髓溢病者，宜白术煎服。

又牙虫挺长出二三分者，宜常咋生地。今并存之，以便参考。

【列方】

（牙痛并无善方，兹不多采）

乌梅丸　桃仁承气汤等均见《伤寒》　四物汤（见一卷）　二陈汤（见眩晕）　六味、八味丸（见二卷　痰饮）

细辛散（东垣）　治寒邪、风邪犯脑牙痛

柴胡　防风　升麻　白芷各二钱　桂枝二钱半　麻黄　藁本　苍术各三分　当归四分　草蔻五分　羊胫骨灰　羌活各一钱五分　细辛少许

为末，洗漱后擦

又细辛散（《局方》）　治风虫、牙痛、牙龈宣烂、牙摇腮肿等疾，属风寒者。

红椒　缩砂　鹤虱　牙皂　荜拨各五钱　荆芥　细辛各一两　白芷　川乌各二两

上为细末，每用少许擦痛处，有涎吐出。

清胃散（东垣）　治手、足阳明经中热感而作牙痛，喜冷恶热者。

当归　黄连　地黄各三分，酒制　丹皮五分　升麻一钱

水煎，冷服，头脑痛加川芎，甚者加石膏、白芷。

一笑散（《沈氏》）　治虫牙作痛。

川椒　巴豆一粒

研成膏，饭丸，绵裹安蛀孔内。

如神散（《局方》）　治风虫牙痛。

露蜂房炙　川椒炒

二味为末，每用一钱，入盐少许同煎，乘热漱之，冷即吐出。

第五篇　诸血病类

（分上行、下行两项）

第一章　吐衄

（宜参肺痈各法）

第二章　下窍各血

此篇统言各血总纲，其繁者则均列为条目，载汇症中。下窍前后各血亦如之，但女科经产、胎漏及血淋、血痢等项，另属专门，又金疮、痈脓属外科，著不入此类。

【《病源》】

诸阳受邪，热毒入深，结于五脏，内有瘀积，故吐血也。（十卷　温病吐血候　又八卷　伤寒吐血候同）

吐血有三种，一曰：内衄；二曰：肺疽；三曰：伤胃。内衄出血如鼻衄，但不从鼻孔，是近心肺间津出，还流入胃。内出如豆汁，或如衄血，凝停胃里，因即满闷，便吐去数升或一斛是也。肺疽者，言饮酒毒满便吐一、二合或半升、一升是也。伤胃者，饮食大饱之后，胃不消化，则烦闷，强吐之，食与气共上冲蹙，因伤胃口，便吐血，色鲜正赤是也（此言吐血与咳血迥别）。凡吐血之后，体恒惓惓，心烦闷乱，寸脉微弱，血气俱虚，则吐血，关脉微芤亦吐血。脉沉细则生，上气喘咳脉浮大则死。（千金方论同）

夫心主血，肝藏血，愁忧思虑则伤心，恚怒气逆则伤肝，心肝伤故血流散不止，气逆则呕而出血。（此言呕血）

唾血由伤肺，热气所加，唾如红缕，胁下痛者伤肝。（此言唾血）

五藏气伤，则风邪易入，热气在内，大便下血，鲜而腹痛；冷气在内，大便血色如豆汁，出时不甚痛。前便后下血者血来远，前下血后便者血来近。（此言粪血）

心主血与小肠合，心热结于小肠，故小便血；风邪入于少阴则尿血。（此言尿血均出十七卷　血病诸候）

【**戴人**】（此均指因热暴病者言）

咯血、衄血、嗽脓血，可服三黄丸、黄连解毒汤、凉膈散加桔梗、当归。（四卷　三十四）

藏毒下血，可用调胃承气汤加当归，次用芍药柏皮丸。（四卷　十六条）

妇人悲哀太甚则心系急，肺叶举而上焦不通，热气在中，故经血崩下，慎不可燥热之药。岂不闻血得热而流散乎！先以黄连解毒汤，次用四物汤，量虚实加减。（五卷　六十二条）

谦按：吐血一症，先哲多以为热，此偏于一隅之论也。兹录戴人热症治法。因附记寒症之所以然，以为寒、热两大法门之辨。盖寒邪属阴，人之荣血亦属阴，古谓：风则伤卫，寒则伤荣，各从其类也。

人果身受寒邪，口食寒物（褚氏遗书谓：吐血服凉则百不一生者，盖指此也。）邪入血分，血得冷而凝，则被寒矣。被寒而瘀，则新血不生，清浊已混，而经络之气错妄横逆，血随气行，既不复循经隧故道，如时腾沸妄行，在上溢于口鼻，在下溢于便溺，此实病机之所应有者，焉得谓血症尽无寒病也哉。

但此中血色之黑与热极反兼水化者相似，宜于脉症间细心求之。脉迟身凉为寒，脉洪身热为热，寒则温之，热则清之，治法大不同也。

【东垣】

凡血上越为呕吐者皆逆，其治难，后变下行为恶利者为顺，其治反易。又曰：血不足用甘草，血瘀黑用熟地，血鲜明用生地，脉洪实痛甚用酒大黄，和血止痛用当归。

按：东垣治血用药大法如是，但兰室秘藏吐衄门所录之方，如麦冬饮、人参饮之类，多用黄芪补气深为合法。然尺脉虚及火动阳升者，均不可用。又方中间有用羌、柴等味者，余尤不敢信也。

肠澼下血，另作一派。其血唧出有力而远射，四散如筛，肠中血下行，腹中大痛，乃阳明气冲热毒所作也，当升阳去湿热和血脉，是其治也（升阳去湿热和血汤）。如下血色紫黑，腹痛，腹皮恶寒，右关脉弦，按之无力，而喜热物熨之，内寒明矣，益智和中汤。（兰室秘藏）

东垣于崩中一症连经血不调而言，兹故不录，参本书妇科门中各节可也。

【丹溪】

吐血阳盛阴虚，大法补阴抑火，使复其位，用交趾桂为末，冷水调服。吐血气塞见紫血者，桃仁承气汤下之。挟痰者，若纯用血药则泥而不行，只治火则吐止（先吐红，后见痰嗽者，多是阴虚火动，四物汤加化痰降火药。先痰嗽后见红者，多是积痰蕴热，宜降痰火为急，痰带血丝者，童便、竹沥止之。）。

大吐红者，以干姜炮末童便调下从治。呕吐血出于胃也，实者犀角地黄汤；虚者小建中汤加黄连主之。诸见血身热脉大者难治，是火邪胜也。

血随火而升降，凡治血证，以治火为先。然实火、虚火、灯烛之火、龙雷之火，不可不辨。

（节丹溪自注并斟酌药方附下）

一、实火因外感酝酿郁热，脉浮洪，宜苏子降气汤加荆芥、茜草、降香、玉竹之类解之。若内素有热，及酒客蕴热，大吐大衄，脉洪实，或沉而有力者，宜犀角地黄汤、黄连解毒汤以凉泄之。四生丸有去瘀生新之功，亦可用之，此釜下抽薪法也。

二、虚火因于劳伤，即东垣所谓内伤，宜以补中益气汤主之。若思虑伤脾，倦怠少食，怔忡不寐，薛立斋以归脾汤主之。此所谓参、芪、甘草为泄火之良药，是也。此症必积渐而来以致盈盆盈斗，脉何洪大而重按乃衰，但尺脉尚有根底者，即宜以前汤及当归补血汤等峻补其虚，虚回而血始止，若用柔润之药凝滞经络反为大害，此论中气虚之症也。又有下焦虚症脉细小无力，而手足寒冷、腹痛、便滑者，为虚寒症。宜用理中汤加木香、当归主之。此仁斋所谓：阳虚阴必走者，是也。若泥于诸血属火，宜用凉药之说，尚克有济哉。

三、灯烛之火，人身水火同居两肾之中，如水虚精竭则火必亢而为咳嗽失红之症，脉虚浮而数或涩而芤，症见干咳、骨蒸、口疮、咽痛、小便短赤、如灯烛油尽自焚。治忌辛热，更忌苦寒，须用甘润至静之品，补阴配阳，赵养葵主六味地黄丸，余每用大补阴丸，多获奇效。

四、龙雷之火，乃肾中相火不安其位，烦热燥渴为吐衄等症，脉两寸洪大过于两关，洪大过于两尺，浮按洪大，重按濡弱如无，宜景岳镇阴煎、冯氏真全一气汤、八味丸等主之。。盖宜用附、桂于阴药中，以引热下行也。

上论吐衄　以下肠胃血证并崩中

肠胃不虚，邪气无从而入。若坐卧风湿，醉饱房劳，生冷停寒，酒面积热，以致荣血失道，渗入大肠，此肠风藏毒之所由来也。挟热下清血，挟寒下浊血，清则为肠风，浊则为藏毒。治法当先解散肠胃风邪，热则用败毒散；冷者不换金正气散加川芎、当归。

又曰：肠风独在胃与大肠出，治用黄芩、秦艽、槐角、青黛、升麻。定肠风痛，用苍术、滑石、当归、生地、黄芩、甘草。

下血属虚者，当温散之，四物汤加干姜、升麻。便血过多者，四物汤加蝟皮。有热者，四物汤加山栀、升麻、秦艽、阿胶。兼有风者，苍术、秦艽、芍药、香附。入胃清血，非蓝实不可。

下血治法，不可纯用寒凉药，必于寒凉中加辛味为佐。久不愈者，用温剂必兼升提，凉药加酒浸砂，寒因热用故也。属虚者纯用温散（先用四物汤加炮姜、升麻后，用断红丸收功）。

妇人崩中者，由脏腑损伤，冲任气血俱虚故也。二脉为经血之海，血气之行，外循经络，内周藏府，若气调血适，则经下依时。若劳动过极，藏府俱伤，冲任气虚，不能约制其经血，故忽然而下，谓之崩中。治宜大补气血，升养脾胃，微加镇坠心火之药，补阴泻阳，经自止矣。（《心法》）

【元礼】

（所论綦详，故附载教则）

吐血者，荣气溢入浊道，留聚膈间，满则吐血，名曰内衄，宜苏子降气汤加人参、阿胶。饮酒太过伤胃吐血，用理中汤加青皮、栀子。烦劳太过吐血不止，苏子降气汤加人参、芍药。打损吐黑血，黑神散童便调服。有时或吐血两口，随即无事，过数日又发，经年累月不愈者，宜黑神散。吐血发渴，名为血渴，四物汤、十全大补汤等剂，量胃气虚实与之。

鼻通于脑，血上溢于脑，所以从鼻而出，治宜茅花一味煎饮，或调芪、芍、归、地、阿胶等服之。有头风自衄，用治头风兼止血之剂。有因虚致衄，上虚上热，不宜过凉，四物汤加参、芪、沉香磨服。伤湿而致衄，肾着汤加川芎。伏暑而衄，茅花煎汤调五苓散。

上膈极热而衄，用犀角地黄汤加黄芩、茅花、荆芥。虚者茯苓补心等药治之。饮酒过多而衄，茅花交川芎、干葛煎饮之。病衄愈后，血因旧路，一月或三、四衄，又洗面而衄，日以为常者，四物汤加阿胶、蒲黄、佐苏子降气汤，使血随气下。

〖谦按〗：有下虚而阳上越者，宜用重坠敛纳。

崩有血热而成者，有气虚而成者，血大下曰：崩中。或清或浊，或纯下瘀血，势不可止，甚则头晕四肢厥冷，宜胶艾汤咽震灵丹，佐以三灰散，或童便煎送理中汤，或沉香降气汤加百草霜米饭调服。血崩甚而腹痛，人多疑恶血未尽，又见血色瘀黑，愈信恶血之说，不敢止截（谓不敢用温补也）。

大凡血之为患，欲出未出之际，停止腹内，即成瘀色，以瘀为恶，又焉知瘀之不为虚冷乎？且此腹痛，有因积通而痛止者，血住则痛亦止，急宜芎、归、炮姜、熟附子以止其血。

【嘉言】

凡凉血清火之药，皆以水制火之常法。若施之于阴

火，未有不转助其疟者。吾为大开其扃，则以建脾中之阳气为第一义。（节）

古方治龙雷之火，每用附、桂引火归元之法，然施之于暴血之症，可暂不可常。（节）究之龙雷之火，全以收藏为主，收藏不效，略用燥烈为之向导，以示同气相求之意，岂取恣用燥烈乎？（节）学者若遇此症，必以崇土为主，土厚则浊阴不升，而血患自息。万物以土为根，元气以土为宅，不可不亟讲也。（上论龙雷之火）

吐血不止，或咳嗽成劳，下竭上厥之证，以阿胶煎汤送下黑锡丹。（寓意草）

总论各血

【谦论述】

郑守谦曰：夫血者，禀水谷之精华，出于中焦，以调和五藏，洒陈六府者也，生化于脾，宣布于肺，统于心，藏于肝，聚于冲，化精于肾，输灌百脉，皆有气以护之，络以通之。原不致上溢而下脱也，一有偏伤，或阴阳虚而失守，则从上溢，或从下脱，而血遂走而不守矣！其上也，为吐、为衄、为呕、为欬、为咳、为唾，则血外溢，是谓阳络伤。其下也，为崩中、为漏下、为溺血（由膀胱出不痛）、为血淋（由精窍出溺孔痛）、为便血、为肠风（鲜血四溅如射为肠风，血下暗浊为藏毒）、为血痢、为痔血、则血内溢，为谓阴络伤。

更有瘀血在里，为刺痛、及有形（如瘕疝之类）者，其在上也，且漱水不欲咽。其在下也，则小腹硬满便黑，在上或善忘，在下则如狂，即《伤寒论》所谓蓄血证是也。此外脑衄（口鼻俱出）、耳衄、眼衄、齿衄、舌衄、大衄（九窍俱出）、心漏（胸前一孔出血）、胃血（当脐心出）、红汗（肤血）、肌衄，及妇人经产。

外因刀伤等症，指不胜屈。大约先分清道（鼻中出）、浊道（余窍均为浊道）。须知衄由肺络或督脉出，衄与欬又俱由肺出，咯由心出，吐由胃出，有痰涎者由脾出，呕由肝出，唾由肾出。粉红色者属肺，赤如硃者属心胞，稠浓鲜紫者属肝脾，痰唾中杂红丝气腐味咸者属肾，吐多盈盂盎者属胃，若下注者属肠胃。粪后而来为远血，便前先至为近血，崩由冲任八脉，溺由肾与膀胱，凡血色鲜浓者多热，晦暗无光者多阳虚，瘀而痛结者又多寒症矣。总之下行者稍顺，上行者为逆，故兹特就上行之吐衄详言之，而于下行诸症，略标大概而已。

气为阳，主外，血为阴，主内，在外者和，则在内者安。所谓阳密阴平，气治而血亦治也。若阳病而动，则阴将随之而走，于是有吐衄之患。气实而动也，邪火外盛，气虚而动也，孤阳上升。平日气为血帅者，至此则气不摄血矣，人生全赖乎气，故血脱而气不脱者必不即死，一线之气尚存，则血犹有所依附而可徐生耳。如血未全亏而气先脱者、必死无疑。

方书谓：吐血阳虚气弱者可治，有发热、烦躁、呛咳、喘息、便泄、汗出、脉浮大数等象者皆难治。盖指阳气浮而无根、血随气溢而言也。然则治血之法，不可不先调其气也（方书云：吐血宜降气，不宜降火）。

夫气实（属热）之属标者，用清凉平降；气虚之属本者，用甘缓封藏。人固知之，但肺为气本，肾为气之根，冲任亦为气之宗，而肝病每易为气之贼，脾胃实阴阳二气之源，适当水火升降之道，则治气法中，又有必须分别之处。且论冲任气，则及于心与胞络矣，论肝肾气，则当及于八脉矣。

血为五藏阴中之守，随气而运行于阳，则气中有血，而血中亦有气。气病而及于血者，乃由阳及阴，则调气又不全在阳分，更当审其血中之气，调其阴中之阳。

于是逆则降之（取质重味苦有趋下之性者，实症用苏子、降香、茅根、丹皮、郁金、桃仁、山栀、栝蒌、枳壳，苦辛寒药。虚症用龙、牡、青铅、牛膝、童便、莲子、沉香、紫石英、胡桃、固脂，苦辛温之药。虚而热者又宜用杏仁、贝母、石膏、犀角、麻仁、扁豆、侧柏、秋石、龟板、五味，甘缓酸收咸降各法，惟因大怒气逆者，则宜平肝）。

暴则平之（暴症有邪热迫走、虚阳越脱及刺伤血管三项，热重者宜泻心汤。邪甚正虚者犀角地黄汤合银翘散去豉、穗而加茅根、柏叶之类，如欲急止则用花蕊石散，世传龙胆泄肝汤及葶苈等药非所宜也。阳虚欲脱者纯用敛摄，如八味丸加童便或都气丸加胡桃等药。刺伤血以十灰散渗之，内服四物汤加血竭、韭汁可也。挨打血出者亦同）。

郁者伸之（肝寒邪郁遏表阳者，用川芎、芥穗、白芷及麻黄人参芍药汤之类。气郁不舒者，用归须、青皮、延胡索及香附、旋覆花汤、六郁汤之类。肝郁致结邪甚正未即虚者，复元活血汤亦可用之。古法治血郁亦间有用小柴胡汤以伸之者，当审确而后用之。如郁损心、肝、脾者，可用归脾汤）。

散者敛之（阴虚失纳者，壮水以镇阳，六味饮加青铅、五味子、牛膝之类。阳虚不摄者，引火归元宜肾气丸加童便、固脂之类）。斯得之矣。

然此论其常而未及其变也，至若暴病夺血，真阴骤伤，而阳气无归者，亦有气随血脱一症（宜人参、苏木或独参汤），是又血病而累及于气者，亦当固气为急耳。盖气以运血，而血实所以载气，阳固统阴，而阴虚则阳亦无所附丽，阴阳互根之义，可不知乎？

细论吐血治法，上者抑之，降肺气，纳肾气也（水虚火越，用引火归元法者亦同）。伤者和之，养胃气，平肝气也。静以制动者育阴潜阳（龟板、阿、地、人乳、鸡子）。重以镇怯者敛冲降逆（龙、牡、石英、五味、鱼鳔、琥珀、沙苑、核桃、坎炁）。此皆补虚法、亦正治法也。

药分甘温（如天真丸、肾气丸、养荣汤、保元汤、正元丹之类）、甘寒（如人参固本、大造等丸、琼玉膏、清咽太平丸、炙甘草汤、三才汤类）、苦温（断红丸、真武汤、都气丸）、苦寒、寒咸（如犀角地黄汤、黄连阿胶汤类）数种。察其阴阳偏盛之如何？此外有以泻为补者，仲景泻心汤（阳明气盛、血旺），急下存阴之法也，此在邪盛而正未衰者则宜之。有反用破血者，葛氏花蕊石散（服后再以人参补气），仲景䗪虫丸之类。盖去瘀生新也，此法宜随时参入和剂补剂之中，以去其离经未出之积血。

又有反用升提者，如归芪补血汤、归脾汤、人参建中汤之类，为温养心脾升清降浊之法。人或疑之而不敢用，不知下实上虚，心脾气结，以致血不循经者，非此不足以调其气，是谓补气以摄血法。盖为气虚而陷者设，非为气实而逆者立法也。

总之邪未尽而补之固误，瘀未行而补之亦误，虚火而用凉药反伐生气者误，阴亏而用苦寒，直折刼伤阴阳两部者亦误，气陷不用升提，血郁不知辛散，死守成法者，皆不可与言治血也。

以吐衄分言之，大凡衄之浅者咎在肺，其深者则咎在督（衄由清道，吐由浊道）。吐之浅者咎在心肺之络，其深者则咎在胃（血久不愈者，多以胃药收功）与冲（冲为血海，其脉丽于阳明，阳明以下行为顺，今冲逆而胃随之，故吐作矣。又肝肾之逆均与冲气有关）。治血者，先察胃、冲、督之气如何而逆？次审心、肝、脾、肾何者相兼？然后分阴阳、气血受伤，何者为重？首宜止血以防奔脱，次宜活血以散瘀凝，再次宜养血以善其后。止血在顺气，活血在温通，养血在和其荣卫。然养血亦有甘温（补阳气）、咸润（滋阴血）两法，大纲如是，而细目则分为三，爰条列于下，以俟采择焉。

止肺胃实症之血宜降气（凉如泻心汤、栝蒌、贝母、桃仁、石膏，温如莱菔、杏、朴、苏子、枇杷叶），虚者则重镇可施（沉香、青铅、石英、琥珀），止肝、肾、冲血宜纳气（五味、固脂、胡桃、枣皮炭等），不应者潜阳为急（偏阳则龙、牡，偏阴则龟板），有外感者病在表，去其邪而病自安（感风寒者麻黄人参芍药汤、苏子，降感温热者清络饮加杏仁、滑石、苡米、扁豆，或气汤、竹叶石膏汤，不可畏其虚，遂留邪以养病）。

因内伤者病在里（七情致病则惊伤心，怒伤肝，悲伤肺，思伤脾，劳与恐皆伤肾。若劳神恣欲者，心肾两伤且及于肾脉矣）。养其脏则真元可复（温药干姜甘草汤、归脾、建中、八味、都气丸、胶、艾之属。寒药生脉散、犀角地黄、麦门冬汤、大补阴丸、天王补心丹、紫菀汤、黄芪地魄汤之类。阴阳两虚，气随血脱者，急用独参汤)。

若不内外因者(跌打损伤，努力，持重)，又宜消瘀绝续以和其伤(四物汤去地黄加桃仁、三七、童便、刘寄奴、玄胡索或加骨碎补、白芨、苏木、乳香末)。止之云者。求其病因，去其病根，安其气血，使未离经络之血，不复溢出，并非强遏其已动之坏血(血动离经者即为坏血，其势不能复归原所，故必使尽出，或用药内消之，即所谓去瘀也。古云：宜行血不宜止血者，即此之谓也。)，故止血无定法(惟刀伤出血，宜急涩以止之为定法。)，但当察其因而调之，贵在活泼为治，不能胶柱鼓瑟也。

血之为物，寒则凝，热则行，离经即为败血，着痛则为死血(血初离经未瘀结者，为吐衄、便血，离经已久未及泄出，而紫黑成块者则瘀结。阻气而为刺痛也)，瘀血不去，则新血不生，正气不复，则瘀血亦不能尽去(无阳气以温运之，虽破血亦无大效)，故有用破血(花蕊石散化血从小便出)，破气(郁金、牛膝、香附、玄胡、及醋黄散下血从大便出)，以为迅扫者，有曲护其正而攻补兼施者，(小乌沉汤、黑神散、圣愈汤，或四物汤加桃仁、枳壳之类)，均视缓急而分王霸两道。要不越乎温通，此治瘀大略也。

然瘀血现症，又不可不分别言之(如瘀血在里，则口渴饮水而不欲咽；在腠理则营卫不和而寒热；在藏府经络则隐隐作痛或结为有形；在肺则鼻起烟煤或喘咳；在心则膈痛神昏；在肠胃则胀满及大便黑。而反易出在肝肾则季腹少腹刺痛，或有形瘀久内郁成热者则变为干血，化为痨虫。其症烦冤、骨蒸、毛悴，又瘀久或被气蒸酿而为脓浊，则成肠肺痈疮等症，若气滞一处者，则成麻木偏枯也）。

总之，上焦之瘀，必有胸背疼胀、逆满等症。于肺选用参苏饮、柏叶汤或人参清肺汤加三七、蒲黄、郁金、荆芥、人尿、马通等药；于心选用失笑散、归芎汤、朱砂安神丸、随加血竭、乳香、琥珀、麝香之属。

下焦之瘀，必有腰腹着痛之形。轻者古法桃仁承气汤，重者仲师抵当汤、䗪虫丸，实为逐瘀大剂。否则如女科治恶露之生化汤，加牛膝、蒲黄、灵脂等法，亦可借用。但须知上焦之瘀在阳分，在阳者有时化热，故玉女煎治气血两燔，麦门冬汤亦治痰中带血（前人参清肺汤亦是），皆清润法。《千金方》用生地汁，滑血者亦此意也。至若下焦瘀症，除热入血室（瘀血桃仁承气汤加丹皮、泽兰。虚热玉女煎加竹叶或复脉汤）一症之外，其余纯在阴分，皆喜温而忌寒凉，此一定之理也。

失血之后，邪退正衰，则宜以安养，故养血为善后法。有邪去大半而正遽伤，急宜培养之法，有已无邪气，但养其正之法，总不外寒者温之，热者润之（分阳虚、阴虚两项，仿葛氏白凤膏法最善）。但养血不离乎气，宁脾肺之气者，喜甘平；补心肝之气者，喜酸甘；纳冲与肾命之气者，喜酸甘咸味相合，味浓质重之药；如大吐以致津液枯燥者，始议阴柔。

然一切呆涩与大寒，又恐其克伐生生之气也。陈修园谓：血虽阴类，运以阳和者以此，至于温补凉补两法，则尤不可拘执何方。兹将古今温凉治血各剂，分二扇列后，临症酌裁，庶无刻舟求剑之弊。

【汇证】

吐血　由浊道上行为逆。

唾血咯血　不咳而喉中呛出，或随涎唾而出，缠如丝，散如点者，为唾血。喉中常有血腥，一咯即出，或鲜或紫者，为咯血。皆由劳伤动气而出于肾，或心气耗而不归经也。

咳血　由肺窍而出于咽。

呕血　与吐同出于胃，而上溢于喉。亦有肝郁而致者，自觉血从脘胁而出，又虚劳火升而出于肾者，必面红足冷，此为难治。

衄血　由清道而出于经，肺胃均有，或见于口、齿、舌，或见于耳、眼、鼻，或见于肌肉也。

脉溢　即肌衄之称，又毛窍出血，一名血汗。当心一孔出血者，名曰心漏。治宜养心方法，

大衄　九窍出血也，并大小便言，此为火毒或疫疠所致。

红汗　伤寒失汗，邪无出路，因由血分泄而为衄者，名曰：红汗。乃邪欲自愈，不可不知。

（以上各症治法甚繁，于前论各法中，参阅择方投之）

下血　即粪血。宜分近血、远血，俗名清者为肠风，浊者为藏毒，又有痔者即名痔血，不外风淫肠胃，湿热伤脾二义。其方甚多，不及备载，大凡火盛者可用苦参子，亦名鸦胆子数粒，去壳取仁，以龙眼肉包好，开水吞下。再择各血症应用方，加槐花、地榆、黄芩佐之。若寒者又宜黑地黄丸，寿脾煎加姜炭、芍药。仲景治法，先便后血为远血，用黄土汤。先血后便为近血，用赤豆当归散。

中蛊下血　《千金》谓：中蛊下血如鸡肝，盖下血如烂肉，且必有腹绞痛之症也。然亦有从上而吐者，孙真人用马兰根研水服下，随吐而出。《百一选方》用蚯蚓十四条，苦酒浸死，但服其汁，《千金翼》用蝟毛烧服吐蛊，不知熟效，姑并存之。

尿血　痛为血淋，此则不痛而溺血也。有胞宫移热于膀胱者，有心热者，有悲哀胞络绝者，有因淋病发汗而便血者，有房劳者，有肝肾虚寒而致者，大约阴虚者，以六味丸加血余炭、藕汁等药。气虚用当归补血汤为主，热加竹叶、栀子之属。寒加附子、杜仲之属。房劳者济生鹿角胶丸，均在临症酌用。

血崩　血崩本属女科经漏之症，以其同系下血，故汇及之，大要分虚寒、实热二种。虚症有冲任不摄，肝不藏，脾不统之分。实症又有热迫、瘀多之异。虽古方有十灰散，近方有惜红煎，均为通治之药。然因症变法，不可拘泥，勤考各家，自得其要矣。

【列方】

（分寒、热两大宗及寒热互法后附杂治各方）

热症应用各方

泻心汤　抵当汤　䗪虫丸　五苓散　调胃承气汤　桃仁承气汤　竹叶石膏汤　黄连阿胶汤（均见仲景书中）　三黄丸（见二卷　燥症三消）　凉膈散　大补阴丸（见二卷　火症）　黄连解毒汤　犀角地黄汤（见一卷　暑症）　芍药柏皮丸（见三卷　痢症）　四物汤（见一卷　中风）　复脉汤　人参固本丸（均见类中风）　六味地黄丸即八味肾气丸去附　桂（见二卷　痰饮）　琼玉膏　麦门冬汤（均见中风类　痉厥）　玉女煎（见二卷　燥症）　人参清肺汤（见四卷　喘咳）

四生丸（《类方》）　治吐衄血热妄行（此方与二卷　燥症中之四神丸不同）。

生荷叶　生艾叶　侧柏叶　生地等分

捣烂，丸如鸡卵，每一丸煎服

大造丸（吴球）　治阴虚血热诸症。

龟板二两，童便制　黄柏盐水制　杜仲一两半　牛膝酒制　天冬　麦冬　人参一两　地黄二两，用茯苓、砂仁六钱同煮去之　紫河车一具

夏加五味子酒糊丸，盐汤下。冬酒下，女人或加当归。

麦门冬饮子（东垣）　治吐血久不止，服此药，并以三棱针，针气街出血立愈。

黄芪一钱　麦冬　当归　生地　人参各五分　五味子十个

为粗末，都作一服

人参饮子（东垣）　治中虚，气弱，衄血，吐血。

麦冬二分　人参　归身各三分　黄芪　白芍　甘草各一钱　五味子五个

为末，作一服。

朱砂安神丸（东垣）　治心神不安，阴火浮越等症。

朱砂飞研　黄连各五钱　生地三钱　当归　甘草各二钱

为末，酒泡蒸饼为丸，麻子大，朱砂为衣，每服三十丸，临卧津液下。

紫菀汤（海藏）　治肺伤气急，劳热，久嗽，吐痰，

吐血，肺痿，肺痈等症。

紫菀 知母 贝母 阿胶各一钱 人参 茯苓 炙甘草 桔梗各五分 五味子十一粒（一方加莲肉）

三才汤

熟地 天冬 人参

清咽太平丸（经验方） 治膈上有火，咯血。

柿霜 薄荷 川芎 防风 犀角 桔梗 甘草

蜜丸，加柿干烧灰并治下血。

天王补心丹（《道藏经》） 治心血不足等症。

枣仁 柏子霜 当归 五味子 麦冬 天冬 丹参各一两 人参 茯苓 元参 桔梗 远志各五钱 生地四钱（一方有菖蒲无五味子）

为末，蜜丸。

地魄汤（黄坤载） 补土生金，补金生水法，治一切阴液消亡之证。

牡蛎 元参 芍药 麦冬 半夏各三钱 五味子一钱 炙甘草二钱

若热伤气则加人参、黄芪益气生水，以培阴精之源。

辛凉平剂

银翘散（《温病条辨》方）

连翘一两　银花一两　苦桔梗六钱　薄荷六钱　竹叶四钱　生甘草五钱　芥穗四钱　淡豆豉五钱　牛蒡子六钱

渴甚加花粉；衄者去芥穗、豆豉加白茅根三钱、侧柏炭三钱、栀子炭三钱；热渐入里加细生地、麦冬。

清络饮（《温病条辨》）

鲜荷叶边二钱　鲜银花二钱　西瓜翠衣二钱　鲜扁豆花一枚　丝瓜衣二钱　鲜竹叶心二钱

水二杯，煮取一杯，日二服。

寒证应用各方

理中汤　真武汤（均见《伤寒》书中）　苏子降气汤（见四卷　咳嗽）　补中益气汤（见一卷　麻木）　归脾汤（见二卷　肿胀）　败毒散（见二卷　痢症）　肾着汤即干姜苓术汤（见五卷　痹症）　黑锡丹（见四卷　哮喘、咳嗽）　香附旋覆花汤（见四卷　反胃呕吐）　六郁汤（见四卷　郁症）　独参汤（见三卷　痢症）

麻黄人参芍药汤（东垣）　治内蕴虚热，外感大寒而吐血者。

桂枝五分　五味子五粒　当归　黄芪　甘草炙，各一钱　人参　麦冬各三分　麻黄　白芍八分

当阳补血汤（《宝鉴》）　治血虚身热，始因劳役伤气而得者。

当归二钱半　黄芪一两，炙

益智和中汤（东垣）　治大便血，恶寒喜热者。

肉桂一分　桂枝四分　丹皮　柴胡　葛根　益智仁　半夏各五分　当归　炙草　黄芪　升麻各一钱　白芍一钱半　干姜少许

为粗末，都作一服，水煎去渣，食后温服。

甘草干姜汤（《金匮》）　治肺痿，吐涎沫而不咳者。（此方单治肺痿虚热，故用甘温除热法，并非血症专方，因前论引此方以为临症活法，故并载之。）

甘草炙，四两　干姜炮，二两

人参养荣汤（《局方》）　治脾肺俱虚等症，和畅荣血以阳生阴。

人参　白术　茯苓　甘草　黄芪　桂心　陈皮　当归各一钱　熟地七分半　白芍钱半　远志五分　五味子七分半

即姜枣煎，此即十全大补去川芎加五味子、远志、

黄芪也。

保元汤（痘科方） 治气血虚寒，东垣称为补金培土，除烦热之圣药。魏桂岩以治阳虚豆陷血虚浆清者。

黄芪三钱 人参二钱 炙甘草一钱 肉桂春夏三分，秋冬七八分

正元丹（虞天益制药秘旨方） 治命火衰不能生土，吐利厥冷者，或阴火上冲，头眩面赤，胸胁刺痛，脐腹胀满者。

即四君子汤加山药 黄芪 制法人参用附子煮去附子 黄芪用川芎和酒煮去芎 山药用干姜煮汁浸入去姜 白术用陈皮煮去陈皮 茯苓用肉桂煮去桂 甘草用乌药煮去乌药

共焙干为末，每服三钱，水煎姜枣入盐少许，和滓调服。

寿脾煎（景岳） 一名摄荣煎，治脾虚不能摄血，便血及崩淋等症。

白术二、三钱 当归 山药各二钱 甘草一钱 枣仁一钱半 远志三、五分 炮姜三钱 莲肉十二粒 人参一、二两或至一两

惜红煎（景岳） 治妇人经血不固，崩漏，肠风

等症。

白术 山药 甘草 地榆 五味子 续断 芍药 乌梅 荆芥炭

断红丹（丹溪） 下血用。

鹿茸醋煮 附子 当归 续断 黄芪炒 阿胶 柏叶炒 白矾枯

为末，醋煮米糊丸。

寒热互用方

十全大补汤（见五卷 腰腿脚痛） 炙甘草汤

升阳去湿热和血汤（东垣） 治大便下血，远射四散如筛，腹中作痛者。

生地 丹皮 甘草各五分 炙草 黄芪各一钱 芍药一钱半 橘皮二分 熟地 苍术 秦艽 肉桂各三分

㕮咀，都作一服，水煎，空心稍热服，立效。

镇阴煎（景岳） 治阴盛格阳，血溢吐衄，脉细厥冷，及格阳喉痹上热者。

熟地二、三两 牛膝二钱 甘草一钱 泽泻一钱半 肉桂一、二钱 附子五、七分或一、二钱

全真益气汤（冯氏） 滋阴降火与景岳镇阴煎意同。

麦冬　五味子　人参即生脉散　熟地　白术　牛膝　附子

黄土汤（《金匮》） 治先便后血，此脾气不摄，湿伤府阳，而并及于藏阴也。

灶心黄土　附子　阿胶　地黄　白术　黄芩　甘草

胶艾汤（同上） 治妊娠腹痛胞阻，又通治经产崩漏，及诸血虚不守之病。

川芎　阿胶　当归　芍药　干地　艾叶　炙草

天真丸（经验） 治一切亡血过多之症，久服生气益血。

精羊肉七斤　肉苁蓉　山药十两　当归十二两，酒洗　天冬一斤

安药末于羊肉内缚定，用无灰酒四瓶煮令干，入水二斗煮烂，再入后药。

黄芪五两　人参三两　白术二两

为末，糯米饭同捣丸，焙干，温酒下。

人参建中汤

即小建中汤加人参

柏叶汤（《金匮》）　治吐血不止。

柏叶　干姜各三两　艾三把

水煎交马通汁合煮，温服。

复元活血汤（《发明》）　此治肝郁血结导下方法。

柴胡　当归　花粉　甲珠　红花　桃仁　大黄　甘草

白凤膏（葛可久）　治一切虚惫，久嗽，吐血，咯血，发热者，此方化平胃散之燥，而为柔和，又用酒送取五谷之精，合诸药以养胃，于饮食不进，劳倦发热诸症，和血顺气颇有奇功。

黑嘴白鸭一只　大京枣二升　参苓平胃散一升　陈煮酒一瓶

上将鸭缚定脚，量患人饮酒多少，随量以酒烫温，将鸭项割开滴血入酒搅匀饮之，直入肺经润补其肺，却将鸭干净去毛，于胁边开一孔取去肠杂，拭干，次将枣子去核，每个中实纳参苓平胃丸末，填满鸭肚，中用麻扎定，以沙瓶一个置鸭在内，四围用火慢煨，将陈煮酒作三次添入，煮干为度，然后食，枣子阴干，随意用参汤化下。

杂治各方

失笑散(见五卷　心胃痛)

圣愈汤(《金鉴》)　治一切血虚烦热之症。

即四物汤　加黄芪　人参

小乌沉汤　治血瘀胸痛。

香附子童便制三钱　乌药一钱半　炙甘草一钱　沉香五分，磨兑　入盐少许

生化汤

当归　桃仁　炮姜　炙草

参苏饮(《易简方》)　治感冒，风寒，头痛，发热，憎寒，咳嗽，涕唾稠黏，胸膈满闷，脉弱无汗者。(此方并不治血，因前论中有用为表散之法者，因并载入。)

人参　苏叶　干葛　前胡　陈皮　枳壳　茯苓　半夏各八分　桔梗　木香　甘草各五分　生姜五斤　大枣一枚

水煎服

不换金正气散(《局方》)　本治胃寒湿疟方，丹溪加芎、归用治肠风下血。

苍术　厚朴　陈皮　甘草(此《局方》平胃散)　加藿梗　半夏

黑神散（《局方》三因方同）　治产后恶露不尽，攻冲作痛，及胞衣不下，胎死腹中。戴元礼用治打损吐黑血。

熟地　归尾　赤芍　蒲黄　桂心　炮姜　黑豆子　甘草

酒合童便各半煎

又黑神散（《产育宝庆集方》）　此与前方不同，亦治崩漏，胎产前后各血病，专取涩以止脱，并附于此。

百草霜　白芷

为末，童便、醋、酒下。

震灵丹（《局方》）　镇坠方。

赤石脂　紫石英　禹余粮　代赭石

四味打碎入罐内盐泥固封，煅令通赤，埋地坑内七日出火毒，用后入下药　五灵脂　乳香　没药各三两　朱砂一两，水飞

共为末，糯米糊丸如芡实大。每服一丸，空心以酒或醋汤下。

沉香降气汤（《局方》）　降气通用方

沉香一钱　缩砂仁四钱　香附子二两　甘草一两

为末，每服二钱，入盐少许，空心沸汤下。

三灰散（杨氏方见丹溪书） 止崩

侧柏叶　棕榈　桐子

焙为末　米饭调下

黑地黄丸（洁古） 治脾寒而湿，肾燥而虚，脱血、血痔、气不摄血等症。

苍术为君　地黄　炮姜　五味子

枣肉捣丸，米饮或酒下。

赤小豆当归散（《金匮》） 治下血，先血后便。

赤小豆三升，浸令出芽　当归

二味杵散。

鹿角胶丸（《济生》） 治房劳尿血（此方与二卷　诸痿类之鹿角胶丸不同）。

鹿角胶五钱　没药　油头发绳焙各三钱

为末，茅根汤汁打糊丸，盐水下。

十灰丸（古方选） 治血崩。

黄绢灰　马尾灰　藕节灰　艾叶灰　赤松皮灰　蒲黄灰　莲蓬灰　油发灰　棕榈灰　绵灰各等分

为末，醋煮糯米糊丸。

十灰散（葛可久） 刺伤以此止血，呕吐，咯嗽，咯血亦可先用此药用之。

大蓟 小蓟 荷叶 扁柏叶 茅根 茜草 山栀 大黄 牡丹皮 棕榈皮各等分

上各烧灰存性，研极细末，用纸包碗盖于地上一夕出火毒，先将白藕捣汁，磨京墨半碗调服五钱。食后服下。

花蕊石散（同上） 治五藏崩损，涌喷血成升斗者，用此止之后，服独参汤补之。

花蕊石煅研，三钱

以童便煎温，服下。男用酒一半。女用醋一半和之。

第六篇　虚损劳瘵

外感暴症之外，多属气血虚损症，前各篇中无在不有，兹所录四项，仅就劳瘵一派言之，应与吐血参看。

第一章　虚劳

（附失营脱精）

【《病源》】

虚劳者，五劳六极七伤是也。五劳者，一曰：志劳，二曰：思劳，三曰：心劳，四曰：忧劳，五曰：瘦劳。

六极者，一曰：气极，二曰：血极，三曰：筋极，四曰：骨极，五曰：肌极，六曰：精极。

七伤者，一曰：阴寒，二曰：阴痿，三曰：阴急，四曰：精连连，五曰：精少，阴下湿，六曰：精滑，七曰：小便苦数，临事不卒。

又曰：大饱伤脾，二曰：大怒伤肝，三曰：强力举重，久坐湿地伤肾，四曰：形寒饮冷伤肺，五曰：忧愁思虑伤心，六曰：风雨寒暑伤形，七曰：大恐惧不节伤志。男子平人脉大为劳，脉极虚亦为劳。（节三卷　虚劳候　第一条）

蒸病有五,一:骨蒸，根在肾，二:脉蒸，根在心，三:皮蒸，根在肺，四:肉蒸，根在脾，五:内蒸，外寒而内热，根在五藏六府。(四卷　骨蒸候)

【戴人】

病人久虚损而无力，补之以无比山药丸则愈矣。(四卷　虚损二十八)

【河间】

虚损之疾，寒热因虚而感也。感寒则伤阳，阳虚则阴盛;感热则损阴，阴虚则阳盛。自上而损者，损于肺，而毛落，损于心，血脉不荣，损于胃，饮食不为肌肤;自下而损者，损于肾，骨痿不起，损于肝，筋缓不收，损于脾，饮食不化。感此病者，渐渍之责，皆虚劳之疾也。(《保命集》)

【东垣】

夫喜怒不节，起居不时，有所劳伤，皆损其气。气衰则火旺，火旺则乘其脾土。脾主四肢，故困热无气以动，懒于言语，动则喘之，表热自汗，心烦不安，当病之时，宜安心静坐以养其气。以甘寒泄其热火，以酸味收其散气，以甘温补其中气,《经》云:劳者温之,《金匮》以黄芪建中汤治之是也。(兰室秘藏　劳倦所伤候)

【丹溪】

劳瘵之症，未有不因气血虚弱，劳伤心肾而得之，以心主血，肾主精，精竭血燥，气衰火旺，蒸疰日久，则痨生焉。（节）

蒸蒸发热，精病为劳，四物汤加炒柏、竹沥、人尿、姜汁大补为上。（《心法》）

【嘉言】

虚劳之证，《金匮》叙于血痹之下，可见劳则劳其精血也。营血伤则内热起，营行日迟，卫行日疾，营血为卫气所迫，不得内守，则脱出于外，或不脱于外，而但蓄于内，于是气之所过，血不为动，徒蒸为热，或日晡，或子午，始则干热，继则气散。微汗而热解，热蒸不已，瘵病成焉。

《内经》凡言虚病，不及于劳。秦越人始发虚损之论，谓：虚而感寒，则损其阳，阳虚则阴盛，其损自上而下。一损于肺，皮聚而毛落；二损于心，血脉不荣；三损于胃，饮食不为肌肤。

虚而感热，则损其阴，阴虚则阳盛，其损自下而上。一损于肾，骨痿不起；二损于肝，筋缓不收：三损于脾，饮食不化。自上而下者，过于胃则不可治。自下而上者，过于脾则不可治。盖饮食少则不能生血，而阴不足以配阳，势必五藏齐损。越人归重脾胃，旨哉斯言。《内经》于精不足者必补之以味，味者五谷之味也，补以味而节其劳，则积贮渐富，大命不倾矣。

《金匮》垂训十则，皆以无病男子精血两虚为言，而虚劳之候，焕若指掌矣。夫男子平人，但知纵欲劳精，脉从内变，色不外华，故血不化精而为血痹矣。血痹则新血不生，营虚发热，久则蒸其所瘀之血化而为虫，遂成传尸瘵症，穷极凶厉，非符药所能制矣！医和视晋平公疾曰：是近女室，晦而生内热，蛊惑之疾。男子前车之鉴，古今不知几千亿人矣。

仲景于平人男子，谆谆致戒，无非谓营卫之道，纳谷为宝，居常调营卫以安其谷，居常节嗜欲以安其精。至病之甫成，脉才见端，即恃建中汤为主。夫建中与复脉皆稼穑作甘之善药，一遵精不足者补之以味之旨也。岂有泉之竭矣，不云自中之理乎。后人补肾诸方，千溪万径，十无一全，皆未服膺仲景耳。

饮食劳倦为内伤，元气真阳下陷，内生虚热，东垣发补中益气之论，用人参、黄芪甘温等药，大补其气，以提其下陷，此用气药以补气之不足也。若劳心好色，内伤真阴，阴血既伤，则阳气偏盛，而变为火，是谓阴虚火旺之痨瘵症。故丹溪发明阳常有余，阴常不足之论，用四物加知母、黄柏补其阴，而火自降，此用血药以补血之不足也。

益气补阴为两法，一则因阳气下陷而升提之。一则因阴亏阳越而滋降之。虽升降不同，亦医学中两大法门，不可不究悉也。

论《金匮》阴阳各方之用

桂枝龙骨牡蛎汤　用桂枝汤调营卫，加龙牡涩其清谷亡血失精，一方而两扼其要，小品又云：虚羸浮热汗出者，除桂枝加白薇、附子各三分。故曰：二加龙牡汤，是其虚阳外越者，又当加回阳药以助其收涩，而桂枝辛散又在所不取也。

天雄散　上中二焦阳虚，仍用桂枝上行营卫，合龙骨牡蛎建回阳之功，但入白术以固中焦，与二加龙牡治中下二焦之阳虚欲脱者为一对待。

小建中及黄芪建中汤，并后人加减用法，宜裁酌尽善。虚劳亡血失精，调以甘药，故用建中，俾增饮食而津液自旺，本稼穑作甘之意，而酸辛咸苦，在所不用，盖舍此别无良法也。然用法者，贵立于无过之地，不但呕家不可用甘药，即服甘药微觉气阻中满，即当用橘皮、砂仁以行之，不然，甘药又不可恃矣。

后人多用乐令建中汤，及十四味建中汤，虽无过甘之弊，然乐令方中，前胡、细辛为君，意在退热，而阴虚之热，则不可退，十四味方中，用桂、附、苁蓉，意在复阳，而阴虚之阳，未必可复，又在用方者之善为裁酌也。

大黄䗪虫丸、百劳丸　虚劳发热，未有不因瘀血者，仲景以润剂润其干血，以蠕动物行其死血，名之曰缓中补虚。岂非以行血去瘀为安中补虚之先着耶，此治世俗所称干血劳症之良法也。兼入琼玉膏润补之药尤妙。许州陈大夫，传仲景百劳丸，治劳瘵积滞不经药坏者，其意略同。

薯蓣丸　虚劳不足，最易生风，倘风气不除，外症日见有余，中藏日见虚耗，故用此方，除去风气，培补空虚。

酸枣仁汤　虚劳烦燥，为心肾不交，故不得眠。方用枣仁养心，知母滋肾，茯苓、甘草调和其间，芎䓖入血而解心火之烦燥也。

千金翼炙甘草汤　仲景用此方治伤寒，脉结代，心动悸，邪少，虚多之症。千金翼用此方治虚劳。盖虚劳之体，多有表热而内夹阴虚者，表之固非，即治其阴虚亦非，惟用此方，得汗而脉出热解，俾人快然也。但虚劳津液素亏，非伤寒邪少虚多之比，桂枝、生姜分两之多，服之热势外越，津液淋漓，透此一关，亟以本方去桂、姜二味，三倍人参，庶几津液复生，营卫气盛，而诸虚可复。

八味肾气丸　虚劳病，桂附本宜慎用，而腰痛、少腹拘急、小便不利，三症皆由肾中真阳内微所致。较阴虚发热者不同，又不可求其有而责其无也。

獭肝散　葛稚川言，鬼疰是五尸之一，大约使人沉默不知所苦，久病致死，传于旁人，觉知是症者，急治獭肝一具，阴干取末，水服日三次效。《金匮》附此方者，经杀虫之用耳，若欲逐瘀，当从大黄䗪虫丸、百劳丸等法也。（右节《医门法律》）

【谦论述】

郑守谦曰:《内经》只言五虚，及气虚，尺虚，脉虚，并无劳瘵之名。《金匮》要略始立虚劳一门，而巢元方撰《病源》，又有五劳、七伤、六极、五蒸之别，李士材谓其重复多歧，不若于脾肾分主气血，较为简当，此说诚不纰缪。盖虚者不属于气，即属于血，肾水为天一之精，脾土为万物之母，赋气成形，不外脾肾两藏，而脾肾两藏，即先后二天耳。夫先后二天各有阴阳偏胜之殊，不可不辨。大凡阳损者多寒，阳虚则阴盛，治宜辛甘淡。阴损者多热，阴虚则阳盛，治宜苦酸咸。

《经》言：精气夺则虚。又言：形不足者补之以气，精不足者补之以味。合越人上损从阳，下损从阴之说观之（又言损其肺者益其气，损其心者调其营卫，损其脾者调其饮食，适其寒温，损其肝者缓其中，损其肾者益其精），则治虚劳之法，无余蕴矣。

仲景崛出，又立建中汤以救阳，立酸枣仁、复脉以补阴，则治虚劳之方，又粲然大备矣。乃东垣以脾胃论治，而丹溪又主滋肾养阴，孙真人谓补脾不若补肾，许学士谓补肾不如补脾，人各一说，令人无所适从，则明者几晦矣。不知阴阳为人身生命之原，阴阳不足，阳虚者有之，阴虚者有之，阴阳两虚者亦有之，何能以我所偏好而拘执一说乎。若拘执一说，则是不知先后天阴阳互根之义也。

夫后天非先天不能生，先天非后天不能成，阴阳之一生一成，两相须而不可偏废，则亦不可偏重，况先后天一阴一阳中，又各有阴阳，不可不辨。盖脾阳易亏，而胃阴亦有时而竭，肾水易竭，而命火亦有时而虚，医者可不知乎？然则如之何而后可，曰：伤阳者，与甘温而不利辛燥（泄气），伤阴者，投甘润而不宜寒凝（戕胃），此治阴阳之梗概也，陈修园甚韪吴门马氏阴阳之说，兹特录之以广闻见。

马元仪分阳虚有二，阴虚有三。所谓阳虚有二者，有胃中之阳，后天所生者也。有肾中之阳，先天所基者也。胃中之阳喜升浮，虚则反陷于下，若再敛降，则生气遏抑不伸矣。肾中之阳贵潜伏，劳则火炎于上，若再升发，则真气消亡立至矣，此阳虚之治有不同也。所谓阴虚有三者，如肺胃之阴，则津液也；心脾之阴，则血脉也；肾肝之阴，则真精也。液生于气，惟清润之品可以生之。精生于味，非粘腻之物不能填之。血生于水谷，非调补中州不能化之。此阴虚之治有不同也。

【汇证】

（此篇与前《病源》所说互有异同，因此详于彼，故再申之。）

虚损劳瘵　积虚成损，积损成劳，至藏府精气内夺，惫甚而不可收拾者，则为瘵矣。古云男子起于伤精，女子起于经闭，童子得之母胎，然亦有七情六欲饮食劳倦所伤，及药腻误治而成者。凡久嗽失音，吐血烦燥，怔忡盗汗，头眩发焦，遗泄便泄，骨痿脊胀，不兼外感皆劳症之见端。至血涸气亡，则见潮热骨蒸咽干喘汗之症，脉数而劲，为难治矣。

五劳　皮毛枯槁为肺劳，血脉不荣为心劳，食少肌消为脾劳，血虚筋缓为肝劳，腹肿足弱为肾劳，此五劳之候也。《金匮》谓心劳神损，肝劳血损，脾劳食损，肺劳气损，肾劳精损，此五劳之原也。

七伤　谓阴寒，阴痿，里急，精漏，精少，精清，小便数也，医鉴谓其病皆小便赤热，或如针刺，盖专指伤阴而言。

六极　数转筋，指甲痛，为筋极；牙疼而肿，不耐立，为骨极；面色无华，须落，为血极；肤如虫行，体肉干黑，为肉极；肌无膏泽，目无精光，羸瘦肌痒，搔则为疮，为精极；胸胁逆满，吸短难言，为气极。

风痨　内因虚损，外感风邪，初起咳嗽鼻塞，久之风邪传里，渐成劳瘵。在表令人自汗，在里令人内热，在肺呛咳，在肝吐血，在脾体瘦，在肾泄精，此症妄投峻补，每致闭住风邪，内热愈炽，罗谦甫以秦艽鳖甲散主之。

郁痨　童男少女孀妇师尼，思想忧虑，气结于中，血凝于内，气阻则积阳为热而骨蒸，血阻则积阴为寒而倦怠，其人病气涩血枯者，则为肌肤甲错，面黑烧咳之干血劳症，治法先宜散郁，继而行瘀，不可恣用滋补。

蓐痨　产后血虚，变证百出，每有咳嗽潮热骨蒸，久则成劳者，谓之蓐劳。方书主以四君八珍等剂，千金方用当归内补建中汤，即小建中汤加当归以补血而和中，其法颇善。

传尸痨　尸疰瘵症，由瘵久气不化精，瘀热生虫，食人藏府，其症蒸热呛咳，胸闷背痛，而㿠白，两颊时红，目暗肢疲，烦躁少寐，常怀忧忿，梦与鬼交，其有肌肉不损，面色不衰者，俗名桃花疰。至于传染他人，则尸鬼作祟，其症沉默不知所苦，累月经时，羸顿至死，同气连枝，多遭传染，故有传尸劳之称。当补虚兼杀虫为主，古法甚多，不及备载，仿《金匮》附法治之可也。又世传华佗太乙明月丹，未知确否，亦姑存其方于下。

大约此症虽分五藏，然皆统归肺，所谓膏肓之内，针药不及，凡患此病，良可悲也，亦曰杀虫以杜其传症可也，诊是疾者，不宜空腹，应佩麝香或安息香。

附失精脱营二症，（兼参前四卷，郁症补述中小注一段）

《经》曰：当贵后贱，名曰：脱营。尝富后贫，名曰：失精。虽不中邪，病从内生，身体日减，气虚无精，以其外耗于卫，内夺于营。注云：血为忧煎，气随悲减，故外耗卫而内夺营也。盖人之忿恨伤肝，忧思伤脾，损伤心家母子二脏，则心气滞而心血凝，心神何能内守。治是病者，惟有调脾胃使心无浊滞，畅心肝使心多欢喜，则其病若失。不然，虽有治劳圣手，亦将望而却步。人谓东垣治劳，专重脾胃，似难统治百虚，而不知治失精脱营之法，亦不外此。盖此症与郁劳相类，但郁劳之气结血积者为实，此则实少虚多也。

【列方】

黄芪建中汤（见前三卷　泄泻）　复脉汤（即炙甘草汤见一卷　类中风）　四物汤（见一卷　中风）《金匮》桂枝龙牡天雄獭肝各方均于喻论中标出　酸枣仁汤（见中风）　肾气丸（见痰饮）

无比山药丸（千金）　治诸虚损伤，填补精血。

山药　菟丝　五味子　茯苓　牛膝　熟地　枣皮　肉苁蓉　杜仲　巴戟　赤石脂　泽泻　蜜丸

薯蓣丸（《金匮》）　治虚劳风气百疾。

薯蓣　麦冬　阿胶　干地　桔梗　杏仁　当归　芍药　桂枝　人参　茯苓　白术　神曲　干姜　柴胡　白薇　防风　炙草　大枣　大豆黄卷　蜜丸

〖谦按〗：此方以薯蓣敛肺，麦冬清金，桔梗破壅降逆，又以肝主升发，故用归、地、胶、芍以清风，芎、桂引入乙木之地，且助其生发，此所以升降金木也。至中焦已土之精，而肝肺亦赖之，则参、术、姜、曲、甘草又为必需之药，盖理中焦即所以运升降之枢纽也。柴胡之散，白薇之寒，泄火疏肝使木恒无克土之患，豆卷、防风燥湿脾土，不失健运之常，立方之妙可谓阴密阳平，五行不紊，故能治虚劳风气百疾也。但此寒热复法之方，所谓有制之师不畏多者，在前圣立法精深固属有利无弊，至若后人仿用又宜就简删繁，恐造诣未深，用之不当反有损而无益也。

乐令建中汤（《局方》） 治脏腑虚损，身体消瘦，潮热自汗，将成痨瘵。此药能退虚热生血气。

前胡　细辛净　人参　黄芪蜜涂炙　桂心　橘皮去白　当归洗去土　白芍药　茯苓去皮　麦门冬去心　甘草炙，各一两　半夏汤洗七次切七钱半

每服四钱，水一盏，姜四片，枣一枚，煎七分，不拘时热服。

十四味建中汤（《局方》） 治荣卫失调，气血不足，积劳虚损，形体羸瘦，短气嗜卧，欲成痨瘵。

当归酒浸焙　白芍药　白术　麦门冬去心　甘草炙　人参　肉苁蓉酒洗　川芎　肉桂　附子炮　黄

芪　制半夏　熟地黄酒蒸焙　茯苓各等分

右㕮咀，每服三钱，水一盏，姜三片，枣一枚，空心温服。

琼玉膏（申先生）　治虚劳干咳。

生地黄四斤　白茯苓十二两　白蜜二斤　人参六两（有加沉香、血珀粉各一两五钱者）

以生地汁同煮熬过滤渣，再将茯苓等末和入，以磁瓶盛之，入砂锅内用水浸没瓶颈，桑柴慢蒸三昼夜，取出汤调随服。

大黄䗪虫丸（《金匮》）

大黄十分，蒸　黄芩二两　甘草三两　桃仁一升　杏仁一升　芍药四两　干地黄十两　干漆一两　蝱虫一升　水蛭百枚　蛴螬百枚　䗪虫半升

上十二味末之，炼蜜和丸，小豆大，酒服五丸，日三服。

百劳丸（许州陈大夫传述仲景方）　治一切痨瘵、瘀积不经药坏者。

当归　乳香　没药各一钱　人参二钱　大黄四钱　水蛭　桃仁　䗪虫各十四枚

上为细末，炼蜜丸，都作一服，五更用百劳水（即

甘澜水）下，取恶物为度，服白粥十日。

秦艽鳖甲散（罗谦甫） 治风劳，骨蒸，壮热，肌肉消瘦，舌红颊赤，气粗困倦，盗汗等症。

鳖甲　柴胡　地骨皮各一两　秦艽　知母　当归各五钱

上为末，每服半两，入乌梅一枚、青蒿五叶同煎。

太乙明月丹（华陀） 治传尸劳，肌肉黄瘦，呕吐，咳嗽，先烧安息香令烟出病人吸之，若不嗽者非传尸也，不可用此药。

雄黄　木香各五钱　天灵盖炙　鳖甲炙，各一两　兔屎二两　轻粉二钱五分

上为末，用法：酒一升、大黄末一钱三分熬膏，入前药为丸，朱砂为衣，弹丸子大，五更初服，勿令人知，以童便酒化一丸服，如人行十里许必吐出虫状如灯芯细长及如烂瓜子又如虾蟆状者，即效。次日再和服，以应为度。

第二章　汗证

（自汗　盗汗　湿热黄汗属实症见二卷湿门后附脱论二条）

【《病源》】

诸阳主表在肤腠之间，若阳气偏虚，则津液发泄为汗，汗多则损于心，心液为汗故也。诊其寸口弱者，阳气虚为多汗脉也。

盗汗者，因睡眠而身体流汗也。久不已，令人瘦羸，心气不足，亡津液故也，诊其脉，男子平人虚弱细缓，皆盗汗脉也。

大病之后，复为风邪所乘，则阳气发泄，故令虚汗，汗多亡阳，则津液竭，令人枯瘦也。（三卷　虚劳病候二十七至卅条）

【河间】

饮酒中风，汗多，不可单衣，食则汗出如雨，久不治，必成消渴症，白术散主之。

【东垣】

坤土主湿，在人为脾胃，夫人之汗，犹天地之雨也，阴滋其湿，则为雾露为雨也。阴湿下行，地之气也，汗多则亡阳，阳去则阴胜也，甚为寒中。湿胜则音声如从瓮中出，《内经》云：气虚则外寒，虽见热中蒸蒸为汗，终传大寒。知始为热中，表虚阳亡，不任外寒，终传寒中，久成痹塞矣。湿胜自汗，卫气虚弱不任风寒者，调卫汤。盗汗者正气汤、当归六黄汤。（兰室秘藏）

凡内伤及一切虚损之症，自汗不止者，总用补中益气汤，少加附子、麻黄根、浮小麦，其效如神。但升、柴必用蜜水制炒，以杀其升发勇悍之性。

又曰：仲景桂枝汤，治外感风邪自汗之圣药也。黄芪建中汤，治外感气虚自汗之神剂也。补中益气汤，治内伤气虚自汗之妙方。（节内外伤辨）

【丹溪】

自汗气虚，用人参、黄芪，阳虚者附子亦可少用，但须小便黄，若火气上蒸，胃中之湿亦能作汗，用凉膈散（此指暑汗而言）。痰症亦有汗。自汗大忌生姜，以其开腠理故也。盗汗属血虚者，当归六黄汤甚效；气血两虚者白术汤。

心之所藏，在内者为血，发外者为汗（故自汗亦主血虚）。盖汗乃心之液，而自汗之症，未有不由心、肾俱虚而得之者。阴虚阳必腠之，发热而自汗；阳虚阴必乘之，发厥而自汗，皆阴阳偏胜所致也。（《心法》及附录）

【嘉言】

仲景《伤寒》，邪在太阳之初，便有用附子治阳虚者。一因误汗漏不止，用桂枝汤加附子以救其阳。一因误汗致心悸头眩身瞤，用真武汤以救其逆。一因发汗不解反恶寒者，用芍药甘草附子汤，此营卫两虚之救也。一因发汗若下之，病仍不改，烦躁者，用茯苓四逆汤，此则为表里两虚之救法也。又下后复发汗，脉沉微，身无大热，用干姜附子汤者略同。（节法律中寒门比类，伤寒阳虚阴盛治法数条）

卫外之阳不固而自汗，则用芪附；脾中之阳遏郁而自汗，则用术附；肾中之阳浮游而自汗，则用参附；凡属阳虚自汗，不能舍此三方。然芪附可以治虚风；术附可以治寒湿；参附可以壮元神。三者亦交相为用，若用所当用，功效若神，诚足贵也。（中寒门论三因治自汗用芪附等三方一段）

【谦论述】

郑守谦曰：汗之为物，以阴精为材料，以阳气为运用（经言：阳加于阴谓之汗。景岳谓：汗发于阴而出于阳者，即此意也）。故卫气不固，则外虚而自汗；营血有伤，则内热而盗汗。甚至卫气营血两伤，虚阳外越，而汗独见于头面，此则自汗、盗汗皆有之。（《经》云：津脱者，腠理开，汗大泄）。因误表大汗亡者阳，虽曰：伤气，亦复伤血。阴阳之分，大略如此。

至于外感阳邪火盛，阴津被迫而汗自出者，则为温病暑温之汗（随温暑法治之），若薰灼不出，又必死矣。外感之阴邪有余，阳气日竭，除伤寒不汗之外，亦有汗出身冷者，则阴中无阳（《经》曰：阴胜则身寒汗出，又曰：阳虚者阴必凑之)，乃中恶腹痛(风湿有汗而病仍不减之症亦同)及内伤吐泻病后之汗是也。其有阴精尚足，脾肺阳虚，不外感何症。

如食即汗出，而平时无之，手足常汗，而他处无之者，与前言阴邪之症又自有别矣。其有阴血过伤，又非正阳自盛，而为内虚发热之汗，即孤阳外越之症。亦复不因外感，如产后，如失血，及痨瘵骨蒸之汗，又与前言温暑大有别矣。

更读《内经》(惊而)夺精汗出于心，(持重)远行汗出于肾，(疾走)恐惧汗出于肝，(摇体)劳苦汗出于脾，(饮食)过饱汗出于胃等句，(经脉别论又藏气法时论曰：肺病者肩背痛、汗出，肾病者，寝汗憎风)则知五藏皆有关系，岂独曰：汗为心液，肾主五液(评热病论：人所以汗出者皆生于谷)，阳虚自汗，阴虚盗汗，外感内因而已哉。古法以玉屏风散、实表散、牡蛎散、黄芪建中、归脾、芪附等汤；治虚冷之自汗。以当归六黄汤、柏子仁丸、朱砂安神丸，治发表之盗汗者。亦举其大略耳。其详更当于各虚证中求之，毋谓法尽于此也。

【列方】

嘉言所引伤寒方均见《伤寒》 黄芪建中汤(三卷 泄泻) 归脾汤(见二卷 肿胀) 术附汤(见一卷 中风) 参附汤(见一卷 暑症) 玉屏风散(见一卷 中风) 补中益气汤(见一卷 麻木) 朱砂安神丸(见六

卷 血症） 凉膈散（见二卷 火类）

白术散（河间） 治饮酒中风汗多如洗者，久不治必成消渴。

牡蛎煅，二钱 白术一两二钱 防风二两半

为末，每一钱，水调服。

白术汤（丹溪） 治盗汗。

白术四两，分作四份制 黄芪 石斛 牡蛎 麸皮各一两，同炒

炒黄，去余药只用白术，研末，每服三钱，用粟米煎汤送下。

柏子仁丸（《普济本事方》） 治阴虚盗汗。

柏子仁炒，二两 人参 白术 半夏 五味子 牡蛎 麻黄根一两 麦麸五钱

枣肉为丸，米饮下，日三服。

正气汤（东垣） 治热在阴分，盗汗。

黄柏炒，一钱 知母三钱 甘草一钱

当归六黄汤（东垣） 治盗汗。

当归 黄柏 黄连 黄芩 黄芪 生地 熟地各等分

水煎服

调卫汤（东垣） 治湿胜自汗，卫气虚弱，不任风寒。

黄芪　麻黄根各一钱　甘草　当归梢　黄芩　半夏各五分　猪苓　羌活各七分　麦冬　生地各三钱　五味七粒　红花　苏木各一分

芪附汤（《三因》） 治阳虚汗出不止。

黄芪　附片炮

每服四钱，姜十片煎

实表散（澹寮） 治腠虚冷汗。

炮附子　肉苁蓉　细辛　五味子各一钱

与黄芪建中汤合用，加小麦水煎。

牡蛎散（《三因》） 治阳虚自汗。

牡蛎煅　黄芪　麻黄根一钱　浮小麦百粒

煎服

附脱证论二条

〖谦按〗：自《内经》《难经》言脱以后，唐宋诸家无论之者。盖以阴阳虚甚，两相脱离而死，即谓之脱。不能预为之防，若病而曰脱，亦决无可救之理耳。然有阳气外越，汗出脉大，一时忽见此症者，阴阳重合则生，脱离则死，知得病之因，施应用之法，虽在垂死之际，亦可转危为安，此所以近贤于难设法之时，亦设挽救之法，使医者有法可施，不至坐观其死耳，故此篇于虚劳汗症以外，亟录林氏、陈氏脱论二篇以附之。

林义桐脱症论（上脱　下脱　内闭外脱　离魂症）

生命以阴阳为枢纽，阴在内，阳之守，阳在外，阴之使，阴阳互根，相抱不脱，《素问》所谓阴平阳秘，精神乃治也。若夫元海根微，精关直泄，上引下竭，阴阳脱离，命立倾矣。《灵枢》云：精脱者耳聋，气脱者目不明。津脱者腠理开汗大泄；液脱者骨属屈伸不利，色夭，脑髓消，胫酸耳数鸣，血脱者色白，夭然不泽，其脉空虚。

《难经》云：脱阳者见鬼，脱阴者目盲。嘉言喻氏又分上脱、下脱、上下俱脱，今详是症，总由阴阳枢纽不固。如上脱者喘促不续，汗多亡阳，神气乱，魂魄离，即脱阳也。下脱者血崩不止，大下亡阴，精血太过，即脱阴也。上下俱脱者，类中、眩仆、鼻声鼾、绝汗出、遗尿不禁，即阴阳俱脱也。更有内闭外脱者，痉厥神昏，产后血晕等症是也。

治法在未脱之先，审其元阳欲绝者，于回阳剂中兼与引阴（参、附用童便煎）；真阴欲绝者，于摄阴剂中兼与固阳（八味丸之类）；其心神浮越者，招集溃散之阳（龙、牡、参、附、枣仁之类）；脉微气短汗出者，收拾虚耗之阴（生脉散之类）；血脱益气（吐衄不止，独参汤加三七、童便）；精脱填营（纵欲阳走）（用参、附、麦、味之类）；魂离者镇肝（自觉身外有身者为离魂症，用参、苓、归、术、柏仁、枣仁、麦冬、远志、芥子、丹砂、龙齿等味名定魂丹）；崩中者固下（血漏暴注用参、芪、三七之类）；津脱者实卫（大汗亡阳用参、芪、麦、地、枣仁、五味）；液脱者滋阴，（血枯成痿，用四斤丸加减治之）；气喘而吸入短者资化源（气急不续，都气丸）；类中而神昏冒者息风火（心火暴甚，河间地黄饮子去附、桂）；至于内闭外脱，如痉厥神昏之类，暂用豁痰（菖蒲汁、至宝丹）；产后血昏急为开窍（苏合香丸、人参苏木清魂散之类）；凡诸暴脱，或虚阳无根而阴失所系，或精血骤去而神失所依。洵有如喻氏所云：壮岁无病，一笑而逝。少年交合，一注而倾者。不早寻罅漏而缄固之，其能拯危于一线也哉。

陈修园久服地黄暴脱论

久服地黄暴脱一症者，当未脱时，其人起居如故，惟精神不旺，或咳嗽，或腰膝无力，或偶然咳血，旋即自愈；或偶患肠红痔血，或小、大便变色，溏秘无常，此症尽可弗药而愈，乃过于保养者。延医满座，逢迎之辈，争献不寒不热王道平补之法，遂以六味、八味、八仙长寿大补元煎、人参养营诸方，更入阿胶、淡菜、河车之类，服之良久，不见利害，然满腔中俱是浊阴弥沦，大犯周易履霜坚冰之戒。

或偶因嗔怒，偶近房室，偶然宴饮劳动，未避风日，遂至猝然无知，痰涎壅盛，吐泻，大喘大汗等症，与中风无异，此皆平日补水滋水所致。救治之法，共有三端，一曰：拨云见日，以大剂通脉四逆汤加减。一曰：急筑堤防，以大剂术附汤加姜汁半盏。一曰：导归流海，即前二方重加茯苓，甦后再加进人参。若当初即用人参，反不能回阳也，医者识之。

第三章　遗泄

（自遗　梦遗）

【《病源》】

肾气虚损，不能藏精，故精漏失，其病少腹弦急，阴头寒，目眶痛，发落，诊其脉数而散者，失精脉也。，

肾虚为邪所乘，邪客于阴，则梦交接，肾藏精，今肾虚不能制精，因梦感动而泄也。，（卷四　虚劳泄精候）

【子和】

肾气虚脱，腰痛体瘦，目暗耳鸣而遗精者，山药丸，空心酒下。（即《千金》之无比山药丸见前虚劳）

【河间】

梦寐多泄，宜秘真丸（思想外淫者，宜镇心、导滞、补虚此方是已）。

【东垣】

男子梦与鬼交，心神恍惚，刮鹿角屑为末，三钱酒调下，日进二服。

【丹溪】

主闭藏者肾，主疏泄者肝，二藏皆有相火，而其系上属于心。心，君火也，为物感则动，心动则火亦动，动则精自走，虽不交会，亦暗流而泄矣。

梦遗精滑，多主乎热（热则流行也）。内伤气血，不能固守。思想成病，其病在心。欲太过则滑泄不禁，并宜先服妙香散或威喜丸。

【谦论述】

郑守谦曰：遗泄分有梦、无梦，有梦为心病，相火妄动，而心肾不交也；无梦为肾病，心肾两虚，而精滑不固也。大凡君火动而相火随之者，虚而热，神气浮越。精滑自遗者，虚而寒，热宜清补，如洁古珍珠粉丸、大造丸、大补阴丸、滋肾丸、三才封髓丹之类；寒当温固，如固精丸、内补鹿茸丸、妙香散、茯兔丹、水陆二仙丹、桑螵蛸散之类；又有痰迷心窍而遗，用通利药治之者，许学士猪苓丸是也；湿蕴为热而遗，用清脾胃药治之者，刘松石猪肚丸是也；有升下陷之清阳，兼解肝脾之郁结者，王荆公妙香散，及归脾养心等汤是也；有治肝实火盛而遗，宜寒苦直折，用逍遥散或龙胆泻肝汤吞五味子丸者。则陈修园所谓肝主疏泄，相火鼓之，而肾亦失闭藏之权者是也。

准此而言，则于清热养阴，填涩固气，交心肾之外，更有升陷解郁，去湿除痰，泄肝等法。岂可固执清虚热、补虚寒二法，而谓此病无虚中之实证也哉。此所以当细审也，至思想不遂而相火上炎，用心过劳而心不交肾，饮酒厚味则痰热扰精，欲火太过则闭藏失职，脾陷则气郁，疑即《内经》所谓恐惧不解则伤精，时自下也。肝实则气亢，疑即《内经》所谓厥气客于阴器则梦接内也。致病之因不一，医者当缕析之。

【列方】

无比山药丸（见前虚劳中）　滋肾丸（见二卷　火症）　归脾汤（见二卷　肿胀）　逍遥散（见一卷　麻木）　养

心汤（见神志门　怔忡类）

妙香散（王荆公）　治心虚神弱不能摄肾而遗精者，并治惊悸郁结。

山药二两　黄芪　人参　茯苓　远志　茯神各一两　麝香少许　朱砂　甘草各二钱　木香钱半　桔梗三钱　（一方有龙骨无麝香　黄芪）

为末，每服二钱，空心温酒下。

威喜丸（古方选）　治遗浊、带下。

茯苓四两　《金匮》以猪苓四钱半入内煮熟，去朱苓晒干，黄蜡溶化作丸。

秘真丸（河间）　治白淫小便不止，精气不固，尿有余沥，或梦寐多泄者。

龙骨一两　朱砂一两，研，留一分为衣　诃子皮五枚　砂仁五钱

研末，面糊丸，绿豆大，每服二十丸，白汤空心下。

珍珠粉丸（洁古）　治白淫、梦泄、精滑不收。

黄柏一斤，新瓦上炒赤　蛤粉一斤

水丸，梧子大，每服一百丸，空心温酒下，法曰：

阳盛故精泄也，黄柏降火，蛤粉咸而补肾阴也。

大造丸（吴球）　治虚损、劳伤等症

紫河车一具　败龟板二两，童便浸，酥炙令黄　黄柏盐水炒　杜仲各一两半　牛膝酒浸　天冬　麦冬　人参各一两　地黄二两，茯苓、砂仁各六钱同煮去之

夏加五味子，酒糊丸，盐汤下。女人去龟板加当归，乳煮糊丸。

大补阴丸（丹溪）　治水亏火炎不受峻补者。

黄柏盐水炒　知母盐水炒，各四两　熟地酒蒸　龟板酥炙，六两

猪脊髓和蜜丸，盐汤下。

三才封髓丹（《拔萃》）　降心火，益肾水，滋阴养血，本方除天冬、熟地、人参三味名凤髓丹，治心火旺盛，肾精不固，易于施泄者。若只用黄柏、甘草二味，名小凤髓丹。治同。

天冬　熟地二两　人参一两　黄柏酒炒，三两　砂仁一两半　甘草炙，七钱半

面糊丸，用苁蓉五钱切片酒一大盏浸一宿，次日煎汤送下。

金锁固精丸（《宝鉴》） 治梦遗、精滑。

莲须　芡实　沙苑蒺藜二两　龙骨　牡蛎煅，一两

莲粉糊丸，盐汤下。

茯兔丹（《局方》） 治遗精白浊及消渴强中。

菟丝十两　五味子八两　石莲肉　茯苓三两　山药六两

山药煮糊丸，漏精者，盐汤下；赤浊，灯芯汤下；白浊，茯苓汤下；消渴，米饮下。

水陆二仙丹（经验） 治精脱，肾虚，梦遗，白浊。

金樱子膏　芡实粉

和丸，盐汤下。

桑螵蛸散（寇氏） 治小便数而欠，能安神魂而补心肾。

人参　茯苓　远志　石菖蒲盐水炒　桑螵蛸盐水炒　龙骨　龟板炙　当归各等分

为末，临卧服二钱，人参汤下。

内补鹿茸丸（《宝鉴》） 治虚寒遗泄。

鹿茸酥炙　菟丝子　白蒺藜　沙蒺藜　肉苁蓉　紫菀　蛇床子酒蒸　桑螵蛸　阳起石　黄芪　附子　肉桂各等分

为末，蜜丸，温酒下。

猪肚丸（刘松石）　治醇酒厚味，湿热伏留阴中，而为梦泄者，此与《局方》治小便频数用温固法之猪肚丸不同。

白术　苦参　牡蛎　猪肚一具

蒸服。

猪苓丸（许学士）　导利痰饮，治梦遗之属郁滞者。

半夏一两，剉如豆大　猪苓末二两

先将一半炒，半夏色黄，不令焦，出火毒取半夏为末，糊丸桐子大。候干，更用前一半猪苓末子同炒微烈，入砂瓶内养之，空心温酒盐汤下三四十丸，常服于申未间，温酒下。

萧氏云：此古方也，今盛行矣，时人多莫测其用。盖半夏有利性而猪苓导水，缘肾司闭藏久用涩药，及有郁滞用之，使气通而郁散。予医囊中尝贮此药，缓急与人三、五服，皆随手而验。又云：详治遗方属郁滞者居大半，庸医不知其郁，但用龙骨、牡蛎等涩剂固脱，殊不知愈涩愈郁，其病反甚。

尝治一壮年梦遗白浊，少腹有气冲上，每日卯作酉凉，腰热作则手足冷，前阴无气。腰热退则手足温，平旦多泄屁，暮多噫。一旬、二旬必遗，脉朝弦滑而大，午后洪大，予知其有郁滞也，先用沉香和中丸大下之，次用四物汤，吞滋肾丸百粒。若稍与蛤粉等涩药，则遗与浊反甚，或一夜二遗，逐改用导赤散大剂煎汤服之，遗浊皆止渐安。

又一中年梦遗，医或与涩药反甚，连遗数夜。愚先与神芎丸大下之，却再制此猪苓丸服之，皆得全安。又丹溪先生治镇守万户萧伯善便浊精滑不禁，百药不效，试倒仓法而安，于此见梦遗郁者多矣。

龙胆泻肝汤（《局方》） 治肝胆实火、耳聋、口苦、胁痛、淋浊等症（陈修园谓 治梦遗以泄肝火为权宜之法，大苦大寒不宜常服，可以逍遥散加味代之）。

龙胆草 黄芩 泽泻 当归 柴胡 车前仁 木通 生地 甘草 栀子

五倍子丸（经验） 治遗精甚效

五倍子青盐煮晒 茯苓各二两

蜜丸，梧子大，每服二钱，日二服，空心盐汤下，或以药汁下。

第七篇　神志类

第一章　惊悸怔忡（附善忘）

【《病源》】

心藏神而主血脉，虚劳损伤血脉，致令心气不足，因为风邪所乘，则使惊而悸动不定。（二卷　虚劳惊悸候。）

悸者，动也。谓心下悸动也。此由伤寒病发汗已，因又下之，内有虚热则渴，渴则饮水，水气乘心，必振寒而心下悸也。太阳病小便不利者为多，饮水必心下悸。（七卷　伤寒悸候。）

多忘者心虚也。心主血而藏神，风邪乘于血气，使阴阳不和，时相并隔，乍虚乍实，血气相乱故也。（三十一卷　多忘候。）

【河间】

水衰火旺，其心胸躁动，谓之怔忡；然悸之为病，是心藏之气不得其正而为火邪也。盖心为君火，包络为

相火；火为阳，阳主动，君火之下，阴精承之；相火之下，水气承之。（节）

今失其所承而散乱，故精神怔忡不能自安矣！如是者，当补其不足之心血。（节）

若各藏移热于心，而致包络之火动者，当自各藏补泻其火起之由，若心气不足肾水凌之者，又必折其逆气，泻其水，补其阳。（节）

若内外诸邪郁其君相二火，不得发越，隔绝营卫，不能充养其正气者，则皆以治邪解郁为主。若痰饮停于中焦，碍其经络，不得舒通，而郁火与痰相系于心下者，必导去其痰，经脉行而病自已也。（病盦）

【东垣】

六脉俱大，按之空虚，面赤善惊上热，乃手少阴心脉病也。此气盛而亡血，以甘寒镇坠之剂，泻火坠气（谓丹砂类）。甘、辛、温、微苦竣补其血（生地、白芍、丹皮、川芎之类）。又有不因惊而心动者，谓之憺憺动，则属痰火。

心神烦乱，怔忡，兀兀欲吐，胸中气乱而热，有似懊憹之状，皆膈上血中伏火，宜用权衡法以镇阴火之浮越，以养上焦之元气。《经》云：热淫所胜，治以甘寒，以苦泻之，可用安神丸。（《兰室秘藏》）

【丹溪】

血虚惊悸，或痰迷心膈，怔忡同上。有虑便动者，属虚，惊者恐怖之谓。心虚而痰郁，则耳闻天声，目击异物，遇险临危，触事丧志，心为之怵，是之谓惊。心虚停水，则胸中漉漉，水乘心火，心不自安，使人有怏怏之状，是则为悸。惊者与豁痰定惊之剂，悸者与逐水消饮之剂，如欲扶虚，不过调养心血，和平心气而已。(《心法》)

【谦论述】

郑守谦曰：因见闻夺气而骇怪，一时跃然心跳者，谓之惊悸。此神气失守之病也，无所闻见，而胸间惕惕动摇，心不自安者，谓之怔忡（怔忡止于心不自安，悸则心既动而又恐恐然，如人将捕之也）。此皆心血不足，或心气不宁而致也。

大凡思虑烦劳者，伤心气，亦伤脾气；精神斲丧者，伤心阴，亦伤肾阴；久病未复者，则气血俱伤；偏于阳虚，则忐忑若无所倚赖；偏于阴亏，则烦躁若内热时生。抑或病及肝胆，须分郁怒惊恐之伤；病及脾肾，当审水泛痰凝之别。

人之所主者心，心之所借助者血，血之所以运行者，神与气也。神气失守，血无由生，则心舍空而邪得乘之，故遇热则昏而烦，遇冷则郁而结，审情调治。

血虚养之（养营汤、四物汤）；血热者清之（安神丸、天王补心丹）；气虚补之（归脾汤）；气郁平之（逍遥散）；痰结散之（温胆、二陈、半夏加茯苓之类）；肾水凌心者温之（肾气丸、右归饮）；外物卒惊者镇之（定志丸、琥珀养心丹、小定心汤）。又《内经》曰：惊者平之。所谓平者，所见所闻，使之熟习，自然不惊也。

再按伤寒治惊惕大法有四，火刦致惊者，桂枝去芍药加蜀漆龙牡救逆汤。下后烦惊，柴胡龙骨牡蛎汤。少阳耳聋目赤胸满而烦，妄加吐、下则悸而惊者，小建中汤。少阴吐、下而生惊惕者，炙甘草汤。

伤寒治悸亦有数法，阳明心下悸，小便不利，心烦喜呕者，小柴胡汤加猪苓、少阴四逆汤。发汗后其人脐下悸欲作奔豚者，茯苓桂枝大枣甘草汤。太阳发汗过多，其人叉手冒心，心悸欲得按者，桂枝甘草汤。心中悸而烦者，小建中汤。凡心下有水气，厥而悸者，当先治水，茯苓甘草汤。不然，水入胃中必作利也。

附善忘

健忘者，陡然忘之，为事有始无终，言前而忘其后，良由精神短少，心（心藏神）肾（肾藏志）不交所致也；或思虑太过而损心脾（脾主思）。或素多痰饮而迷心窍（亦有血瘀者其症善忘如狂）。治法以养心、调脾、导痰三者尽之。其方可取材于怔忡各方药，西人谓记忆力专属于脑，指人记忆必闭目上瞬而追索之，为凝神于脑之碻证。

此说中医已早言之，盖脑为髓海，元神之府也。人之神宅于心，心之精依于肾，心火下降，肾水上升，则心肾交而心神旺。其内宅于胸中也，寄于藏阴而司血脉；其上通于脑顶也，根据督阳而司元气，居上临下，发于外者，则且由目而知色（目之所至心亦至焉），是则心与目之交相为用者，实吾人记性之所凭也。

小儿之脑未满而善忘，老人之脑渐空而亦善忘，此不必强为调治也。或曰，孔圣枕中丹为血虚要药，朱雀丸为气虚神剂，岂知涤虑澄心，学颜氏之心斋坐忘，则不独心病可除，而且延年可望乎，故为之说，以为摄生告。

【列方】

《伤寒》中方均不列入　小半夏汤见《金匮》　逍遥散（见一卷　麻木）　温胆汤（见　四卷　呃逆）　二陈汤（见一卷　晕眩）　养营汤　天王补心丹　安神丸即朱砂安神丸（均见六卷　血症）　四物汤（见一卷　中风）　归脾汤（见二卷　肿胀）　肾气丸（见二卷　痰饮）

右归饮（《景岳》）　此益火之剂，命门阳衰阴盛者，宜之。

熟地　山药　枣皮　枸杞　杜仲　肉桂　附子

琥珀养心丹（经验方）　治心跳善惊。

琥珀二钱半　龙齿一两　远志　柏子霜　石菖蒲　茯苓　人参　枣仁各五钱　生地　归身各七钱　黄连　朱砂各二钱　牛黄一钱，另研为末

猪心血丸。灯芯汤下。

定志丸（《局方》）　治心气不足，惊悸恐怯。张子和去菖蒲加柏子仁，一名定志丸，治目近视兼疗善忘。

石菖蒲　远志　茯神各二两　人参一两　辰砂五钱为衣

为末，蜜丸。米汤下。

千金方中定志丸无辰砂，血虚加当归，痰加半夏、橘皮、生姜以治癫疾喜笑。

孔圣枕中丹（《千金》）　治读书善忘。

远志　菖蒲　龙骨　龟板。

小定心汤（《千金》）　疗卢羸心气惊弱多厌鬼者。

桂心　茯神　芍药　干姜　远志　人参　炙草　大枣

朱雀丸（《百一选方》）　治心神不定，火不下降，时

时振跳之疾。

茯神二两　沉香五钱　蒸饼丸，辰砂为衣，人参汤下

第二章　癫狂失志

（癫症少，狂症多）

【《病源》】

五癫者，一曰：阳癫，发如死人，遗尿，食顷乃解。二曰：阴癫，初生小时脐疮未愈，数洗浴，因此得之。三曰：风癫，发时两眼相引，牵纵反强，羊鸣，食顷方解；由热作汗出当风，房室过度，醉饮，令心意逼迫，短气脉悸得之。四曰：湿癫，眉头痛，身重，坐热沐头，湿结于脑得之。五曰：马癫，发作时反目口噤，手足相引，身体皆然。

诊之心脉微涩，脾脉紧而疾者，为癫脉也。急甚者为骨癫，脉洪大而长，脉浮大，脉来牢者，皆癫疾。三部紧急者可治，发时仆地吐沫无知若僵，起则如狂及遗粪者难治，脉虚可治，实则死，然紧劲实牢者生，沉细小者死，脉搏大滑，久久自已。（二卷　五癫病候）

风癫者，由血气虚，邪入于阴经故也。人心虚而精神离散，魂魄妄行，因风所伤，故邪入于阴，则为癫

疾。又人在胎，其母大惊，精气并居，令子发癫，仆地吐涎沫也。（二卷　风癫候）

狂病者，风邪入并于阳所为也，风邪入血，使人阴阳二气虚实不调。一实一虚，则令人气血相并，气并于阳则为狂，或欲走或自高贤称圣是也。又肝藏魂，悲哀动中则伤魂魄，狂忘不精明而挛筋，两胁不举，毛瘁色夭，死于秋也。（二卷　风狂候）

夫病甚则弃衣而走，登高而歌，或至不食数日，踰垣上屋，非其素所能也，病反能者。皆阴阳争而外并于阳，四肢者，诸阳之本也。邪盛则四肢实，实则能登高而歌；热盛于身，故弃衣而走；阳盛故妄言骂詈不避亲戚；大热遍身，狂言而妄见妄闻也。（九卷　时气狂言候，十卷　温病狂言候皆同。）

产后血气俱虚，受风，邪入并于阴则癫，邪并于阳则狂。产后阴阳俱虚，风邪乘血气，乍并于阳，乍并于阴，故癫狂也。（四十三卷　产后风虚癫狂候）

【戴人】此条治狂

火乘阳明经故发狂，《经》言阳明之病，登高而歌，弃衣而走，骂詈不避亲疏。又肝主谋，胆主决，肝谋虑而胆屡不能决，屈无所伸，怒无所泻，心火磅礴，遂乘阳明金。胃本属土而肝属木，胆属相火，火随木气而入胃，故暴发狂，宜置燠室中，涌而汗出，如此三次，此《内经》所谓：木郁达之，火郁发之也。更以调胃承气汤下其水与瘀血数升，以通圣散调其后。（节《事亲》六卷二十七条治狂候）

按王海藏治许氏病阳厥，狂、怒、骂、詈、歌、哭。六脉无力，肌表如冰，发则高叫之症，仿《内经》夺食之法，不与之食而以承气汤下之。得积秽数升，稍愈；数日复发，复下之；如此七次，遂瘥身。然后温脉，然后生。可见治狂不可畏怯，《内经·病能篇》曰：夺其食，即已，服以生铁落为饮，亦取下气急速之义也。附此以广见闻。

【丹溪】

癫多喜（心热），狂多怒（肝实），脉虚可治，脉实者死。大率多因痰结于胸间，治当镇心神，开痰结。亦有中邪而成者，则以治邪法治之（主以定志丸或烧蚕退故纸酒调下并灸鬼眼穴），大概是热。阳虚阴实则癫，阴虚阳实则狂，狂病大吐下之。（《心法》）

按治癫以镇心为主，孙兆用灵苑方治相国寺僧癫疾，神验者，以此也附记之。

兆治癫僧，先以卤物尽与食之，至夜大渴，乃与酒调药灌之，僧遂瞑睡两昼夜，觉来人事如故，其疾良愈。

谢问“治法”？兆曰：“众人能安神矣，而不能使神昏得睡，此乃灵苑中朱砂枣仁乳香散也。人不能用，亦安能愈病哉！”

【谦论述】

郑守谦曰：重阴者癫（此症心血不足。俗曰：心风。《金鉴》言：大人为癫，小儿为痫者非是），重阳者狂（此症痰火盛实。其状猖狂如伤寒阳明大实发狂之类）。癫症多喜笑而精神呆钝，以痰迷心窍，故形静而常自昏沉。狂症多忿怒而妄自高贤，因木火（心肝）合邪，故好动而如有邪祟。

癫则无外邪而有内郁，虚中夹实，病在心脾（心脾郁结，志愿不遂或因惊恐而神不守舍也）。治法以温藏理痰解郁为要，不可投以寒凉。狂则有外邪又兼内郁，阴阳混杂（气结于脏，瘟疠之气复入于腑），病属肝胆胃心（由肝胆谋虑不决，屈无所伸，怒无所泄，而外复感温疫不正邪气，故乘心则烦，乘胃则躁，内生者木逆刚亢，外至者阳毒中经，故亦谓之阳厥）。

其法又以理痰降逆为先，清火泻血次之。攻伐之后，再以养血和气继之，不用升提壅补，此要法也。

但癫久兼狂，狂久亦或兼癫，癫狂并言，而治法又匪易矣！

（近贤陈氏修园云：厥阴风木与少阳相火同居，厥阴之气一逆，则诸气皆逆，气逆则火发，火发则风生，风生则必挟木势而害土，土病则聚液而成痰。其归并于心也！心气太虚而不能御之，或从阳化而为狂，或从阴化而为癫。症各不同其源则一，治狂用白虎汤、生铁落饮、凉膈散、滚痰丸。治癫用定志丸、天王补心丹及独参汤加竹沥、姜汁之属。如不效者宜做乌梅丸、风引汤法。）

兹特采录方家各法而汇参之，以为医家临症之一助（以下杂采方书）。

方家云（以下同）：真癫症，因阴邪内积，抑郁难伸，故不语不乐，沉默如醉，目光直视，不时颠仆，三部之脉俱虚，宜附桂理阴煎、胡椒理中汤之类（方论：阴邪直中成癫）。

癫有因惊而致者，宜抱胆丸；有因郁怒而致者，安神导痰汤；痰火俱盛者，甘遂散吐下之；痰火骤壅发为怪状者，清心滚痰丸治之；气结为痰闭其神识者，四七汤以解之；老痰迷塞心窍者，金箔镇心丸亦可取用；心热烦躁者，芩、连、菖、远、牛、苡、茯神、麦冬、丹参等以平之；凡此皆为实症之治法。

若夫思虑郁结者，归脾汤；心虚疑畏者，定志丸；心血不足者，清心温胆汤；病后气怯者，归神丹；久癫魂魄不定者，灵苑方；又为虚证之治法。

其他阴亏晕仆，则有滋阴安神汤；妇人患癫由血不调和者，则有加味逍遥散；以及崩漏过多，血迷似癫，法宜宁神定志者，又有清魂散；或举卿古拜散等方，逐一裁酌，不可紊也（上论各杂症）。

发狂之症，谓重阳而狂，热毒并入于心，遂使心神不宁，发为烦躁、狂言面赤、潮热咽痛、叫号等症。稍寐即谵语，妄笑妄歌，弃衣上屋，皆独阳上亢之象，不大下之，病何能止。缪仲淳曰："如大便不结者，白虎汤倍石膏加麦冬、知母、大青叶、甘草下之。"此亦一法（上论狂症热毒宜下）。

狂症上焦实者，从高抑之，生铁落饮。阳明实者，脉实或伏，大承气汤下之。痰火在上，因而越之，来苏膏灌鼻以涌吐之，继用洗心散、凉膈散之类。若形症脉气大实者，吐兼利之，投以胜金丹。肝胆火旺木来乘心，降龙丹抑之。心火狂怒，黄连泻心汤泻之。痰扰心胞，郁金丸散之。风涎暴仆，通泄散。失魂若有神灵凭据者，镇心丹。此皆实症之治法。

若夫劳神致伤心血而惊悸者，辰砂安神丸。悲哀动中，魂伤而狂妄者，又当以喜胜之，以温药补魂之阳，龙齿清魂散投之。或因喜乐无极则伤魄，魄伤亦狂，又当以恐胜之，以凉药补魄之阴，如清神汤。肺虚加沙参，胃虚加人参，胆虚加羚角之类。是又为实中虚症之治法，可不细办之欤（上论狂病杂出各症之治法）。

又法，有出于时医之秘授而可采取者，兹并录之。

其法曰：下手宜分先后，或病初起，或初接他医之手，审症未的，俱宜以独活汤升发之，次则依五脏次序分治之。

邪传于肝则泣，清风饮主之，羚羊角散亦主之，犀角地黄汤加柴芩亦可用。

邪传心经则血旺多言笑，天黄散主之，或导赤散亦可。

传脾而气不舒则詈，柴陈汤主之，二石滚痰丸、涤痰汤、越鞠丸，亦皆可选用。

传肺壅塞而歌舞喊叫，润肺饮主之。

传肾蓄血故怒，桃仁承气汤下之。

传胃者，则病欲愈，男称帝，女称佛，急下之，服导痰承气汤。

若五脏合病，势见翻坛打庙，踰垣上屋，狂走侧退，拜揖弃衣者，为五行混杂，宜与和卫安营、清热化痰，以五藏饮主之，或进八味逍遥散。

其或五行相混，病致纠缠，症见仰观俯视，左右盼而言神鬼相攻，面色露相克之象者，亦以五脏饮加减调养之可也。

此外伏炎上者则好淫，知柏地黄汤。由狂转癫者，必因泄热太早，寒凝痰陷所致，则以回阳升麻汤主之。

此皆明师指授之法，用者随症变方，随方增减，均无不可。但不得先用补剂，阻塞经络；亦不得遽用硝黄，致痰为寒结不散。总以理痰为先，清火次之，若蓄血下焦，及病已传胃者，则宜以硝黄下之。既下之后，又当救阴，或用金水六君煎主之，至于真中癫症，又宜用温，寒、凉万不可用也（上论治法主剂宜分五脏）。

将愈吉兆，必见扫屋拂尘，脏腑痰退热除，指日平顺，但恐邪未尽除，可以完功荡涤丸服之。愈后用调理，天王补心丹、金水六君煎，审别阴阳而徐进之，方保病无反复（上论收功法）。

伤寒发狂，自当别论。但其源不可不清，如火劫惊狂为亡阳表症（桂枝救逆汤，调辰砂末）。夹温热发狂而不得汗出者亦表症（宜清轻以汗之）。

蓄血如狂为下焦实热里症（犀角地黄汤、桃仁承气汤）。大便实阳明胃热而狂者，亦里实症（宜下之）。阳毒发狂，脉洪大实数即重阳症，因有发斑咽痛故名曰毒，五日可治，七日不治（芩、连、大黄、石膏或铁落饮）。

此外又有阴极似阳而发躁如狂者，为四逆证，宜冷服以摄其虚阳，取热因寒用之义，乃《伤寒》书中引而未发之旨，宜细察之（上论伤寒发狂症）。

狂症传经，有一定之次序，若不得师指授，则治法无从措手，请申言之。风火常动，出于肝而应五行相生之序以传经，非如伤寒之自外而入者之一日一传也。其始在肝，以次传心，而脾而肺而肾，至肾不愈，则又反而传于肝。

要之心为天君，邪入则病剧，如痰迷心窍而昏愦者，其始实因忧思伤脾，郁怒伤肝，于是土郁木克而痰生也。又如火灼心君而狂妄者，其始实因外感岚瘴戾气伏郁于里，积久成热而火生也。至于内乱起而外侮乘之，痰火逼触，心神大乱，安得不狂哉。

故凡弃衣逃匿，上屋踰垣，热胜生风也；呼神叫鬼，神不守舍也；采青摘叶，肝动风生也；擢土破物，风热入脾也；有时收物藏匿，邪入至阴也；有时抛物外弃，邪出于阳也；不拒水火，不拘生熟，阴阳混杂也。

更可奇者，前之所为，言之了了，目今所为，毫不省忆，盖痰在里而热在表也。欲治是症，须察其候起于何经，辨明虚实，尤恐癫狂两兼，不得以硝黄陈半统治之（上论狂症传经之候）。

又审症以辨经络一法，最为紧要。夫癫发之始，不过痴迷昏愦而已，无他症也。狂发之始，其心神亦尝昏迷，而症多狂妄似祟，七情失正，拜社呼天，裸体远匿等状。骤然见之，实难辨别何经受病，兹举五要以概之。

一曰：悲泣也，热在胆，痰在肝，胆热上炎于肝而气不畅故也。二曰：喜笑也，热在小肠，痰在心，热炎而血上升故也。三曰：歌乐也，热在大肠，痰在肺，肠热熏肺，气窍既塞，乃逼热邪而散于脾，子入母怀故乐也。四曰：詈恶也，热在胃，痰在脾，热炎土燥也。五曰：阐怒也，热在膀胱，痰在肾，热蓄下焦，水不生木而肝燥也。至于登堂上座，男称帝，女称佛，则邪已传胃，一下即愈，此狂症之常也。

若五脏合病，五行混杂之症，则必狂走弃衣，行窄径如履平地，言语不伦矣！又若五行相克，则见症左右盼，时言五色精兵，天仙往来，鬼神相搏。其时而仰观者，为火有余；其时而俯视者，为水有余。是皆不治之症，实非鬼神，乃狂症之变耳，总之不离痰火（上论审症以辨经络）。

谨按：此条五脏见症间与《内经》不合，然有师授，验之，果然。大抵病为怪而理亦有时相反耳！故敢录出以为医人，告大雅君子慎勿轻视之。

欲知症之真伪，须察耳后穴经，此处见出青纹色，目斜视而白珠带红者，决无疑焉。其穴系耳后三焦经之颅腮穴，初起之时，穴上有纹二条上冲发际。当据形色以辨其病在何经，如青在肝，赤在心，黄在脾，白在肺，黑在肾是也。病将退者，则纹先散。

若纹渐收缩又凝而成珠形如豆粒者，则难治矣。如恐未确，可再用青油燃纸，令患者向火久视，目中定现五色彩晕，以五色判明五脏，有全见者，病偏五藏，有隐而不见者，即宜以独活汤一剂升发之，再视仍然不见者，则病将散，否则即属他症，而非真狂也，宜细辨之（上论察色以辨五藏）。

【列方】

各承气汤　乌梅丸　白虎汤　桂枝救逆黄连泻心汤俱见《伤寒》　风引汤（见　中风）　子和通圣散即防风通圣散（见一卷　痉厥）　凉膈散（见二卷　火症）　滚痰丸（见二卷　痰饮）　天王补心丹（见　血症）　定志丸

（见　惊悸）辰砂安神丸（见　血症）独参汤　四七汤（见三卷　痫症）归脾汤（见二卷　肿胀）温胆汤（见四卷　呃逆）犀角地黄汤（见一卷　暑症）加味逍遥散（见二卷　火症）越鞠丸（见四卷　郁症）生铁落饮只一味系《内经》方

辰砂丹（灵苑方）治风痰、诸痫、狂言、妄走、乍歌、乍哭、饮食失常、魂魄不守之症。

辰砂一两　炒枣仁五钱　乳香五钱

为末，量患人饮酒几何？先令恣饮，但勿令吐，坐静室以前药都作一服，温酒下，服讫，便卧。病浅者半日至一日，深者醉卧二、三日，令家人伺之，鼻息调匀，切勿唤觉，惊醒惊觉则不可复治矣。

附桂理阴煎（景岳方加味）治直上阴邪成癫者。

熟地　当归　肉桂　北姜　附子　炙草

胡椒理中汤（《惠氏和剂局方》）治同上

川椒　荜拨　干姜　细辛　白术　陈皮　款冬　炙草

抱胆丸（《准绳》）治因惊而癫之症，非轻剂所能愈者。

水银二两 黑铅两半 朱砂 乳香各一两

将铅入锅镕化下水银结成砂子，次下乳香末，杵捣为丸。每服一丸，灯芯汤下。

安神导痰汤 治因怒而癫之症。

陈皮 半夏 茯苓 南星 枳壳 甘草 黄芩 黄连 志肉 菖蒲 朱砂

甘遂散（《准绳》） 治痰壅成癫而火热复盛者。

甘遂一两，研末，猪心血和匀。将猪心切开入甘遂末，扎紧煨熟取药末，入辰砂末一钱和匀，作四丸。每服一粒。

清心滚痰丸（《沈氏》） 治痰实火盛、癫狂怪状百出者。

酒大黄 黄芩各四两 礞石同焰硝煅透 犀角 朱砂 皂角各五钱 沉香二钱 麝香五分

水泛丸量病服。

金箔镇心丸（《沈氏》） 治痰迷心窍而有火毒者。

胆星一两 天竺黄 琥珀 朱砂各五钱 牛黄 雄黄 珍珠各二钱 麝香五分

蜜丸，金箔为衣。

归神丹(《沈氏》) 治癫病，气怯、神虚者。

朱砂二两，入猪心血酒蒸研 人参 枣仁 茯神 当归各二两 琥珀 远志姜炒 龙齿各一两

金箔 银箔各二十片为衣。 清酒糊丸。

滋阴宁神汤(《沈氏》) 养阴清神之剂，治癫症，心亏而不因痰塞者。

生地 酒芍 当归 川芎 人参 白术 茯神 远志 南星各一钱 枣仁 甘草各五分 黄连四分

清魂散(《严氏方》) 妇科血虚晕冒方。

泽兰叶 人参各二钱五分 川芎五钱 荆芥一两 甘草二钱

上细末，每服二钱，温酒或童便下。

举卿古拜散(华元化方一名愈风散) 妇科胎前产后中风方。

荆芥穗焙

为末，每服一钱。豆淋汤调下。

来苏膏(《瑞竹堂方》) 治狂疾涌痰之剂。

皂角二两

酸浆水浸透研汁，砂锅内熬，用槐枝搅成膏，摊贴

纸上阴干，温水化入左右鼻孔取涎。

洗心散（《局方》）　治狂症，表里邪气俱盛者。

当归二两　麻黄　大黄　白术　白芍　荆芥　炙草各一两

每服三、四钱，姜五片，薄荷七叶水煎服。

胜金丹（《张氏医通》）　治癫狂，怪病形症脉气大实者，吐兼下之。

白砒一钱　绿豆三百六十粒，浸去皮，同砒石研成泥，阴干　山栀子十四枚　雄黄　雌黄各一钱　急性子二钱

为末，入牛黄、冰片和糕饼食。

降龙丹（时医秘授方）　降火之剂，治狂如神，抑肝镇心之力也。

黑铅　水银各一两　先将铅入锅镕化，次入水银炒成粉，再入金、银箔各五百张　辰砂　蛇含石各五钱

蜜丸。芡实子大，茯苓汤下三丸。

郁金丹（《沈氏》）　治痰入心胞成癫狂者。

白矾　郁金　朱砂

共研末，饭糊丸。姜汤下。

通泄散（《沈氏》） 涌吐风痰。

瓜蒂末三钱　加轻粉少许

水调匀，灌之。涎汁自出，如未出者含沙糖一块下咽，涎即出矣。

镇心丹（《沈氏》） 治癫狂神乱。

朱砂　枯矾

水丸芡实子大。参汤下一丸。

龙齿清魂散（《张氏医通》） 治癫狂，魂魄飞扬不定者。

龙齿　远志　人参　归身各一两半　茯神　麦冬　桂心　甘草各三钱　延胡索一两　细辛钱半

共末，每服四钱。

清神汤（《准绳》） 治同上

黄连　茯神　柏子仁　远志肉　菖蒲　枣仁各一钱半　甘草五分　姜汁　竹沥各一匙

水煎服。

独活汤（《准绳》） 治癫狂怪病，首先用此升发之。《准绳》治风虚手足瘈疭。

羌活　独活　川芎　当归　细辛　桂枝　人参　菖

蒲　云神　志肉　法夏　陈皮　白薇　甘草

羚羊角散（《准绳》）　治狂症，邪传肝胆方。此系《准绳》治子痫方去五加皮者。

川芎　当归　香附　枣仁　茯苓　独活　广木香　防风　苡米　杏仁　生姜　炙草

清风饮（时师郭楚贤秘制良方）　治邪传肝经，悲泣癫狂之症。

青黛　防风　胆星　栀子　香附

天黄散（郭楚贤方）　治心经癫狂。

花粉　黄连

导赤散（钱乙）　泄小肠热而降心火之方。

生地　木通　草稍　淡竹叶

柴陈汤（《准绳》）　治脾气不舒詈骂癫狂之症。　即《准绳》之柴胡橘皮汤加甘草　生姜　大枣。

红柴胡　法夏　陈皮　茯苓　黄芩　甘草

二石滚痰丸（郭楚贤方）　治脾经狂症

法夏　法石　礞石　胆草　陈皮　茯苓　香附　菖

蒲　郁金　甘草

涤痰汤（《准绳》） 治癫狂脾热痰甚者。《准绳》治类中风痰迷心窍，舌强不能言。

法夏　细辛　橘红　人参　茯苓　菖蒲　枳实　熟大黄　竹茹　甘草

润肺饮（郭楚贤方） 治肺热癫狂。

知母　贝母　花粉　桔梗　陈皮　麦冬　茯苓　甘草

导痰承气汤（郭楚贤方） 癫狂邪气入胃，则为将愈之兆，以此方下之。

知母　厚朴　海石　陈皮　法夏　甘草　茯苓　郁金　枳实　粉葛　庄黄

五脏饮（郭楚贤方） 清热化痰，治癫狂五藏合病者。

法夏　陈皮　茯苓　知母　贝母　甘草　香附子　胆草　花粉　黄连　栀子

荡涤丸（时贤郭楚贤家传秘方） 癫狂将愈，恐除邪未尽，以此方荡涤之。一名完功荡涤丸。

礞石　海石　陈皮　法夏　枳实　西大黄　勾藤

天麻 知母 川朴 葶苈 芒硝 人参 香附子 茯苓 沉香 麝香 甘草

研末饭丸。孕妇去麝香加天竺黄。

回阳升麻汤（郭楚贤方） 治狂转癫者。

熟地 人参 附片 干姜 当归 升麻 甘草

金水六君煎（《景岳》） 癫狂愈后，既受劫药伤阴者，宜服此方。张氏自注，治肺、肾虚寒水泛为痰者。

熟地 当归 陈皮 法夏 茯苓 甘草。（一方加潞党 白术。）

俗传屡验癫狂失志方

西牛黄三分 砒霜一分 巴豆三钱 朱砂三分

用干饭研粉，米汤调药末，作成壹百二十丸，以二十日或三十日吞完。开水送下，服时当见腹泻，谨防受惊，忌会生客，其应如响也。

第三章　不寐（附多梦）

【《病源》】

大病之后，藏腑尚虚，荣卫未和，阴气虚，卫气独行于阳，不入于阴，故不得眠。若心烦不得眠者，心热也。若但烦而不得眠者，胆冷也（三卷　虚劳　诸候大病后不眠）。

夫卫气昼行于阳，夜行于阴；阴主夜，夜主卧，阳气尽，阴气盛，则目瞑。今热气未散与诸阳并，阳独盛，阴偏虚，虽病后仍不得眠者，阴气未复于本故也（八卷　伤寒病后不得眠）。

【戴人】以怒胜思法

一富家妇，思虑过甚，三年不得寐，无药可疗，脉两手平缓，此脾受邪，脾主思故也。以怒激之，多取其财，饮酒数日，不处一法而去，其妇大怒，汗出困眠，自是食进而愈（《事亲》十四卷）

【河间】吐法

起卧不安，睡不稳，谓之烦。宜栀子豉汤，竹叶石膏汤（《保命集》）。

【丹溪】

烦不得眠，益元散加牛黄服之。有心血不足而不寐者，用益荣汤（《心法》）。

【海藏】

胆虚不眠者寒也。

按：此病宜温胆汤，《圣惠方》中用酸枣仁炒为末，以竹叶汤调服。

【谦论述】

郑守谦曰：卫气昼行于阳，夜行于阴，行阳则寤（阴气自静而之，动则寤），行阴则寐（阳气自动而之，静则寐）。病不眠者，阳盛阴虚（经言：卫气留于阳则阳气满，不得入于阴则阴气虚），阳亢不得入于阴，阴气为阳气所胜，故烦扰不宁（阴阳不交）也。治法宜抑阳以扶阴，药当凉润。

又《经》谓：胃不和则卧不安，盖中州为阴阳升降之路。阳气虚则中道不通，而阴阳上下各自为道，故亦不寐也。治法又宜抑阴以通其阳，药当辛温而散，此偏阴偏阳之治。

二者固大不同耳，请条列而申明之。

用酸枣仁汤以调心血；用栀子豉汤以治吐下后心中懊憹；用六一散以除热饮心燥；用鳖甲丸以治胆热；用竹叶石膏以泄胃热；用竹叶汤调枣仁末以清脾热；用枣

仁半夏入地黄汁煮，以治虚劳不眠之类，皆是偏于阴柔之剂。

而少阴病热之黄连阿胶汤，则刚柔合用矣。阳明燥粪之大承气汤，则又由凉泄而变为通阳之用矣，凡此皆热证治法也。至于半夏秫米汤之安胃和中；温胆汤之化痰理气；养心汤归脾汤之补中、上；十味温胆汤、八味肾气丸之摄浮阳；及夫因惊而资镇坠（龙骨、琥珀之类。又许学士秘法，治梦中惊悸，先服独活汤，次服珍珠丸）。郁怒宜与疏通（香附、青皮之属），饮食痰湿之邪，病后中虚之患，类多阳气先伤，法宜温通温补。若从事于清凉，则无益有损矣。

【列方】

承气汤　栀子豉汤　黄连阿胶汤（见《伤寒》书）　酸枣仁汤（见一卷　类中风　）　归脾汤（见二卷　肿胀）　温胆汤（见四卷　呃嗳）　八味肾气丸（见二卷　痰饮）　六一散即益元散（见暑症）

半夏秫米汤（《内经》）　治目不得瞑者，胃气不和，故寐不安也。

半夏五合　秫米一升

用清水扬万遍煮服，汗出，覆杯则寐。

竹叶石膏汤（《金匮》） 治大病瘥后虚烦少气欲吐。

竹叶 石膏 麦冬 人参 半夏 粳米 炙甘草

养心汤（《集解》） 治心虚血少。

枣仁 黄芪 当归 川芎 肉桂 炙草 柏子仁 远志 茯苓 茯神 半夏 人参 五味子

益荣汤 治血虚不寐及怔忡惊悸。

柏子仁 麦冬 白芍 人参 当归 黄芪 枣仁 茯神 紫石英各一钱 木香七分 炙甘草五分 生姜三片 大枣二枚

鳖甲丸（本事） 治胆虚不得眠，四肢无力。（按此方与四卷哮喘咳嗽中所录之本事鳖甲丸名同方异，对看便知。）

枣仁 鳖甲 羌活 牛膝 黄芪 人参 五味子各等分

蜜丸。温酒吞送。

十味温胆汤

即温胆汤（见四卷 呃嗳）加人参 熟地 枣仁 远志 五味子各一钱。

许学士珍珠母丸（本事） 治肝虚内受风邪，卧则宽散而不自收，状若惊悸者。

珍珠母另研末，三钱　当归　熟地各一两五钱　人参　茯苓　枣仁　柏子仁　犀角各一两　沉香　龙齿各五钱。（一方多虎睛一对、麝香一钱。）

为末，蜜丸。梧子大，辰砂为衣每用四十丸，薄荷金箔汤下。

独活汤（亦《准绳》方与前篇癫狂类所载者不同）治同前，相间服食。

独活　羌活　人参　前胡　细辛　半夏　枣仁　沙参　茯苓　甘草　五味子

上各等分，研末，每七钱加姜三片　乌梅一个。煎服不拘时。

按：方书盛称，前两方治肝虚受邪，魂不归肝，卧则飞扬无定者，药到病除。盖先用独活泄肝，以去其风，再用珍珠、龙齿、虎睛为心肝主药，静以镇之也。又魄不宁者，用虎睛以定西方白虎之燥，魂不宁者用龙齿以镇东方青龙之飞。同气相求，理有一定。此固不可不信也。

附多梦

多梦者，神与魂魄并病也。心藏神，中虚不过径寸，而神明居之，精气即由此而化。《经》曰：两神相博谓之神，随神往来谓之魂，并精出入谓之魄，是神、魂、魄三者固须臾不能离者也。

自人心多欲，神明外驰，因而气散于内，血随气行，荣卫纷乱，于是魂魄不安，百疾杂出，合目多梦。即谚云：日之所为，夜行于梦也。较之真人无梦，神气内守，病安从来者，大有霄壤之别。

详细考察，梦而魇者，气浊而心粗以实；梦而惕者，气馁而心血交疲。虚实两途，以此分辨，其治法则视其所兼之病如何，养心去邪，无定例耳。

第八篇　九窍病类（上窍七，下窍二）

第一章　眼科各症

【《病源》】

目者肝之窍，风热乘肝，其气外冲于目，故见风泪出，目脸皆赤（二十八卷　目病　第三条）。

目为肝之外候，若被风邪伤肝，肝气不足，故令泪出（二十八卷　目病　第七条）。

白黑二睛，无有伤损，瞳子分明，但不见物，名为青盲。加以风热蕴积于睛而生翳似蝇翅者，覆瞳子上，故谓青盲翳也（二十八卷　目病　第十三条）。

液竭者则目涩，风邪内乘府藏，外传液道，亦令泣下。泣下则目涩，藏府劳热，热气乘肝而冲发于目，则目热而涩，甚则赤痛（二十八卷　目病　第十九条）。

目者五藏六腑之精华，宗脉之所聚也，筋骨血气之精与脉并为目系。系上属脑，若脏腑虚，风邪乘虚随系入脑，则令脑转而目系急，则目瞤而眩也（二十八卷　目病　第十二条）。

肝候于目而藏血，血则荣养于目，劳伤血气不足，不荣于目，故令目暗（三卷　虚劳　目暗条）。

【戴人】以血之多少分虚实

圣人虽言目得血而能视，然血亦有太过不及，太过则目壅塞而痛，不及则目耗竭而失睛，不可不察也。目内眦太阳经，血多气少；目锐眦少阳经，血少气多；目上网太阳经，亦血多气少；目下网阳明经，血气俱多。厥阴肝经连于目系，故血过者，太阳阳明之实；血不足者，厥阴之虚也。人热则血行疾，寒则血行迟，此常理也。

夫目之五轮，乃藏府之精华，宗脉之所聚也。气轮属肺；肉轮属脾；赤脉属心；黑水神光被翳，火乘肝、肾；赤脉贯目，心火自甚。故《经》曰：热胜则肿。又曰：血实者宜决之，实者泻之也。暴赤肿痛，皆宜针刺神庭、上星、囟会、前顶、百会出血，小儿不宜刺囟会，次调盐油以涂发根。

如雀目不能夜视，及内障因忧思而起者，皆血少，禁刺；只宜补肝养肾。又小儿余热不散，疮疱入眼者，只宜降心火，泻肝风，益肾水。若大人者血在表，故宜汗，火在上，故宜吐，热在中，故宜下。刺血之与发汗，名异实同，故录出铜人中五穴照用（上节《事亲》一卷　第八论）。

两目暴赤发痛，可以长流水煎盐汤吐之。以草茎刺鼻中出血，（节）厥阴肝经有热者。利其小便，（节《事亲》四卷　三十八及四十条）

【河间】

眼之为病，在腑则为表，当除风散热；在脏则为里，宜养血安神。暴发者为表，久病者在里，除风散热者泻青丸；养血安神者定志丸；妇人干地黄丸是也。或有体肥气盛，风热上行，目昏涩者，槐子散主之，此由胸中浊气上行也（《保命集》）。

按丹溪《活法机要》所载略同。

【东垣】

邪害空窍，则日月不明。夫五藏六府之精气皆禀受于脾，上贯于目。脾者，诸阴之首也。目者，血脉之宗也。故脾虚则五藏之精气皆失所司，不能归明于目矣。心者，君火也，主人之神，宜安而静，相火代行其令。

相火者，包络也，主百脉，皆荣于目，劳役太过，势乃妄行；又因邪气所并，而损血脉，故诸病生焉。医者不理脾胃及养血安神，是不明正理也。

少阴心脉夹目系，厥阴肝脉连目系，心主火，肝主木，此木火之势也，其味宜苦宜酸宜凉，酸主收心气泻木火也。诸苦泻火，热则益水也。然忌食冷水大寒之物以损胃气（《兰室秘藏》）。

【丹溪】

眼睛痛，当泻肾火养阴水，冬月暴痛者，当解表，不宜用凉药。凡昏弱不能视物，内障见黑花，瞳子散大，皆里病也。虚者，昏花由肾亏。实者，疼痛由肝热。日久热壅血凝而为攀睛、胬肉、翳膜、赤烂等，则须点药外治之（《心法》）。

养葵（赵氏论目，专指内伤，有阴精、阳气之分，颇足取法。读者毋得因徐灵胎医贯之贬而忽视也）。

治目者以肾为主，目虽肝窍，然子母相生，肾、肝同一治也。目有神膏、神水、神光、真气、真血、真精以滋之。神膏由胆汁而成；神水由先天真一之气所化；神光者，原于命门，通于胆，发于心，君主拱默，自然清宁矣。真血即肝中升运滋目注络之血；真气即目中经络往来坐生之气；真精即元气所化。精汁起于肾，施于胆，而后及瞳人也。凡此数者，一有损伤，则目病矣！

夫目者先天之气所生，后天之气所成，阴阳之妙蕴，水火之精华。血养水，水养膏，膏护瞳神，气为运用，神即维持，喻以日月，理实同之。许学士云：经言足少阴脉动则病坐而欲起目䀮䀮无所见，此阴气内夺也。东垣云：能远视而不能近视者，阳有余阴不足，能近视不能远视者，阳不足阴有余也。阴不足者当壮水以制阳光（六味丸）。阳不足者当益火以消阴翳（八味丸）。

世人不察，谓目昏成翳为热，竟用凉药伤胃。凉为秋金，肝为春木，又伤肝矣，且阳虚而因饮食劳役，以致脾胃气陷，浊阴不降，清阳不升者，邪害空窍，亦令人耳目不明（此段意本东垣）。东垣用益气聪明汤，昔子和一昧寒凉治火，余则补水以配火，并申明壮水益火两法，其于治目，法精于古矣（节医贯）。

【仁斋】 节杨仁斋论目疾见症各法

眼者五脏六腑之精华，如日月丽天而不可掩者也。其大眦属心；白睛属肺；乌珠属肝；上下胞属脾；而中之噇人属肾。是虽五脏各有症应，然论其所主，则瞳子之关系重焉！何以言之。

夫目者，肝之外候也，肝属木，肾属水，水能生木，子肝母肾也。有子母而能相离者哉，故肝、肾之气充，则精彩光明；肝、肾之气乏，则昏蒙眩晕。若乌轮赤晕而刺痛，此肝热也；燥涩清泪枯黄绕睛，此肝虚也；瞳人开大，淡白斜偏，此肾虚也；瞳人集小或带微黄，此肾热也。一虚一实，以此验之。然肝、肾之气，相依而行，孰知心者神之舍，又所以为副焉。所谓一而二，二而一者也！何者？心主血，肝藏血，凡血热冲发于目者，皆当清心凉肝，又不可固执水生木之说。

夫眼以轻膜裹水，昭澈四方，溯原反本，非天一生水乎！析而论之，则拘急牵飕，瞳青胞白，痒而清泪，不赤不痛，是谓风眼。乌轮突起，胞硬微肿，眵泪湿浆，里热刺痛，是谓热眼。眼浑而泪，胞肿而软，上壅朦胧，酸涩微赤，是谓气眼。

其或风与热并，则痒而浮赤，风与气搏，则痒涩昏沉，血热交聚，故生淫肤、粟肉、红缕、偷针之类；气血不至，故有眇视、胞垂、雀眼、盲障之形。淡紫而隐红者为虚热；鲜红而妬赤者为实热；两眦呈露生胬肉者，此心热血旺；白睛红膜如伞纸者，此气滞血凝。

热证瞳人内涌，白睛带赤；冷证瞳人青绿，白睛枯槁；眼热经久，复为风冷所乘，则赤烂。眼中不赤，但为痰饮所注，则作疼；肝气不顺而挟热，所以羞明；热气蓄聚而伤胞，所以胞合。此外症之大概耳。然五脏不可阙一，脾与肺独无与何也。曰：白睛带赤，或红筋者，其热在肺；上胞下胞或目唇间如疥点者，其热在脾。脾主味也，肺主气也，水火升降，营卫流转，非气孰能使之，前所谓五脏各有症应者，于此又可推矣。

虽然眼之为患，多生于热，其间用药，大抵以清心、凉肝、调血、顺气为先。有如肾家恶燥，设遇虚症，亦不过以当归、地黄辈润养之，则轻用温品亦不可也。况夫肺能发燥，肝亦好润。古人率用杏仁、柿干、饴糖、沙蜜为佐，非润益之意乎？

至于退翳一节，尤关紧要。凡翳起于肺家受热，轻则朦胧，重则生翳。珍珠衣状如碎米者易散，梅花翳状如梅花瓣者难消，虽翳自热生，然治法必先退翳，而后退热。初起以天然水洗之（即开水摊冷），取其热能散风，水能制火之义，不可专恃点药，次则斟酌药饵，务去其热，俾其明察秋毫而已（直指）。

附轮廓解

水轮（睛珠　瞳子）　风轮（青睛）　血轮（大小眦络脉）　气轮（白珠）　肉轮（上下胞）　传导廓（眼下胞　近腮　乾卦）　精液廓（下胞之中属坎卦）　會陰廓（下胞近鼻属艮卦）　清净廓（内眦属震卦）　养化廓　（上包近鼻属巽卦）　抱阳廓（上胞正中属离卦）　谷水廓（上胞眉尾属坤卦）　关泉廓（外眦鱼尾兑卦）

五轮八廓之称、起于后世，然亦与经旨相合、故备论之。《经》曰：骨之精为瞳子，骨属肾，即以瞳子为水轮。筋之精为黑眼，筋属肝，即以青睛为风轮。血之精为络，血属心，即以大小眦为血轮。其窠气之精为白眼，气属肺，即以白睛为气轮。肌肉之精为约束，肌属脾，即以上下胞为肉轮。此五轮之原，于五藏周转，于外而为扞御之司者也。

但五藏于目，相去甚远，其精气上输于目，必有转运之物，应接于内，以通往来，故目下脉络，即藏府部位之所在。经曰：裹撷筋骨血气之精，而与脉并为系者，是即八廓之先路也。

八廓以八卦命名，乾居西北，在眼下胞近腮鬓之地，其络通大肠与肺，以大肠司传导，故曰：传导廓。坎居正北，在下胞之中，其络通膀胱与肾，为精液之源，故曰：精液廓。艮位东北，在下胞近鼻之处，其络上通上焦，下达命门，会合诸阴，故曰：会阴廓。震位正东，在内眦近鼻，络通胆府与肝，不受污浊，故曰：清净廓。

巽位东南，在上胞近鼻，络通中焦，与肝，禀受气血，以为生化，故曰：养化廓。离居正南，在上胞之中。络通小肠与心，为诸阳受气之所，故曰：抱阳廓。坤位西南，在上胞眉尾，络通于胃与脾，主纳水谷之气，故曰：水谷廓。兑位正西，在目外眦鱼尾，络肾与下焦、主持阴血，故曰：关泉廓。此于五轮上所见之经络，各按部位，以别藏府病情之生克顺逆如何？既验五轮于外，更求目内所见之丝脉，以别八廓之情，则病势显然可见矣。

附瞳神说

五轮八廓为目之体，瞳神精彩，为目之用，故治目以瞳神为本。瞳神不损，虽翳障满布不难消除也。瞳神居目之中，有神膏、神水、神光、真血、真气、真精以滋之。

神膏者，目内包涵膏液，由胆中渗润而來。神水者，由三焦发源，实先天真一之气所化，目中润泽之水是也。亏者多而盈者少，故世无全精之目。神光者，原于命门，通于胆，发于心。若君主拱明则相火自然清宁无患矣！真血即肝中升运滋目注络之血，天一所生。真气乃目中经络间往来生发之气，元阳所主。真精则元气所化之精液，起于肾，施于胆，而后及瞳神也。

凡此数者，一有所损，目难治矣！大概目圆而长，外有坚壳数重，中有青胞，内裹神膏一函，膏外则有白稠神水以滋，其膏水之外则皆血，血所以滋其水也。其膏中一点黑莹，是肾胆所聚之精华，烛照鉴空为人身之至宝，天地之灵光，乃先天之气所生，后天之气所成，阴阳妙蕴，水火精华。

血养水，水养膏，膏养瞳神，而其气运之用，则神以维持之。以阴为体，以阳为用，故有日月之喻焉。愚故谓：目开窍于肝，发源于肾，而用于心，运于肺，藏于脾以五轮为体，瞳神为用也。

【谦论述】

郑守谦曰：目疾俗有专科，治法分服药、点药、刀针三项。内因内障宜服汤药。外因外障弩翳疮溃等症药宜点洗，然白珠属阳，当昼痛甚者则宜之，若黑珠属阴，入夜乃痛者，又不宜点苦寒以凝其气血。至若刀针挑割，本非正法，尤须戒之。

大抵目为肝户，人皆曰：目病不离乎肝，而不知五脏六俯俱有关系，如上焦心肺之阳微，则火不能烛物，金不鉴物者有之，其或阳气太盛者，又为火热之症矣；如中焦之阳微不能司运化，则清气不升，湿浊停留为患者有之，倘遇胃实为热，则气血又壅逼沸腾矣；至于下焦之病，则寒热二者，皆肝肾水火为之，论肝经风热各症，则有或虚或实之分，论肾经各症，则有水虚火虚之分（虚病有肾无实）。凡三焦之应为分别者如此。

又脏腑自起之病为内因，六淫侵入之邪为外感，无论症之虚实，凡兼有外感者，即宜首为开散，以清外邪，然后徐调其内。彼眼科方中，多表剂者，职是故耳。余恨眼科书无善本可读，而欲修正方法，以作眼科轨范，旁搜远绍，得数千言，条而分之：曰气，曰血，曰虚，曰寒，曰实热，曰六淫外来，曰七情内扰，曰脏腑主病，曰杂病累目，凡八项，辟谬言，崇正说，于无头绪之中，揭其綱领，庶学者不盲于心，而病者不盲于目。

气病第一 （元气属先天命门，卫气属后天脾胃，元气为卫气之母，初病宜顺、宜开，久病宜补。）

《经》云：气脱者目不明，倘清阳不升，则浊阴不降，目何以明。人身气化流行，则百体无恙，气失其正，何往非殃？故曰：百病皆生于气也。兹仅就目言，凡阳气有余者，则为目赤壅肿。阴气有余者，则为隐涩羞明。中气不运者，则为眼皮宽纵，或肿而生瘿核。治法实者攻之，虚者补之，滞者行之，郁者达之，陷者举之，寒用温而热用凉，互参兼症，别其脏腑而调之，庶不误事。

血病第二 （血生于心，统于脾，藏于肝，布于肺，而周灌一身，贮于肾而为精液，遇寒则凝，遇热则耗。）

《经》曰：目得血而能视，血不足者目病，血太多者目亦病，所谓太多者瘀滞不流行也。夫太阳经起目内眦，血多气少；少阳经起目锐眦，血少气多；阳明经起目两傍交额之中，气血俱多；惟厥阴连于目系而已。故血太多为病者，太阳阳明之实也；血不足为病者，厥阴少阴之虚也。能辨过与不及，庶攻补两得其宜，且当知血化于气，而又为阴精之类。凡阳气虚不能生血者，则宜温而不宜寒，阳亢阴亏者，又宜滋而不宜燥，他如风寒湿为患，则宜开散，暑火燥为患，则宜清凉。总之目病初在气分，久之必入血分，凡目病久不愈者，当留心治血之方，更当用走络之药。

虚寒第三（虚而寒者为纯虚，虚而热者为虚中夹实，又虚而感外寒者亦虚中夹实也。）

有本脏自寒者，有因他病致虚而寒者，有伤凉药而虚寒者，宜分别治之。大凡久痛昏暗，青盲雀目，内障昏蒙，五色花翳，迎风泪出，皆属虚候，治宜温补。又瞳神青绿、白睛枯槁者，多属寒症。白翳遮睛，珠不甚痛，或全不痛，目仍能开而视不见物者，为真火不足，可补坎中之阳，俾清升浊降，则云消雾散，日月重明。若久服寒凉，虚阳转盛，则当以甘温，从乎反佐，此皆阳虚之症，法当症脉合参，且分上、中、下三焦而药之。倘或感冒外寒，则仍从风寒温散之例，法见风寒门中。

实热第四（实热为火盛，虚热乃血亏，但火太盛亦能令人血亏，而成本虚标热之症，宜细察之。）

实热与虚热不同，最易分别。外感实而热者，风火燥也；内因实而热者，肝实胃实或心火自盛也；瞳神内涌，肿胀红赤，大小眦赤者，皆为热症；翳膜遮蔽，眼珠刺痛难开，而视物犹见者，亦为热症；然必鲜赤干枯，并无眵泪粘浓者，乃为实热确症。夫白轮变赤者为火乘肺；肉轮赤肿者为火乘脾；赤脉贯目者为心火自盛；刺痛赤涩则肝胆风热为多。若是肝经虚热，则左关之脉可征，肾无实症，兹勿具论。

治实火贵泄其有余之气，上病用轻清，下病用疏泄。然苦寒过用，反化燥而伤阴，医者不可不慎也

六淫外来第五（风、寒、暑、湿、燥、火。）

目病之由于风者，分外风、内风两种。其为外风所伤也，症见眵泪肿痛、星翳，风或夹热，则先头痛眵黏，赤肿羞明；风或夹湿，则多泪、作痒、目胞肿溃；风或夹燥，则眵硬、多泪、眼皮紧急；风或夹寒，则时流冷泪、微赤羞明；至若神光不足、视物昏蒙、渐成内障、其痛时作时止，此又由血虚火旺，内风所伤，病在肝胆矣。

治外风宜辛散兼和血，所谓血行风自灭也。而夹寒热湿燥者，各随其症调之。治内风宜滋补，最忌升散，平素阴亏之人，厥阳易动，木火生风，即宜柔养肝阴，俾风自熄。吴鹤皋所谓防、艽之属，可治外风而不宜于内风者，深得其旨也。但内风上逆，亦有宜潜阳而用龙牡者，不当仅以补阴二字尽之。（此段宜与头风一类参看）

寒伤太阳寒水之经，上乘空窍，发为目病，不过调和营卫驱散寒邪而已。但兼湿而冷泪翳蒙，胞生痰核，则邪滞太阴矣；胬肉壅肿流泪刺痛，则兼病肝经矣；眼倦光晦白障云遮，则兼病肺经矣。此虽非本脏自寒之

病，而其阳虚可以想见，故散寒之外，更宜温补气血以助真阳。不然，目虽为五脏六腑之精华，一为阴寒所制，则阳光欠乏，不能如离照当空矣。（此段与前虚寒一类合看）

夏日暑邪侵目，必大热口渴，小便赤短，目赤胀痛，眵泪昏蒙，下午痛甚，治之之法，在上以辛凉发散，在下用清热养阴，或通利小便。盛暑暴中，则当以凉为主。怯弱者，于凉解之中兼以辅正；伏暑灼肝肾真阴，瞳人伤损者，于清暑之外，更进滋补。

总之暑先入心，易伤心血，火旺刑金，易伤肺气，且长夏湿土司令，湿与土合，又易使脾土运化不行，肝肾同居下焦，俱有相火，肝得暑而雷火易起，肾得暑而龙火易升，五藏之中，各宜分认明白，庶能药到病除。

湿邪上蒙清窍，随经触发，头目昏痛，现症各殊。脾湿则多眼癣眼菌，或上下胞肿而泪浓；肺湿则多黄膜昏暗；心经湿则多弩肉如指，大小眦溃而不红；肝经湿则多星障，黑珠浑浊；肾经湿则瞳神呆钝昏眊无光。或以风药胜湿，燥药除湿，淡药渗湿，苦寒以泄湿热，均须辨症明确。

尤必细审内因、外因之如何？外因有三：于天则雨露霜雪受之在上，于地则沮洳潮瘴受之自下，于饮食则生冷酒浆入之自口而内归于脾。内因则脾、肺、肾三经为水之总司，肺气化则水道通调，而三焦膀胱之水尽出矣；脾气散精，则清升浊降矣；肾气化，则二阴通矣；虽曰：诸湿肿满皆属于脾，然肺行清肃之令，肾为寒水之司，二脏亦有关系也。

初秋新凉时气之燥，实为金令肃杀之威。气忽转寒，伤人阳气，其病或如伤寒而兼发目疾，则宜以杏苏类辛温散之。若枯燥发热或本脏血虚内燥之病，目必干涩烦红。或肺燥而痒在白珠，或肝燥而黑珠翳障，或肾燥而瞳子无膏，或心燥而红丝绊系，脾燥而黄膜遮睛，治法则宜润养金水，使胆汁立充，则光华渐复矣。

子和谓：目不因火则不病。盖以目为火户，而炎热之气最易上升也。内起之火，不离五藏，可于五轮发见赤色验之，滋其肾、肺，降其虚阳可也。但亦有阳虚阴盛，火不归元，目虽赤肿，脉转沉软者，不可不知。若夫外来之火，天行时热，如春温、夏暑、冬温，皆足令人目红、痒痛、泪积如脓、畏热羞明，脉浮而数，泄之以苦寒之品，散之以轻清之品可也。

七情内扰第六（喜、怒、忧、思、悲、恐、惊。出于六淫者，易治；出于七情者，难治。）

喜则气散，心阳过动，上则刑肺，下则灼肾，金水受伤，目病乃作。《经》曰：心合诸脉。又曰：诸脉者皆属于目。凡人五藏六腑之精液尽上注于目，阳亢阴微，炎蒸空窍，遂有弩肉扳睛等症。其起于大眦者属心家实火；起于小眦者属心胞虚火；甚则驽肉双斗，蚀及瞳人神水，乃心火灼肾所致。治以清补为主，清则心火不升，心阳得静；补则心气得宁。心血不耗，或通利小便，使火气由小肠而泄；或凉解心包，以清心家外廓，但清泄之中，尤以保全心气为重。

肝藏血，血有余则多怒，目为肝窍，固喜血之有余，然太过而至于怒，则肝胆刚亢之威已动，或病气逆而上，或病血热而腾，均易累及目矣。初起目昏如雾，继而空中见有黑花，久而神光不收，胆汁不应，内急外干，覩物成歧，此内动之因也。

但动由于内邪，有气血寒热之不同，又有实兼虚，虚兼实之各异，不可笼统混治。如因热而动者，治其热；因风而动者，治其风；因厥逆逼上者，治其所厥之邪；因阴虚而动者，补阴抑阳；因阳虚而气越者，用敛阳潜阳之药；因中气虚而动者，补其土；因上焦清明之气不能主持而动者，亦当补中焦；因五藏六腑上注之精气不足而动者，察其何者之虚而养其精气。

总之目病因怒而起者，无论寒热虚实，皆当参以宣气解郁之药，勿专从事于酸敛。忧则气约而心系急，且中气受抑，则生意不升，肝邪易以乘之，故亦病目。如忧伤肝，肝急则脾土受克矣；忧伤心，心急则肺金被克矣；忧伤肺，肺急则肝木受克矣。其忧急而恐者，则转及于肾，伤其水火矣；又忧极而悲者，则转及于心包，伤其相火矣。此数者，于目大有关系，势必结成翳障，不仅目赤目蒙，而治之亦无善法，惟在劝慰宽解，转忧为喜，以喜胜忧而后可，故曰：忧能伤人，非医术可疗也。

思想气结，内伤心脾，李东垣谓：五藏六腑之精气，皆禀受于脾，上贯于目，脾者诸阴之首，目者血脉之宗。思虑一伤，则五藏之精气皆失所司，不能归明于目，而有视物羞明，眼皮宽纵，倒睫拳毛等症，或生偷针，或为眼痹，治宜扶脾理气，兼顾心阳，开其凝结。然此项系情病，必得愿遂而后病可释，否则以怒胜思也。

《经》曰：悲哀太甚则胞络绝。又曰：心气虚则悲。夫悲之为情，与忧思大异，忧思不过呆默，悲则哀恸号哭，渐至眼肿泪枯也。甚者视物无形，或见黑花、蝇翅、鱼鳞、白陷、红烂、血出等症。治必先释其悲，理其肝脾，所以调心家子母二脏也。

恐惧伤心，亦伤肾，实则胆虚之故也。恐则气下而精却，人目之中，一点黑莹，乃先天真一之水所化，全赖精气神包裹而后明察秋毫，精却则气不能化，而瞳神有昏眊之患矣。气下则不能摄精，而瞳神有散大之患矣！急宜补养肝肾，安其神明，则精气固而神光可复。盖心以神为主，阳为之用，肾以志为主，阴为之用。阳即为气为火，阴即为水为精，平日水火相交，全在阴津上奉以安其神，阳气下藏以奠其志。不然，则神不内安，而阳气外散，志不戢于中，而阴津走于下矣，水火不交，而目焉有不病者乎？

凡人惊起仓卒，则心主震动，遂及于胆。其症为目睛不转，为瞳人放大，为青膜遮睛。治宜安神定志，使气之散者，得以复聚也，又胆精不足，则为目昏，亦多有因惊而致者，宜与前恐惧一段合看。

脏腑主病第七　（心小肠　肺大肠　脾胃　肝胆　肾膀胱）

心经主病者，操劳伤阳，或七情扰意。大眦属心，心热则眦肉壅痛，其不红不痛而痒独甚者，则虚火也。小眦属心胞又属少阳经，多气少血，故凡小眦努肉者，多属血虚也。若大小眦驽肉攀睛，其虚实分别亦如之，但有蚀及瞳人者，则心火克肾水也。又心经之火上延于目者，兼责小肠，古人谓心火无直折之理，通小肠则心火自降，此治脏先治腑之法也。

肺位高而统一身之气，目病属于肺者，见症多在气轮。白睛红丝为肺热；白珠驽肉紫障为血凝而气不行；白睛起膜状如鱼泡者，为太阴寒郁；白翳侵睛者，金来克木；珠大脱眶，肺肾气虚；鸡盲雀目，肺阴亏而肝血复少也；能仰视不能俯视者，气有余而血不足；能俯视而不能仰视者，阴有余而阳太亏也。岂但曰：火克金则白珠红涩也哉！凡目病在肺经者，如欲釜底抽薪，则兼治其大肠，此上病治下法也。

脾阴脏，而统一身之血，全赖阳气以为转输，阴降阳升，故目之上睥属脾，下睥属胃。方书：上睥内生红粒者，名鱼子石榴；生红块者名鸡冠蚬肉。此皆太阴风热气血凝结之病。其睛明穴有疮者，名目痈，日久成管，名眼漏，此为太阳郁热所致。睥翻黏脸，下睥生菌者，皆属阳湿火。上睥肉粒，名偷针，下睥肉粒，名眼瘅，有属于风郁化热者，必肿而痛；有属劳伤，心脾肝木克土者，则不肿痛而时发时止。以上实热、虚热二项，宜细辨之。

又睥生痰核如樱梅，由于气结，防有成疣之患。上睥宽纵，拳毛倒捷，其红而痛者，属脾肺气虚；夹风不红肿者，属中气下陷；下睥紧急拳毛倒入者，多属肝风克胃；两睥生癣，湿烂为风（又名烂弦风眼）。焦枯为火，风可兼燥兼寒，湿可兼热兼痰，俱宜细认（以上脾胃合论，若专论治胃又须知阳土不宜温燥也）。

肝属风木而生火，有血涵养之，则目病不生，其脏性主疏泄，凡六淫七情致郁，气不宣流，遂生星翳障雾，自上而下者属太阳经，名曰垂帘。红为热，肿为风，色白而肿为气虚挟风，均无不痛之症。倘全不痛则血虚内热，倘不痛而且不肿，则气虚下陷也。

自下而上者属阳明经，名曰：推云，又曰：黄膜上冲。在黑珠外者肝风贼胃；在黑珠内者为肝肾不足。障黄为湿热，脓水属寒邪，弩肉红壅为胃热，此皆气血失充，虚中夹邪之症也。又红白相间者，名：玛瑙障，属热郁肝经；气血相杂，纯白而厚者，名：水晶障，属寒结肝脾之阴分也；白星圆聚者，名：聚星障，属肝肾精血受伤。一线垂下者，名：线障；横住瞳神者，名：横关。红痛属风寒郁结肝阴，不红痛属肝肾阴虚相火上越，一线盘旋于风轮之上者，名：旋螺障。一为阴寒上乘，一为邪郁肝阴，可以脉之浮沉审辨。

黑珠内瞳神外，初起如雾渐渐厚大者，名：内障。左关脉细涩属肝郁，左尺脉洪数为肾气不收，色白而长，形如半月者，名：半月障，属肝经郁怒所致。色白而厚者，名：白障，稍薄则名：白翳，最薄则名曰：白雾，白点名：星。

红肿痒痛属风；不痒痛则属邪郁；涕泪属寒；眵干羞明昏蒙均属火；此皆实症。若不肿而红痛，则血虚生风；不红肿而痛，则思怒伤肝；或阴虚火燥；皆虚症也。目珠痛，肝阳上浮也；白障满布，赤脉贯睛，肝郁热也；无白障而但见赤脉者，心火刑肝肺也。

黑珠上一颗突出者，名：蟹珠。发于瞳神巅顶，属肝肾二经；发于瞳神下面，属阳明；发大眦旁属太阳；

发小眦旁属少阳；黑珠低痕名：陷障，凝如冰名：冰障，俱属肝阴气血两伤，此实中夹虚症也。肿痛弩肉黑珠泛白者，名：内泛，乃精血大虚风寒滞郁也。略举大概，当细认之。

目中神光，惟赖胆中清纯之气所养，古方多取猪胆汁为清热之用者，同气相求之理耳，但味太苦寒，防其碍胃，不可不知。

瞳神属肾，内起星点者，邪郁肾阴也。五星缭乱视物䀮䀮者，肾虚反为火克也。瞳神缩小为水竭，瞳神发白亦水竭也。散大，气不裸精也。黑珠满红，名曰：胭脂内障，属相火上浮，水不能制。若瞳神亦红者，名曰：血灌瞳人，不治。瞳神泛白跃动，已成内障亦不治。瞳色如金，火亢水竭，亦不治。有见火心飞扬者，心肾不交也；有见萤星满目者，肝肾不纳也；有见白星绕乱者，肺肾气虚也；有见黑花茫茫者，肾阳不藏也；凡视白为黄，视红为紫，视正为横，视定反动，睁目头晕者，皆阴极阳飞症也。

瞳神不大不小，其色不红不白，三光俱灭，真青盲也。法在不治，以上皆精血失充之症。滋水潜阳二法，临时参酌行之。

眼病有用羌活发汗以治其表，有用五苓利水以泄其里者，俱治膀胱外寒或内湿之病，指实症而言。目珠上属太阳，见症甚多，如头风损目，垂帘成障皆是，故治目又不可不细究膀胱也。

杂病累目第八（杂病累目之症甚多，兹录其最巨者数则，以便参考。头风　温疫　黄疸　痘疹。）

头风损目者，分内风，外风，两症。外风头痛，自有各经表症可察。太阳主羌活、藁本，阳明主葛根、升麻，兼火则主白虎。少阳主芎、柴。太阴主防、芷。少阴主独、细。厥阴主蔓荆、吴萸。此六经报使之药也。

雷头风宜清震汤，左偏头宜除风养血，右偏头宜补气散风，外风大略如是。至若内风发动，又有阴阳气血之殊。阴虚者，乃水亏于下，而虚火乘之，故令头痛。阳虚者，乃阳衰阴盛，遇寒则痛也。气虚者，微遇外寒或劳伤则痛。血虚者，风热内生眩晕耳鸣而头痛。气虚参、芪为主；血虚四物为主；阴虚火浮者，壮水为主；阳虚阴胜者，扶阳为主。更有痰厥头痛，风痰、湿痰、寒痰诸症，宜细辨之。

凡头风最易损目者，盖风邪上受，必犯空窍，肝窍于目，而为风木之地。木动则风生，以风招风，内外相合，故头风必害目也。其症或为旋螺泛起，或为蟹睛高凸，或为内外推云，或为红白垂帘，或为瞳神散大，或为内障青盲，治者随经察脉，临症应变，不可拘执一端。

瘟疫乃时气传染之症，亦有邪火上攻于目赤痛羞明者，清火散邪，选用芳香轻泄肺、胃二经之药，目如黄金色者，仍用茵陈，暑邪入络，用扁豆花、丝瓜、翠衣之类，不得专以甘菊、蒺藜等疗之也。

黄疸一症，无论湿热寒湿，其目皆黄，甚至瞳人亦黄，昏花雾障，目虽不痛，然作胀亦时有之。法以茵陈为主，湿热宜茵陈五苓散；寒湿宜茵陈四逆汤。

痘疮入目，其症最凶，盖或元气偏虚，或寒热偏胜，毒不尽达肌表，遗留上逆，则目中生痘，损坏瞳神。又或成浆之后，毒出肌肤，内脏已虚，而余毒不出，邪陷至深，因而目中星遮翳蔽。变症不一。

惟验其靥之白色者属气虚；淡红者属血虚；紫色者属余毒未尽；若过期而不脱靥者，乃气血太亏。调其寒热之所偏，益其气血之所损，则目明翳退矣。

【列方】

泻青丸（见一卷　痉厥）定志丸（见八卷　惊悸怔忡，治目能远视不能近视者，）余方已见《伤寒》书者，不录。干地黄丸（河间）即六味地黄丸

又东垣法　治肾虚目昏者。

于六味丸中加柴胡　五味　归身　朱砂为衣。

又赵养葵法　治血虚气滞者。

于六味丸中加柴胡　五味　白术　当归　甘草

槐子散　（同上）治风热目昏痛者。

槐子　黄芩　木贼　苍术

为末，茶调下。

益气聪明汤　（东垣）治清阳不升耳目不明之症。

蔓荆子　升麻　葛根　黄芪　黄柏　人参　芍药　炙草

附选备要各方

补肝散　（《简易方》）　肝虚目痛、冷泪不止，及羞明等症均可服之。

夏枯草五钱　香附子一两

为末，每服一钱。茶调下。

千金磁朱丸　（《原机》）　治神水宽大渐散，如雾露中行，覩物皆二体者。

磁石　辰砂　神曲

先置磁石于火中煅红，醋淬七次，晒干另研极细二两，又研辰砂末一两，神曲末三两，更以神曲一味，水和作饼，煮浮为度，加入前药炼蜜为丸，梧子大，每服十丸至三十丸，空心米饮下。

人参补胃汤（东垣） 治劳役饮食不节，内障昏花之疾，神效。

黄芪　人参各一两　炙草八钱　蔓荆子二钱　白芍三钱　黄柏酒淬四次炒四次，三钱

每服五钱，水煎，病减住服。

七宝散（《千金翼》） 治翳久不退。

琥珀珠子　珊瑚　石胆　紫贝　朱砂　决明子二钱　蕤仁五钱

为末，敷目，日三次。

第二章　耳病

【《病源》】

肾为足少阴之经而藏精，气通于耳，耳者宗脉之所聚也。精气调和，肾脏强盛，则耳闻五音；若劳伤气血，兼受风邪，肾损精脱，则耳聋矣。又五藏六府十二

经脉有络于耳者，阴阳经气有相并时，并则藏气逆，名之曰：厥。厥气相搏，入于耳之脉络，亦令耳聋。肾病精脱耳聋者，颊颧色黑；气厥耳聋者，耳内气满。（二十九卷　耳病　一条）

劳动，经血风邪乘虚随脉入耳，与气相击，故为耳鸣。（二十九卷　耳病　五条）

劳伤血气，热乘虚入于其经，热聚则生脓汁，故为聤耳。（二十九卷　耳病　六条）

上焦有风邪入于头脑，流至耳内，与气相击，故耳中痛。（二十九卷耳病七条）

【河间】

以窍言之，水也；以声言之，金也；以经言之，手足少阳俱会其中也。有从内不能听者，主病也；有从外不能入者，经病也。肾和则能闻五音矣。《保命集》

【东垣】

头痛耳鸣，九窍不利，肠胃之所生也。肠胃不足，故气弱不充，伤寒及大病之后，多有此症，以补中益气汤治之。耳聋多恐者肝虚也，《经》谓：肝虚则目䀮䀮无所见，耳无所闻，善恐，治法用四物汤加防风、羌活、柴胡、菖蒲、茯神等分煎服。

【丹溪】

十二经脉，上络于耳，其阴阳诸经，适有交并，则藏气逆而为厥，厥气搏入于耳，是谓厥聋，必有眩晕之症。耳者宗脉之所附，脉虚而风邪乘之，风入于耳，使经气痞而不宣，是谓风聋，必有头痛之症。劳役伤于气血，淫欲耗其精元，瘦悴力疲，昏昏聩聩，是为劳聋。有能将息所得，血气和平，则聋渐轻。又耳触风邪，与气相搏，其声嘈嘈，眼中见光，谓之虚聋。热气乘虚，随脉入耳，聚热不散，脓汁时出，谓之聋耳。耳间有津液，轻则不害，若风热搏之，津液结凝，成核塞耳，亦令暴聋，谓之盯耳。(《心法》)

【谦论述】

郑守谦曰：肾窍于耳，心亦寄窍于耳，胆络脉附耳，小肠脉亦附于耳，故曰气虚耳聋，治在心、肾。邪干窍闭，治在胆、肠，此以虚实言之。

若暴聋赤肿，为火塞闭，脓痛结块者，为气为湿为痰。耳鸣或痒如有物蠕动者，为风。又当于六淫中各分气、血两部，寒热而调之。其有暴怒气逆，过劳精竭者，又当于七情中推测之。

总之，风当用散，热当用清，郁为之开，虚为之补。病发于下者，和肝安肾；病起于上者，调心之外，更宜兼顾肺经。以肺主气，化耳能听声，肺气实为之主耳，故曰：耳者宗脉之所聚。

【汇证】（耳衄见血症中）

耳聋　耳鸣为聋之渐，精脱者耳聋。宗脉虚而风邪乘之，使经气否而不宣，耳内作痒且兼头痛者，为风聋。十二经上络于耳，其阴阳诸经适有交并则脏气逆而为厥，厥气搏，耳必兼眩晕，是谓厥聋。劳役伤血气以致昏愦者，为劳聋。心、肝、肾或气或血有所损伤，由渐而致者，皆为虚聋。有水入耳浸渍肿痛者为湿聋。此外又有风热暴聋，气闭耳聋，触惊窍阻成聋者。

耳鸣　髓海不足则耳鸣。痰火上升两耳蝉鸣，《内经》谓：一阳独啸少阳厥也。注云：啸谓耳鸣也。是耳鸣一症虚实皆有。

耳痛　痒兼痛为风，肿而痛者为湿，干痛为热，微痛虚火。耳后攻击作痛作肿者，风寒风热皆得而致之，宜参脉与兼症。

杂症五般　耳中生毒，其症有五：曰：耵耳，壅塞痛聋，肝胆之热或风温所致。曰：震耳，虚鸣脓出湿兼风也，有耳疳生疮极臭，浊聚而气郁也，有耳风毒出红脓而病在血络也，有缠耳出白脓肺寒脾湿，或又化热而为黄脓，即耵耳之类也。此外耳蚀，耳痔，疔痈，冻疮，抱耳风等各有验方，俱载外科及各方书中，兹不备录。

【列方】

补中益气汤（见一卷　麻木）四物汤（见一卷　风类）又东垣益气聪明汤亦治耳之药已载前幅目症中

附方

透耳筒（《准绳》）治肾虚耳鸣，如风水声或暴声者。

椒目　巴豆肉　石菖蒲　松脂香各五分

共为细末，以蜡镕化和匀，作筒子样，棉包纳耳中，日易一次。

姜蝎散（同上）治肾虚耳聋

全蝎四十九个，酒洗焙　生姜切片如蝎大四十九片

二味共炒干，为末向夕勿食，夜卧时酒调作一服，徐徐尽量饮之，至五更耳中闻百十笙管响，自此闻声矣。

第三章 鼻病

【《病源》】

热乘血气，血得热流溢妄行，发于鼻者，为鼻衄（节）。热气冲鼻故生疮（节）。（即二十九卷 二条及六条）

肺气通于鼻，其脏为风冷所乘，故鼻气不宣利，冷气搏于血气，则生瘜肉。（二十九卷 第八条）

【东垣】

《金匮真言》论云：西方色白，入通于肺，开窍于鼻，藏精于肺。夫十二经脉，三百六十五络，其气血皆上升于面，而走空窍，其宗出于鼻而为臭。《难经》云：肺气通于鼻，肺和则鼻知香臭矣。夫宗气者，胃中生发之气也。若因肌饱劳役，损伤脾胃，生发之气弱，则营运之气不能上升，邪塞孔窍，故鼻不闻香臭也。宜养胃以实营气，阳气上升，鼻管自通矣。

【丹溪】

肺脏位高，体脆，性恶寒，又畏热，鼻为肺窍，若心肺有病，则气臭不利。

酒糟鼻，是血热入肺，宜四物汤加陈皮、红花、酒芩煎水，调五灵脂末同服（又《格致余论》中，于上方加茯苓、生姜，气虚者加黄芪，)。鼻中瘜肉，多有胃中食积，热痰流注，当消食积。鼻尖红赤，及鼻中生疮，用辛夷碾末，入麝香少许，绵裹纳之，又以牛马耳垢敷之妙。(《心法》)

【谦论述】

郑守谦曰：难经言心主五臭，肺主诸气，鼻孔为清气出入之道，故曰鼻为肺窍。其食能闻香臭者，尚由心气主持也，鼻柱上根于脑，而督脉且达乎鼻下之人中，鼻准位镇中央，而脾胃实共司乎九窍。

以热症言，则火热刑金，风热灼脑，皆令鼻涕鼻渊(胆移热于脑，令人鼻渊)。湿热在胃，瘀热在心，皆成鼻皶瘜痔(菊花茶调散、辛夷消风散加羚羊、苦丁茶、山栀等，苍耳子散之类)。

以寒症言，风寒入肺入脑，皆令嚏塞清涕，或鼻瘜不闻香臭(温肺汤、通草散、辛夷膏等)。以内起虚寒各症而言，则督脉虚者，脑漏、鼻渊(天真丸葱附丸)。肺虚而土不生金者，亦病鼻涕或渊(宜补中气)。

大抵外感多实，内因多虚。湿滑为寒，干燥为火，鼻齆(即瘜肉)之类兼瘀浊，皻皻之类恐阳升。他如丹溪所谓鼻紫黑者，宜化滞血。陈无择所谓鼻头白者，为亡血，赤者为血热，此亦医家不可忽略者。何则，鼻准以黄为正色，否则病矣。

【列方】

菊花茶调散（见五卷　头痛类）四物汤（见一卷　中风）天真丸（见六卷　血症）

辛夷消风散（《准绳》）治鼻瘜或气塞不通。

辛夷　细辛　藁本　川芎　白芷　防风　升麻　木通　甘草

苍耳子散（《准绳》）治鼻渊。

苍耳子二钱半　辛夷五钱　薄荷五分　白芷一两

为末，服二钱。食后葱茶汤调下。

温肺准（《准绳》）治鼻不闻香臭。

升麻　黄芪各二钱　葛根　羌活　甘草　防风各一钱　麻黄不去节，四钱　丁香一分

上作二服，水二大钟，葱白三根同煎至一钟，稍热服。

通草散（陈无择）鼻塞并瘜肉外治方。

通草　细辛　附子　各等分

为末，蜜和，绵裹少许纳入鼻孔。

辛夷膏（张涣）鼻瘜疼痛外治方。

辛夷叶二两　细辛　木通　木香　白芷　杏仁各五钱

上用羊髓　猪脂二两和药，于石器内慢火熬成膏，取黄色浸冷水中，入龙脑，麝香各一钱为丸，绵裹入鼻孔数日脱落。

葱附丸　（孙一奎）肺寒、脑冷、鼻流清涕。

川附子一枚，生用　细辛五钱

葱汁打糊，丸如梧子大，每服四十丸，羌苏汤下。

按此方与《准绳》治小儿聤耳之葱涎膏药味相同，但彼系用以滴入耳中，此则因治鼻，宜温散而作丸吞服也。

第四章　口舌

（舌衄，详血症类。走马疳见齿痛，鹅口及重舌、木舌见幼科。）

【《病源》】

心气痛于舌，脾气痛于口，府藏热盛乘心，脾气冲于口与舌，故令口舌生疮也。（三十卷　唇口病　第一条）

足阳明为胃之经，其支脉环于唇，有风热与血气相搏则肿结。外遇风冷，乘其结肿，不消则成核。（三十卷　唇生核候）

心脾虚为风热所乘，邪随脉至舌，热气留心，血气壅涩，故舌肿胀急。（三十卷　舌肿候）

夫伤寒发汗必吐利，口中烂生疮，以表里俱虚，虚热不已，毒气熏上焦故也。（七卷　伤寒口疮候）

【河间】

肝热则口酸，心热则苦，脾热则口干，肺热则口辛，肾热则口咸，胃热则口淡，或曰：口臭亦胃热为之。

【东垣】

《内经》云：膀胱移热于小肠，隔肠不便，上为口糜，好饮酒人，多有此疾，易老用五苓散、导赤散相合，服之神效。

东垣化毒法，凡口疮无论新旧，遇夜卧将自己两肾丸以手握紧，左右交手揉三五十度，如此三五度良愈。如鼻流清涕恶寒者，握两肾丸向上揉之。按品糜多系虚火上炎，故用手揉肾丸，以引其火下降也。

【丹溪】

口疮服凉药不愈者，因中焦土虚，相火冲上无制，用理中汤补之，或噙官桂亦妙，或用远志醋研，扫患处出涎。

【谦论述】

郑守谦曰：脾气通口，而脾之荣在唇四白，胃经夹口，而络即环唇，故口病或寒或热，均随脾胃阴阳之偏胜为转移。又大肠之脉夹口交人中，肝脉、督、任、冲脉亦皆络唇之上下。

口苦病名：胆瘅；口甘病名：脾瘅；口紧而小，病曰：茧唇；唇口白烂为口糜；伤寒上唇生疮曰：惑，为虫蚀其脏；下唇有疮曰：狐，为虫蚀其肛；大约风胜则动（如口㖞斜、舌舐唇之类）。寒胜则缩（如舌卷、口缩之类）。湿胜则涎多（如脾冷流涎滞颐之类）。热胜则干（如唇燥、口干、舌枯之类）。气血郁滞而生疮，秽浊停积而口臭。

再征五色五味以察内脏关系之如何，乃能洞悉病情矣。夫舌乃心苗，而其本实为脾脉所系，除脾经为患外，再察心经寒热、风痰、瘀血如何。验苔各法，则分白滑（寒）、灰黄（热）、芒刺（温）光绛（血热）数种。至伤寒舌卷囊缩一症，则病及厥阴，以肝脉亦络舌本故也。温热各病，以舌上津回则生者，因肾液出舌端故也。知常知变，其庶几乎！

【汇证】

口臭《直指》曰，口臭乃热气蕴积胸膈之间，此当以凉泄者也。丹溪谓：一味香芋，能治口臭，是又寒郁为浊之候。故口臭亦当分别治之。

口疮　口舌生疮，古法有用黄柏、青黛、冰片、桑树汁者，治火法也。有黄柏、细辛同用者，寒热复治也。有用诃子、五倍子、僵虫者，治风湿也。有用升麻、参、芎、防风、桔梗、羌活、薄荷者，开提上膈也。有用胆矾泡漱、乳没、雄黄、白礬、铜绿调敷。或巴豆、黄丹作饼，外用纸护贴眉心者，拔风毒也。有用槟榔火煅为末，入轻粉敷之者，散气积也。有用桃仁、蒲黄、墨汁者，退血积也。有用蜜炙吴萸、砂仁、半夏、乌头者，祛寒痰也。口疮各症，可不先审寒热而治之也哉。

舌病　心脉系舌根，脾脉系舌旁，肝脉络舌本，肾液出舌端，虽分布五脏，而心、脾实主也。故二脏不和，则变生诸症。中痰则舌卷难言；伤七情亦舌肿难食；三焦蕴热，则舌苔燥而咽干；心脾热炽，则舌粗重而口苦；气虚则麻纵；阴火则点黑；湿痰则肿胀；郁热则衄血；心火则生疮；脾热则干涩；胃热则舌本强直；肝热肝寒皆令舌卷且缩；肺热则舌燥而声哑，甚则津竭而舌心干枯。

邪入心脾则舌自挺；邪入阳明则口自噤。一挺一噤，故令嚼舌。其余重舌属火、属痰，木舌属风、属热。舌菌舌核，俱气血凝滞而成。舌硬舌肿，乃血瘀邪积所致。平常舌出不收者，为邪气之盛，冰片掺上。产妇舌出不收者，则为心气之虚。

舌胎　舌上以有苔为上，但须微薄而润极有光彩，是为胃气舒和，能化浊输津之象。若夫为病，则苔厚而浊，或无苔而干也。邪气传里（邪在表则无苔），搏结津液，胸中寒湿与丹田热气相激上行，故苔生舌上而凝滑如脂。迨寒变为热，则舌苔不滑而涩，以热耗津液，故滑者转干也。再热聚于胃，则苔黄，热已至极，则苔黑。病传少阴，亦舌淡而黑，肾虚火炎，则黑生芒刺。

舌心绛干者，为胃热或心热；舌尖干绛，亦心热；大黑点者为心经热毒，白黄碎点，当生疳也。苔如针而软，胃有宿滞也；苔如针而硬，胃液大伤于热也。白粉而滑，为湿盛；白粉在中而边色紫绛者，瘟疫病初入募原也。

舌无苔而有如烟煤隐隐者，不渴肢寒，则阴病也。黑而短缩，肾气竭也。黑而滑者，水来克火，亦为阴症，当温之。淡红无色而光者，胃津受伤，当润之也。

【列方】五苓、理中、导赤外，新选五方

五苓散　理中汤　（均见《伤寒》）　导赤散（见八卷　癫狂类）

柏皮散（衍义）治心脾热、舌颊生疮。

川柏蜜炙为末，一分　青黛一分

研匀入生龙脑一字，研匀掺上，有涎即吐之。

绿袍散（《卫生宝鉴》）方　大人、小儿口疮久不瘥者。

黄柏四两　甘草炙，一两　青黛一两

先以黄柏　甘草研为末，再入青黛，碾匀干贴患处。

红芍药散（《赤水玄珠》）歌曰：心痛、口疮，紫桔红苍，三钱四两，五服安康。

上件紫菀　桔梗　红芍药　苍术各等分，为细末。羊肝四两劈开掺药末三钱，用麻扎定，火内烧令熟，空心食之，大效，白汤送下。

顺气豁痰汤（《赤水玄珠》）舌痹或麻，此因痰气滞于心胞络。

半夏（用白礬、生姜、皂角煮过）一钱半　茯苓　橘红　栝蒌去油　贝母　黄连　桔梗　枳壳各一钱　香附童便浸七分　甘草四分　姜三片煎服。

玄参升麻汤（《证治准绳》）方　心脾壅热、舌上生疮、木舌、舌肿或连颊项两边肿痛。

玄参　升麻　生犀角镑为末　赤芍药　桔梗　贯众　黄芩各一钱　甘草七分

水煎服，大便秘结加大黄二钱。

第五章　咽喉科

【《病源》】

喉痹者，喉里肿塞痹痛，水浆不得入也。阴阳之气出于肺，循喉咙而上下，风毒客喉间，气结而热，肺塞而痹。脉沉为阴，浮为阳，右手关上阴阳俱实，亦令人壮热而恶寒。（三十卷　咽喉病第一条）

咽喉者脾胃之候，气所上下，脾胃有热，气上冲，则喉咽肿痛。（三十卷　第七条）

六腑不和，血气不调，邪客于喉，为寒所折，气壅不散，故结而成癰。（三十卷　第八条）

伤寒过经不愈，脉反沉迟，手足厥逆者，此为下部脉不至，阴阳隔绝。邪客于足少阴之络，毒气上熏，故咽喉不利或痛而生疮。（七卷　伤寒咽痛候，九卷　时咽痛

略同）

咽中如炙肉脔者，此胸膈痰结与气相搏，逆上咽喉之间，结聚于此，状如炙肉之脔也。（三十九卷　妇人杂病十五条）

【戴人】

气热则内结，结甚则肿胀，胀甚则痹，痹甚不通而痰塞以死矣。（节）后之医者，各详其状。

强立八名曰：单乳蛾、双乳蛾、单双闭喉、子舌胀、木舌胀、缠喉风、走马喉痹、热气上行。结薄于喉之两旁，肿起，其形似蛾，是谓乳蛾，一为单，二为双也。其比乳蛾差小者，名：闭喉。热结于舌下，复生一小舌子，名曰：子舌胀。热结于舌中，舌为之肿，名曰：木舌胀。木者强而不柔和也，热结于咽项，肿绕于外，且麻且痒，肿而大者，名曰：缠喉风。喉痹暴发暴死者，名：走马喉痹。其微者可以鹹软之，而大者以辛散之，如薄荷、僵蚕、白礬、朴硝、铜绿之类是也。（《事亲》三卷　喉舌缓急砭药不同解二十一）

夫男子妇人，喉闭肿痛不能言，刺两手大拇指去爪甲如韭菜宽之少商穴，少商是肺金之井穴也，以鲱针刺血出立愈。如不愈，以温白汤口中含嗽，是以热导热

也。(《事亲》四卷　喉闭四十四条)

一妇人病咽喉肿塞，浆粥不下，数日热不退，药既难下，鍼亦无功，戴人以当归荆芥甘草煎使热嗽之，以冷水拔其两手，不及五六日，痛减肿消，饮食如故，咽喉之病甚急，不可妄用鍼药。(《事亲》六卷　咽喉肿塞二十四条)

【东垣】

咽肿，微觉痛，声破，用桔梗汤。(按方中有麻黄，殆是治肺家实邪之方。)

【丹溪】

喉痹多痰热。　咽喉疮是虚火血虚。　虚火游行无制，用人参、黄柏、蜜炙荆芥。气虚人参、竹沥。血虚四物、竹沥。咽喉燥痛，四物加桔梗、荆芥、黄柏、知母立止。轻者可以缓治，重者惟用针砭刺血为上。

咽痛诸药不效者，此非咽痛，乃是鼻中生一条红线如发，悬一黑泡，大如樱珠，垂褂咽门口中，饮食不入，惟用土牛膝根，捣碎，入好醋三五滴同研，滴入鼻中，系断珠破，吐出瘀血立安，又噙化丸，治痰核在咽，必用咸能软坚之味。(《心法》)

【谦论述】

郑守谦曰：喉纳天气以通于肺，咽嚥谷食以达于胃（喉主天气，咽主地气），少阴（肾）之脉，循喉咙挟舌本以通津液，少阳（三焦）相火，少阴（心）君火之脉，并络喉咙，会厌悬雍管乎其上，肝胆二脉过乎其旁，故凡六淫外来，七情内起，饮食有伤，气血虚实寒热之由，皆能为喉痹、喉蛾、喉风、喉癣之病。不能概以风、火、痰三因目之也。病因孔多，治法各异，谨节各家要论以明之。

外感邪阻上焦肺气而病者，热多寒少。如风温（银翘散加马勃、元参），温毒（喉痛外肿，俗名大头瘟用普济消毒饮去升麻、柴胡），暑温（银翘散加杏仁），湿温（银翘马勃散），燥气化火者（清窍不利，翘荷汤），宜清凉轻剂以泄肺。盖气郁则为热也，若夫寒邪重浊，则必先伤乎下，而后累及于上，彼伤寒中之少阴咽痛，用甘桔汤半夏散及汤者，是也。

内因喉痛，虽亦关于肺，而病源则有心、胃、肝、肾四者之分。如心气热，则用郁金、木通、灯芯灰等；心血炎，则用元参、山栀、豆根等（肺气滞久则血亦郁为热，而心火炎矣。肾水不济而心火亦炎矣）。胃火盛，则用石膏、板蓝根；胃津伤，则用知、贝、梨汁（津伤则干痛，火炎则红肿）。

肝胆气热，则用大青、桑叶、牛膝；肝胆血热，则用生地、胆草、犀角；肾气热，则用黄柏、人中白；肾水虚，则用冬、地、女贞。

人见寒少热多，心窃疑之！而不知寒病气凝，发病多在中下。热病气散，发病佥患于喉。然亦有脾虚口烂而及于喉，肝肾虚寒以致咽烂者（不红肿、饮热不痛、口不渴、脉沉而微），皆阳虚浊泛之症。当与理中、真武引火归元。不然，伤寒中有少阴下利咽痛之猪肤汤（胸满心烦，为水不济火），有少阴咽疮之苦酒汤，又何以有下利清谷、脉微欲绝、面赤咽痛之通脉四逆汤哉。

《经》云：喉痹者（一阴一阳结为喉痹，谓手厥阴心包、手少阳三焦二脉络，喉气热内结则肿闭而痰塞。病将发时，先三日胸必不利，一二日肿痛多痰，三日发寒热或头痛，但亦有兼风寒者）。喉中呼吸不通，言语不出，为天气闭塞也。又云，咽痛嗌痛者，谓咽管不能纳唾，而地气闭塞也。云喉痹咽嗌痛者，谓咽与喉俱病，天地之气并闭塞也。治法宜与宣通中上二焦气分之邪。

《经》又云：少阴所生病者，口渴舌干，咽肿上气而痛，内热面赤，痰涎上涌，尺脉必数而无力，此则宜与养阴以滋其下焦，其或阴虚阳越者，又当与引火归元药。

喉痹为咽痛之总名，其源皆热气上行（不论虚火、实火）。结于喉之两旁，近外作肿，形如筋头，是谓乳蛾，有单双之分；比乳蛾差小者，又名闭喉；喉间起白点者，名曰：白喉（是为时疫）。有寒热之别，热结舌下，复生小舌，名曰：子舌；热结于中，舌为之肿，名曰：木舌；俱与喉症有关系。

热结咽喉，肿绕于外，且麻且痒，肿大而赤者，名：缠喉风（此即温毒症之大头瘟一类）；毒聚于内，涎唾稠涌，但发寒热者，名：寒喉风症；喉痹暴发卒死者，名：走马喉风；又与卒中相似。

以上俱系俗名，然治法各有分寸，大略表与里分，虚与实分，阴阳与寒热又宜分。在表必然恶寒，在里必然便闭，实为毒盛，虚者内亏。阴症脉迟，而阴虚者转燥；阳症脉数，而阳虚者转寒。治表与实者，先宜开散，或涌导痰涎，或针刺出血（开散发忌汗，针刺亦只宜施于毒盛壅闭，体不虚之人）。治里一条，除胃热而实当下之外，若属虚症，须遵《内经》从治之旨（如仲景猪肤汤、三因蜜附子法之类）。徐徐引导而下也。

方书杂载，尚有所谓喉中结块或生肉者，悬壅肿痛或垂长者，要不过风热湿毒上攻之症。宜用吹药或点药散之（如盐水、枯礬、薄荷、青黛之类），有梅核气者（咯不出咽不下，此七情郁气也），宜顺气药以降之（如枳实、厚朴、楂炭、神曲、砂仁、陈皮、莱菔子、香附之类）；有烂喉痧者，因表郁而里复热，不可骤用寒凝，先宜表散透达，兼以清散（其症寒热、咽痛、口渴，用荆、防、枝、翘之属）；有相火喉痛用凉药不应者，宜寒热复法治之（如滋肾丸、六味丸加桔梗、元参之类）。

大凡喉痹属痰，喉风多热，其或初起即憎寒壮热，口不渴而便利者，则为外受寒邪（又不可重用辛散、发汗）。或阳气虚寒之候也。医是症者，其细察之。

【汇证】

喉痹　肿痛壅闭，去风痰，解热毒自愈。如牛蒡、桔梗、僵虫之类。壮实者，始用硝黄，总不宜猝用大凉，使邪冰伏。

缠喉风　喉肿连项，且麻且痒，甲青肢厥，痰涎壅盛，此症最急，过一日夜，目直口噤喉响者，不治，早用刺法（手少商穴、踝下然谷、照海穴）及吹药以通之。

乳蛾　有单双，有连珠，多因郁热而生，红肿有形，或细如星点而白，发寒热者凶，可用金丹碧丹吹入，再酌用喉症主方服之。

喉痈　如蛾而大，但红肿无白色者是也。鼻中出红涕者，为毒已攻脑，不治。宜早用犀角地黄汤并吹药。

喉癣　虚火上炎，肺受熏灼，致咽喉红丝，如秋海棠叶背纹，干燥而痒，妨害饮食，忌盐酱及一切动风助火之物。吹丹药，并服贝母、元参、桔梗等药。

喉菌　因忧郁血结而成。多见于女子，状若浮萍，面厚色紫，亦须戒口，用吹药及清热宣郁方治之。

喉杵　喉极痛肿，甘桔射干汤，外点烧盐散。

时疫白喉　此即缠喉急痹也，因而传染，故曰：时疫，因其起点起皮，尽见白色，故曰：白喉也。邪热外受，容于心肺之间，口渴舌燥，颈肿目赤，耳痛咽阻，有极痛，有微痛者。初起喉间无形（二、三日后喉中始见白点），惟似伤风寒之表症（恶寒、发热、夹背胀痛），若投以麻、桂、羌、防、升、柴、苏、细之类，无可挽回。若误以白色为寒（邪在肺故色白），夭人之命。

即或知为火症，亦不可轻用升提开散，并不可妄用磺黄，早伤中焦元气。然则治法如何？曰：火毒盛者，初起用消风败毒引热下行之剂，三、四剂，白不退者，连十余帖进之。引热加土牛膝根，便闭加入大黄少许，然总须凭脉。此专论瘟疫外受之症也。

若夫劳症白喉，阴虚火燥，痛极而水饮难下，渐至朽烂，必须补剂调之（冬、地、贝母、花粉、知母、淮山、茯苓、何首乌、桑叶、女贞子之属），不可认为时疫。

更有一种白喉，无寒热等症，喉内白皮随长随落，此症的系虚寒，非附桂不能愈病（其脉必弱而迟或兼有肢厥，喜热等症），误认为热，祸不旋踵，宜细审之。

火症白喉，白块浮于肉上，起凸，喉中红肿，饮食喜冷恶热，脉洪数有力，舌胎黄黑，二便不通，痛无休息。如系虚寒，则不红肿，二便如常，饮食恶冷喜热，或天花版上见红丝数条，间有白块，亦陷于肉内而不起凸，喉中微痛，此种病情病状，当细辨之。

白喉治法，初起用葛、僵、蝉、桔以散风热；牛蒡、银翘、土茯苓消肿败毒；元参、二冬清金生水；芩、栀、豆根、石膏以泄火救水；木通、泽泻、车前引热下行；重者加马勃、胆草、土牛膝根，外用万年青捣汁噙嚥，或食生青果以润之，凡风火喉蛾，均可依此施治。

【列方】新附二方

凡《伤寒》书中已载之方概不录入　四物汤（见一卷　风症）　六味丸即金匮肾气丸去附　桂　滋肾丸（见二卷　火症）　犀角地黄汤（见一卷　暑症）

桔梗汤　（东垣）　治冬月咽肿、声破、微痛者。

麻黄连节五分　桔梗　甘草各一钱　黄芩　僵虫各三发　马屁勃一两　桂枝少许　当归一枝

水二钟煎至一钟，食后稍热徐徐呷之。

噙化丸　（丹溪）　治痰核结在咽间，必用咸能软坚之味。

栝蒌仁　青黛　杏仁　海蛤粉　桔梗　连翘　风化硝

上为末，姜蜜丸噙化。

银翘散　（《温病条辨》）

连翘一两　银花一两　苦桔梗六钱　薄荷六钱　竹叶四钱　马勃三钱　生甘草五钱　芥穗四钱　淡豆豉五钱　牛蒡子六钱　元参三钱

上杵为散，每服六钱，鲜苇根汤煎，香气大出即取服，勿过煮。

普济消毒饮　（东垣）　治大头瘟病。　用之治瘟喉须去升、柴。

连翘一两　薄荷三钱　马勃四钱　芥穗三钱　僵蚕五钱　板蓝根五钱　元参一两　银花一两　桔梗一两　甘草五钱　牛蒡子六钱

上共为粗末，每服六钱，重者八钱，鲜苇根汤煎，去渣服，约二时一服，重者一时许一服。

翘荷汤（《温病条辨》）　治燥气化火清窍不利者

薄荷一钱五分　连翘一钱五分　生甘草一钱　黑栀皮一钱五分　桔梗二钱　黄芩一钱　牛蒡子二钱　绿豆皮二钱

水二杯煮取一杯，顿服之，日服二剂，甚者日三。

甘桔射干汤（《沈氏尊生》）　治喉痛。

桔梗二钱　射干　甘草　山豆根　连翘　防风　荆芥　玄参　牛蒡子各一钱二分　竹叶十片

清水煎服。

蜜附子法 （《三因》） 治感寒咽闭，不能咽者。

大附子一枚

生用，去皮切片，蜜涂炙令黄，口含咽津以效为度。

烧盐散 （曾氏秘方点药） 治走马疳。

取橡斗大者（橡斗即栎实壳之别名，栎实壳即栎实下之宛宛也），实盐满壳烧存性，以碗覆地入麝香少许研细，点之。

金丹 （尤氏秘方吹药） 此方能消肿去痰一名黄药。

枪硝一钱八分 生蒲黄四分 僵蚕一钱 牙皂一分半 冰片一分

研细吹。

一方

蒲黄二分 硝九分 硼砂 冰片 薄荷叶末各一分

制硝法 马牙硝长白厚大者，温汤醮过棉纸挹干，仍用纸包好放灶上明管洞内，自干白如霜。

配药法 每牙硝一钱 蒲黄生用四分 研细，次下僵蚕炙末一分、牙皂末一分半 共研极细，如淡鹅黄色，加冰片一分，研匀此药可留久，惟冰片临时加用可耳。

碧丹（尤氏秘方吹药）消痰、清热、祛风、解毒、开喉痹、出痰涎最效，不比金丹之迅利。一名青药。

炼矾　牙硝各三分　百草霜　硼砂各五分　薄荷末三分　灯草灰　冰片各一分　甘草二分

炼矾法　明矾研细倾入银罐内，半下罐入炉用浮炭火煨烊，以铜箸入搅，无矾块为度，即将研细。

枪硝投入矾内十分之三，次将细研白硼砂投入亦十分之三，少顷再投生矾末，逐渐投下，候矾烊。尽照前投硝、硼少许，逐渐投完，待矾铺出罐口高如馒头而止，加炭烧至矾枯干，乃用瓦片覆罐上，一时取起，将牛黄少许为末，以水五、六匙调滴矾内，将罐仍入火烘干，取罐覆净地上，七日收贮。炼矾须轻松无竖纹者佳，此即名玉丹。最宜多制，时候愈久愈妙。

煅灯草灰法　拣把白灯草铺桌上喷湿，将笔套用水湿管以湿纸塞紧一头，将湿灯草捏入管内，以竹箸筑实，再以湿纸塞口，入炭火煅之烟尽为度，取出置地上碗盖之，去管口纸，取灰黑成团者佳。煅时勿令笔套炮碎，碎则不堪用，不可太过，过则灰白无用。不可不及，不及则不成灰，而不可用。此丹最轻，煅时又难得法，须平日多制，待用可也。此即名元丹。

取百草霜烧茅柴者佳，须近锅底者用，若锅心及锅口边者不用，须括去面上一层，取中间用之。着锅者亦无用。

配药法　每炼矾三分，加百草霜半匙，研细。次入灯草灰一厘，研匀如瓦灰色，再入甘草末三匙、薄荷三分研。再入冰片半分研匀，入磁瓶塞口，勿令出气。此丹须当时配合，如过五日即不堪用，若遇阴雨一日即无效，如欲出痰加牙皂末少许吹之。

附治喉急风秘方　经验方

用蜘蛛七个，先将明矾五钱研末，放在铁刀头上，列蜘蛛在矾内，刀下以炭火镕矾，俟矾枯共研细末，藏入小磁瓶中，每用一宗吹入喉中，吐出稠痰即愈。

鱼骨鲠喉方（经验方）

用橄榄或肉或核磨水咽下。

又方：用朴硝煎汤饮之即出，或威灵仙亦可。

第六章　前阴各症

（淋　浊　癃闭　遗尿　附转脬　余详血症诸痛虚损及妇科）

【《病源》】

诸淋者　由肾虚而膀胱热故也。膀胱与肾俱主水。（节）膀胱热则津液内溢而流于睾，水道不通，停积于

胞，肾虚则小便数，膀胱热则水下涩。淋沥不宣，其状小便出少而数，小腹弦急，痛引于脐。（十四卷　淋候一条）

石淋者，淋而出石。气淋者，尿涩常有余沥，亦曰：气癃。膏淋者，淋而有胞状似膏，亦曰：肉淋。劳淋者，劳伤肾气热成淋也。热淋小便赤色，热甚则变尿血。血淋是热淋之甚者，血行失常，渗入膀胱也。寒淋，先寒战后尿是也。（同上二至八条）

小便不通，由膀胱与肾俱有热故也。（十四卷　第四条小便癃闭）

劳伤，胞冷肾损，故小便白浊。（四卷　虚劳小益白浊候）

人有眠睡不觉尿出者，是阴气盛，阳气虚。膀胱肾气俱冷，不能温制于水，则小便多，或不禁而遗尿也。（十四卷　第七条遗尿）

胞转者，其状脐下急痛，小便不通是也。此病或由小便强忍，或为寒热所迫，二者俱合，水气还上，气迫于胞，屈辟不得充张，外水应入不得入，内溲应出不得出，外内相壅，故令不通。（同上　八条转胞候）

【河间】

小便浑浊，热也。天气热则水浑浊，寒则清洁，水体清而火体浊故也。淋，小便涩痛也。热客膀胱郁结不能渗泄故也。（节《原病式》）

【东垣】

邪热为病，分在气在血而治之。以渴与不渴而辨之，如渴而小便不利者，是热在上焦肺分，宜清肺而滋其化源，淡味渗泄之药是也。如不渴而小便不通者，热在下焦血分，下焦为肾与膀胱，乃阴中之阴，阴受热邪，闭塞其流，须用北方寒水之化，气味俱阴之药，以除其热，泄其闭塞，若误投淡渗，何能补重阴之不足乎，须用苦寒之剂，寒因热用，滋肾丸主之。（《兰室秘藏》论淋闭之大意）

【丹溪】

小便不通有气虚、血虚、有痰、风闭、实热。气虚，用升提药并探吐。血虚，先服四物汤后探吐，痰多闭塞，先服二陈汤加木通、香附亦用探吐，实热当利之。

诸淋所发，皆肾虚而膀胱生热也，水火不交，心肾气郁，遂使阴阳乖舛，清浊相干，蓄在下焦，故膀胱里急，膏血、砂石从小便出焉！于是有欲出不出，淋沥不断之状，甚者窒塞其间，令人闷绝矣。大凡小肠有气，则小便胀；小肠有血，则小便塞；小肠有热，则小便痛。下血痛者为血淋；不痛为尿血；败精结者为沙淋；精散者为膏淋；如金石结者为石淋；小便涩常有余沥为气淋；揣本揆原，各从其类也。

调剂之法，并气流行滞气，疏利小便，清解邪热，其余调平心火，最不可用补药，气得补而愈胀，血得补而愈涩也。虽然，肾气虚弱，囊中受寒，亦有因挟冷而淋者。其状先寒战而后溲便，盖邪正交争，冷气盛则寒战而成淋，正气复则寒战解而得便溺也。

又有胞系转戾不得通者，其症脐下急痛，小便不通，凡强忍小便，或尿急疾走，使水气上逆，气迫于脬，故屈戾而不得舒张也，胞落则死。

按：淋闭古称为癃，癃者，罢也，不通为癃，不约为遗，小便滴沥涩痛者，谓之淋。小便满急不通者，谓之闭。宜五苓灯芯汤调服，脐下胀更加琥珀末一钱，甚效。

浊主湿热，或痰湿流注宜燥中宫。赤浊是心虚有热，白浊为肾虚有寒。（《心法》）

【谦论述】

郑守谦曰：前阴诸疾，疝气、遗泄、经带尿血，已有专门可考。缩阴病在肝络（吴萸、细辛必用），痿冷属于肾寒，阴痒诸疮，类多湿热，病只一因，人亦易晓，不似淋病之有膏、石、劳、血、气五种。

浊痛之有赤、白二种。而白淫胞痹（即转胞症详见妇科），交肠（小便中出粪亦或大便中出小便，阴阳失度宜五苓散，合入旧幞头烧灰酒服，虚者进补中益气汤）各病，又俱由溺道而生，症杂名多，乱人心目，辨之甚难辨也。

前人谓痛则为淋，不痛为浊（痛为血淋，不痛为尿血）。秘塞宜通，滑脱当补。又谓肝主疏泄，肾司二便，膀胱不利为癃，不约束为遗溺，膀胱气化则能出。由此类推，可知肝、肾、膀胱之外，而通调水道者，又惟肺家气化是赖（肺气不降则下窍闭塞，肺金不生水则肾液枯矣）。又膀胱为津液之府，火烁血枯，皆能致病，而小肠火腑之说（小肠亦主传导　岂可不知乎）。

至于治法之分别，石淋胞热则宜清（重为石淋，轻则沙淋）；膏淋肾虚则宜固，劳淋气虚则宜补（气虚宜补心脾，间亦有房劳补肾者）；血淋应视其血瘀、血热、血冷、血虚之如何？而施补泄各法；气淋应察其气积作胀，气虚下陷之如何？而施化气升提各法。

又有寒客于脬而病冷涩者，湿痰下注而成涩胀者，败精停塞而病肿胀不通者，精衰入房而病溺涩、腹胀牵引谷道者。大凡六淫外受，易伤暑湿之邪，肺气化而病立愈。七情内侵，多由酒色之过，中下损则地道不通，赤浊之在精道，白浊之在溺道者，良有以也。

何必定曰：淋闭出于溺窍，而多湿热淫（《经》曰：脾传之肾，病名疝瘕，小腹冤热而痛出白，一名曰蛊）。浊出于精道，非虚即湿也哉，其余癃（久病而小便不利）、闭（暴病而小便不通）为遗溺之对症，一实一虚也。胞痹（《经》曰：小腹膀胱按之内痛，若沃以汤，涩于小便，上为清涕。观此则知，非仅因强忍小便，以致胞系转戾不通也）、为脬破（产妇伤脬溺滴如漏，详见产科）之对症，亦一实一虚也。症繁法复，不可胜言，今列寒热补泄数方于下，以便临症采用。

【汇证】

小便不通　小便不利有三，津液偏渗于大肠，粪泄而小便涩少，此其一，法宜通利也。若热搏下焦津液，则湿热混而不行，此其二，法宜渗泄也。若脾肺气虚，不能通调水道，下输膀胱，此其三，此宜顺气令施化而出。戴元礼曾言：汗多而小便赤涩，夏月多有此症，饮多便涩，上停于饮，外发为汗，宜五苓辈利之，亦是一症。但有虚劳汗出而便溺反涩者，乃是营枯，当用滋养，不可通利更伤其津。凡失精亡血小便反涩者亦如之。

肺受热结，清肺饮。脾肺气虚陷者，补中益气汤，膀胱实热，五苓、八正辈。心与小肠热结者，导赤散。膀胱瘀热，桃仁承气加牛膝、琥珀、灯芯，或发灰散。肾阴内涸，肾气丸。

小便淋浊，陈无择《三因方》云：癃者罢也，淋者滴也，古称心肾气郁则小肠膀胱不利，复有冷淋、湿淋、热淋等属于外因；至心、肾气郁与惊恐、忧思为内因；而饮啖冷热、房劳及乘急忍溺所致，则为不内外因。

要之冷、热、膏、血、石五种，虽各不同，皆以气为本也。今按治淋诸方，类多散热、利便，而开郁行气、破血滋阴盖少焉！岂知散热利渗只能治热淋；其石沙淋者必须开郁行气；其血瘀气陷者，必须活血升提；其劳损膏淋者，滋阴补阳各从所偏而救之也。学者不可不知。

治淋各法，人各不同，大约河间主热；罗知悌主寒；洁古分气血之异；严用和论五淋；陈无择论三因；朱彦修论痰积死血；刘宗厚论火炽肾虚；叶天士论湿热及厥阴内痛；兼用滑利通阳（归须、桃仁、薤白、鼠屎之属），且参补虚升理奇阳等法。孙一奎论妇女肝郁，治当导气。古圣今贤，法详而备，更以脉症参之，病无遁情矣。

清利暑湿，五苓、六一散、五淋散。升气化浊，清暑益气、补中益气等汤。降气去实，萆薢分清饮。活血通瘀，牛膝膏。通火腑者，清心莲子饮、导赤散。补虚阳药，归脾汤、阴药六味丸、滋肾丸。虚而寒者，三因附子散（即冷淋也）。

小便频数不禁　色白者虚而寒，色赤者虚而热，大抵热者频数而短，寒者不觉而恒多也。上焦虚者宜补肺气，下焦虚者宜固肾与膀胱。挟寒者肚命火，挟热者补肾阴，婴儿脬气未固而睡遗者补肾气，方药则螵蛸散、秘真丹、缩泉丸、猪肚丸、白薇散等，选用可也。

前阴汇症补遗

阴痿　一属色欲败肾，一为阴湿伤阳，一为失志抑郁伤肝也。

阴冷　命火衰，阴气结，由疝气、厥冷、奔豚之后而得者居多。

卵肿　寒湿在膀胱小肠之间，或因久坐湿地，触受风冷也，小儿多患之。

囊缩　厥阴寒气上逆，即缩阴症之渐也。因汗吐泻后，元气不接，逆冷搐缩者，曰：脱阳症，稍迟不救（缩阴症略同）。

阳强　又名强中，相火动者，则阳强。脾胃实者，亦阳强。以胃脉辅近宗筋也。但亦有肝肾虚而命火易动者，不可不知。

阴纵　亦名阴挺，由受热而玉茎挺长不收，或肿胀而痿，或与两股相磨而难行，其病实在肝经，与妇人阴挺稍别也。

阴挺　妇科症，阴中突出一物如菌如茄，肿痛尿涩，由肝郁脾湿，气陷不宣也。其肿痛而无突出之物者，则曰：阴疮，实当泄肝，瘀宜活血，兼佐去湿和气药。

阴蚀阴痒　蚀者，秽浊生虫，痒者或因虫，或因湿热，宜用熏洗。

阴吹　阴中气出作声，一由胃虚浊气下泄，一由痰饮阻塞浊中之清道也，

前后阴诸疮　便痈生小腹腿胯上下合缝之间，发于左者名：鱼口；发于右者名：便毒；总名：便毒。亦名：骑马痈，皆俗名也。冲任督三经之病，而兼肝络之邪，搏于血分。若因淫火秽浊传染而来者，结核肿块，糜烂浸淫，势与下疳无异，总宜败毒兼与利湿，舒肝理脾为要，至于下疳各法，更宜参阅外科各书。

【列方】

五苓散　桃仁承气汤（均见《伤寒》）　二陈汤（见眩晕）　四物汤（见中风）　补中益气汤（见麻木）　清暑益气汤（见暑症）　滋肾丸　八正散　莲子清心饮（均见二卷　火症）　六一散（即益元散　见暑症）　归脾汤（见肿胀）　六味八味丸（见痰饮）　导赤散（见八卷　癫狂）　桑螵

蛸散（见七卷　遗泄）

清肺饮（东垣方与本书四卷哮喘咳嗽之清肺饮不同）　治肺热、口渴、小便不通。

茯苓　黄芩　桑皮　麦冬　车前　山栀　木通

各等分煎服。

五淋散（经验方）　治膀胱有热、水道不通、淋沥作痛或如膏沙豆汁者。

赤芍　山栀各十两　当归　甘草各五两　条芩三两　赤茯苓六两

每服七、八钱。

萆薢分清散（《局方》）　治膏淋泄水利气法。

萆薢　石菖蒲　益智仁　甘草稍　乌药（一方有茯苓。）

入食盐少许，煎泡均可。

发灰散（罗太无）　治脐下急满、小便不通。（按：此方即《金匮》滑石白鱼散之义，所以治小便燥涸不通者也。）

发灰二钱　米醋二合　二味调服。

一法与葵子等分为末　米饮下二钱　讫即炒黑豆叶盖小腹上即通。

牛膝膏（丹溪） 治死血作淋。

牛膝四两，去芦，酒浸一宿　桃仁一两，去皮，炒　当归尾二两，酒洗　赤芍药两半　生地两半　川芎五钱

煎至半干入麝香少许　分作四服，空心下。

附子散（《三因》） 治淋病，脉沉微、小便涩秘、窍痛者。

瞿麦　木通　半夏各一两半　滑石　附子各五钱

每二钱生姜三片、灯芯二十根、蜜半匙

水煎，食前服。

秘真丹（河间） 固精止溺。

龙骨三两　砂仁一两　诃子十个　灵砂二两

缩泉丸（《济生》） 治脬气不足、小便频多。

益智仁　乌药盐水炒（一方有覆盆子。）

酒煮糊丸，空心盐汤下。

白薇散（《千金翼》） 治尿出不知时。

白薇　白芍等分

为末，温酒下方寸匕，日三服。

猪肚丸（《局方》） 治小便频数，温补脾肾方（本书七

卷　遗尿中之猪肚与此方不同。）

莲子　猪肚　二味

同煮一周日取出，莲子去皮、心焙干为末，再入后药，茴香、破故纸、川楝子、母丁香研末，蜜丸。温酒送下。

第七章　后阴各证　便闭（兼参肠痹）　失禁（参泄泻）　脱肛

（附痔漏至于血痢泄泻各见专门）

【《病源》】

大便难者，五藏三焦不和，冷热壅涩，结生肠胃之间，其肠胃本实，又为冷热之气所结，故便难也。（十四卷　大便第一条）

大便失禁者，由大肠与肛门虚冷而滑故也。（同上第三条）

脱肛者，肛门脱出也，多因久痢后大肠虚冷，其气下冲也。（七卷　痢病三十五条脱肛候）

【河间】

凡藏府之秘，不可一例治之，有虚秘、实秘。实秘者物也，虚秘者气也。实秘能食小便赤，麻仁丸（即麻仁约脾丸）。胃虚秘者，不能食，小便清，厚朴汤主之。气血虚弱，不可服枳壳以损其气。气血盛者，不可服丁香以益其气。（《保命集》 按此段亦见东垣此事难知。）

大便涩滞，热耗其液，则粪坚结而大肠燥涩、紧敛也。（《原病式》）

【东垣】

肾主五液，津液润则大便如常，若饥饱失节，劳役过度，损伤胃气，及食辛热味厚之物，火邪伏于血中，耗散真阴，故大便结燥。然结燥之病不一，有热结，有风燥，有阳结，有阴结，又有老年气虚津液不足之结。

治法云，肾恶燥，急食辛以润之，结者散之，如少阴不得大便，以辛润之；太阴不得大便，以苦泄之；阳结者散之；阴结者温之；血燥而不大便者，以桃仁、酒制大黄通之；风结燥而大便不行者，麻仁加大黄以利之；气涩而大便不通者，郁李仁、枳实、皂角以润之。治病必究其源，不可概用巴豆、牵牛之类损其津液。（《兰室秘藏》）

有物有积而结者，当下之；食伤太阴，肠满，食不化，腹响不能大便者，以苦泄之；大肠涩滞者，血中伏火也，参、芪、生地、当归、桃仁润之；如润之大便仍不快者，少加煨大黄、法夏微利之。（同上）

【丹溪】

燥结血少，不能润泽，理当养阴，邪入里则胃中燥粪，三焦积热则津液中干，此大肠夹热然也。虚人藏冷而血脉枯，老人藏寒而气道涩，此大肠夹冷然也。亦有肠胃受风，涸燥秘涩，此症以风气蓄而得之。（《心法》）

古方通大便，皆用降气之剂，以肺气不降，则大便难于传送，用杏仁、枳壳、沉香等是也。老人虚人风闭津少而闭，则宜以药滑之，麻仁、脂麻、阿胶等是也。若妄用峻剂，则津走气耗，虽暂通而必复秘，或更生他病。

肺与大肠相表里，故肺藏蕴热，则肛门闭结，肺藏虚寒，则肛门脱出。又有妇人产育用力，小儿久痢，皆能致脱肛病。

又曰：脱肛有气虚、气热、血虚、血热。气热者，条芩六两、升麻一两为末。面糊丸服之。其症脱肛红肿者是也；气虚者，参、芪、升麻或加白术、诃子，其症多于劳倦房欲而发者是也；血热者，四物汤加炒黄

柏，其症多于好酒及辛辣而发，并当便血也；血虚者，四物加升麻、荆芥，其症下血过多，面色痿黄者是也。（《心法》）

【谦论述】

郑守谦曰：大便以通润为顺，其通者，肺气降而肠胃之阳气流行自若也；其润者，肾液完而肝脾津血多所滋助也。故一或气闭则不通，实闭为热，虚闭为寒也。一或血枯亦不通，液干而热则燥结，血虚而热则便难也。

古人云：少阴不得大便，以辛润之，是以通肾气，养肾阴，分为两法，以肾司二便故也。又谓：太阴不得大便，以苦泄之，此则应以苦燥、苦寒，分为两法，以令脾土健运而成太阴之开也。余如阳结清之，阴结温之，气滞疏之，气陷举之，津少润之，实结下之，各有常法可考，兹不赘。

倘或二便不利，又当先通其小便则大便自利，至于失禁为脾、肾气泄，脱肛为肠内有积，或清气不升，古人云：出者为虚，此语亦可以意会，方法不一，姑列汇症条中。

【汇证】

大便不通　有实秘、虚秘、冷秘、风秘、气秘、又有阳结阴结，仲景云，脉浮数，能食不大便为阳结；脉沉迟，不能食身重大便反鞕为阴结。东垣谓实秘、热秘即阳结也，宜散。虚秘、冷秘即阴结也，宜温。气燥以杏仁、枳实行之；血燥以桃仁、大黄通之；风燥以麻仁、大黄利之；气涩以郁李、皂角润之；气壅以参、归、麻仁开之。

叶氏治肠痹必开降肺胃，降肺如杏、蒌、枇杷叶、郁金、紫菀之类，和胃如半、橘、枳、姜、花粉、竹茹之类，此即丹溪开上窍以通下窍之意也。

今即其症分别言之：由胃实者，三承气汤；胃虚者，厚朴生姜半夏人参汤；由热闭者，润肠丸、通幽汤；由冷闭者，半硫丸；由风秘肺藏传入大肠者，子和麻仁丸、木香顺气汤；大肠实者，七宣丸、大黄牵牛散；液衰燥结者，五仁丸、益血丹、增液汤；气虚下陷者，补中益气汤。

又脾约症为伤寒阳明自汗小便数，故使津液内竭，有约脾丸；倘脾胃虚冷，仍用理中汤兼蜜煎导法为稳；热症而用导法，则猪胆汁一味也。

脱肛　产后及久痢老人病衰，及小儿气弱，皆令脱肛。治脾胃各方皆可选用，但有宜升提者，宜固涩者，又有发热焮肿，宜去湿热者，如升提之用补中益气汤，固涩之用文蛤散，并煎五倍汤洗，顺气化腐之用香荆散，湿热之用宣清导浊汤，补血之用四物等剂，要当泛用曲当耳。

附痔漏

痔有七种，曰：牡痔，肛外发露肉珠状如鼠奶也，(即外痔)曰：牝痔。肛内突肿脓溃始散也，曰：脉痔。肛边痛痒颗颗发瘟，更衣辄出清血也，曰：肠痔。肠内结核痛坠，登厕脱肛也，曰：血痔。因便血下注不止也，曰：气痔。忧思恐怒，立见肿痛，大便艰难也，曰：酒痔。饮酒发动疮痛流血也，其状鸡冠、莲花、樱桃、胡桃、鸡心、鼠奶不一，久而生虫，近旁穿穴，中有脆管，愈病愈深，其流脓不止者，即名为漏。

漏卮不塞，精血日枯，渐成损怯难治，切忌酒色劳倦，从气血双补法调之，其初起不过大肠湿热、寒湿两种，或为气郁毒聚，或系血瘀生虫。肿痛者通用苦楝根、野旱烟叶、皂角、推车虫、朴硝、桃仁煎洗，恶臭者并加芳香。溃烂者甘草、露蜂房、白芷、苦参、蚕茧，重洗搽掺均宜。内服去湿化腐等药，参便血、便闭各门中方选用可也。

【列方】

三承气汤　厚朴生姜半夏人参汤　约脾丸　蜜煎导法　猪胆汁(均见《伤寒》)　四物汤(见中风)　补中益气汤(见麻木)　七宣丸(见二卷　痰饮)　润肠丸(一见　中风系子

和方，一见　燥症系东垣方均可择用）　麻仁丸　通幽汤（均见二卷　燥症）

木香顺气汤（东垣）　治阴阳壅滞、气不宣通、胸膈痞闷、腹胁胀满、大便不利。

木香　草果　益智　苍术　厚朴　青皮　陈皮　半夏　吴萸　干姜　茯苓　泽泻　升麻　柴胡　当归

大黄牵牛散（《保命集》）　治相火之气游走脏腑，大便秘结。

大黄一两　牵牛头末五钱

为末，每三钱蜜汤下，以微利为度，凡用大黄至一两而大便不通者，加麝香少许调入药中。

五仁丸（《得效方》）　治津液枯竭，大肠秘结，传导艰难者。

桃仁　杏仁各一两　柏子仁　郁李仁各五钱　松子仁二钱半　陈皮四两，另研末

蜜丸米饮下。

益血丹（海藏）　治亡血便燥。

当归　熟地等分

蜜丸细嚼酒送下。

增液汤（《温病》） 治热燥液干不得大便者。吴氏谓为无水舟停，故拟方即名增液也。

元参　生地　麦冬

半硫丸（《局方》） 治老人虚秘、冷结，大便不通及大便溏者。

半夏　硫黄　姜汁捣为丸

文蛤散（孙一奎） 大肠虚冷，肛门脱出不收，或用力太过，及小儿叫呼，久痢后重者，用此浸洗。

五倍子，为末，水煎浸洗，更入白矾、蛇床子尤佳。

洗后用赤石脂为末少许，掺在芭蕉叶上，频用托入，洗托数次，以缩入为度。

香荆散（《三因方》） 治大人小儿肛门脱出，洗肛神效。

香附子　荆芥穗各等分　（一方加砂仁）

上为末，每用三匙，水煎数沸，乘热洗肛。

宣清导浊汤（《温病条辨》） 治下焦湿温郁结，大便不通，小腹硬满者。并治痔疾。

朱苓　茯苓　寒水石　晚蚕砂　皂荚子

第九篇　妇科各证

第一章　调经

【《病源》】

月水不调，由体虚风冷，客于胞内，伤冲任，损手太阳、少阴之经，此二经为表里。上为乳汁，下为月水，月水是经络之余，若寒温乖适，寒则血结，温则血消，故月水乍多乍少，为不调也。（三十七卷　经候第一条）

月水来腹痛者，体虚，风冷客于胞络冲任手太阳、少阴之经，风冷与血气相击，故令痛也。（同上第三条）

月水不通者，风冷客于胞内，损冲任手太阳、少阴之经，胞络内绝，血气不通故也。血性得温则流，得寒则闭，既为冷结，故令不通。又云：肠中鸣则月事不来，病本于胃。所以然者，风冷干胃，胃气虚，不能分别水谷，使津液不生，血气不成故也。

又云：肝藏血，劳伤过度，气血枯竭，又先唾血及下血，使血枯者，月事亦不来也。月水不通，久则血结于内，生块，变为血瘕，血水相并，壅涩不宣，脾胃虚

弱，变为水肿也。（同上第五条）

【戴人】

夫妇人月事沉滞，数月不行，肌肉不减。《内经》曰：此名为瘕，宜服桃仁承气汤加当归，后用四物汤补之。（五卷六十一条）

夫妇人室女，月事不来，是胞闭也。胞脉属火而络于脬中，今气迫上不得下通，故月事不来也，可用茶调散吐之。吐讫，用当归散、桂苓白术散、柴胡饮子，量虚实用之。降火益水，开胃进食，分阴阳，利水道，是其治也。（节）（五卷六十七条）

【东垣】

经闭不行有三：妇人脾胃久虚，或形羸气血俱衰，以致经水断绝。（节）或病中消，胃热喜食，渐瘦，而津液不生，时见渴燥，名曰：血枯。宜泄胃热，补气血（此论胃热）。

或心包脉数，躁作时见，大便闭，小便虽清而不利（小肠移热于大肠也）。经水闭绝，此乃血海干枯，宜调血脉，兼除胞络中火邪（此论包络热）。

或因劳心，心火上行，月事不来者，宜安心和血。《内经》云：月事不来者，胞脉闭也。胞脉属心而络于胞中，今气上迫，心气不下，故：月事不来也（此论劳心致热）。

谦按：东垣言：经闭不行有三实症。即胃热、包络热、心致热是也。此三者均属有余，固宜泻火养血，若所言脾胃久虚以致经绝一症，则又当以补虚为主。读者须知三实症外更有一虚症，两样治法，兹节各家要论以补之。

良方云：醉饱劳役失血伤肝脾者，滋其化源而经自通。此肝脾合论者也。血结久为癥瘕，血水相并，脾虚壅滞而变为肿满者，当益津液，大补脾胃，此则专重脾经也。

王节斋云：经闭多有脾胃伤损而致者，不可认作死血，轻用通破之药。只宜养脾生血，而经自行。亦专重脾胃者也。但有肝气郁滞，以致脾土失运，不能化血之症，则为肝病传脾，虚中夹实。又以调和肝气为要，医者不可不知。

女子漏下恶血，月事不调，或暴崩不止，多下浆水之物，皆由饮食不节，或劳伤形体，或素有心气不足，因饮食劳倦，致心火乘脾，其人必怠惰嗜卧，气短上冲，其脉缓而弦急，得之脾土受伤也。脾主滋荣，心主血脉，二者受邪，病皆在脉。脉者血之府，人之神；心不主，令包络代之，心之脉主属心系，心系即包络命门之脉也，亦主月事。因脾胃虚而心包乘之，故漏下而月事不调也，况脾胃为血气阴阳之根蒂哉。当除湿去热，益气上伸，以胜其湿。

又云：火郁发之。又云：经漏不止，是前阴之气血已脱下矣，血脱益气，古圣人之法也，诸甘药为之先务。又云，假令是热症，下焦久脱，则化为寒。（上节《兰室秘藏》）

【丹溪】

妇人经水过期，血少也。经不及期而来，血热也。过期紫黑有块，亦血热也（必作痛）。过期淡色，痰多也。过期而作痛者，乃虚中夹热。经水将来作痛者，血实或气滞也。临行时腰疼腹痛，郁滞有瘀血也。经行后，作痛者，血气俱虚也。

有血枯而闭者，有躯脂满而闭者，有肥胖饮食过度，湿痰滞塞而经不调者，血枯宜四物加减。痰湿宜二陈加减。经水去多不能住者，三补丸加香附、龟板、金毛狗脊。

又曰：经水者，阴血也，阴必从阳，故其色红，禀火色也。血为气之配，气热则热，气寒则寒，气升则升，气降则降，气凝则凝，气滞则滞，气清则清，气浊则浊，上应于月，其行有常，名之曰：经。

为气之配，因气而行，成块者气之凝；将行而痛气之滞；来后作痛者，气血俱虚也。色淡者亦虚，而有混之也。错经妄行者，气之乱也。紫者气之热，黑者热之甚也。今人但见其紫者黑者作痛者成块者，率指为风冷而行温热之剂，则祸不旋踵矣。(《心法》)

谦按：王肯堂曰：冷症外邪初感，行经必痛，或不痛而久郁变热者，亦有之。且寒则凝，既行而紫黑非寒也。叶氏云：血黑属热，丹溪之论善矣！然风寒外乘者，十中常见一二，何以辨之？盖寒主引涩，小腹内必时常冷痛，经行之际或手足厥冷、唇青、面白、尺脉迟微或虽大而无力，热则尺脉洪或数，或实或虽小而必有力。于此审之，可得其情矣！二公之说甚详，故附录于此，以相参考。

【元礼】

妇人每月经水应期而下，不使有余，犹太阴之缺也。其有或先或后，或少或多，或欲来先病，或适来而断续，皆谓之不调，用和气饮加香附子半钱，兼咽独附丸。经事来而腹痛者，经事不来而腹亦痛者，皆血之不调故也。欲调其血，先调其气，四物汤加吴萸半钱、香附子一钱，或和气饮加吴萸半钱，痛甚者元胡索必用，又恐感外邪，伤饮食致痛，痛不因血，尤宜详审，和气饮却兼治之。

有经事不通，血入四肢，化为水，遂成肿满，非独产后为然，名曰：血分，误作水治，其害不浅，宜调经散。因冷而痛者，宜大温经汤。冷甚者去麦冬。

有因惊气上逆，致月事不通，神昏歌笑，或病者身如摇动，手足搐搦，四七汤、大温经汤各半和服。

有因经候不调，血不得循故道，从后粪出。或腹痛者，不可作寻常便血治，宜顺其经，四物汤去地黄，加阿胶、香附子各一钱，仍以黑神散调和气饮服。

【谦论述】

郑守谦曰：女子二七而天癸至（天真之气，壬癸之水，故名），任脉通，太冲脉盛，月事以时下，故冲脉为月事之总司。任脉系胞而隶少阴，冲脉起气冲而隶于肝系，附丽阳明。为五脏六府之海，十二经之血，皆注于冲脉而下为月经。上应太阴盈亏而以时至（三五而盈三五而缺），不先不后，如有常度，故名曰：经。若气血不调，则经病斯起矣。

推其不调之因，一曰：血虚，一曰：积冷，一曰：气结（又或以气滞、血枯两者分虚实）。赵养葵曾以补水、补火、补中气（补气不若调气），三法统之，亦调经之扼要语也。

至于先期为热（亦有先期为寒者），必经多而秽臭，乃为实热。若少而臭者，则或是虚热。后期为寒（后期亦有属热者），必经多而色淡者，始为虚寒。若经少而少腹疼痛者，则为寒凝而兼瘀血。其有或断或续，先后无定期者，由于心、肝、脾、肾俱郁。其有经至淋漓不断，及经应断绝（四十九之期）而反淋漓不断者，气虚不能摄血耳。此经行先后气血虚实之大略也。

总之妇女以肝为先天，故调经首重乎肝，次重心与脾、胃（《经》谓：二阳之病发心脾，有不得隐曲，女子不月），再次重肾与八脉（太冲脉为经血之缘起，义见前）。疏肝理气，则中土不失其信（月事如潮而有信，脾实主之），而血随气行，自无阻闭之病。养肾以安八脉，则水能生木。而冲任带脉，各司其事，自无枯竭或淋漓之虞。

再合之腹痛不痛（或先期而痛，或后期而痛，或绕脐，或当脐，或并少腹，或连腰脊，或经一日不尽，其痛亦即不止。得于外因者，风寒暑湿燥皆令致之；起于内因者，七情皆令致之；不内外因者，饱食积滞、误食金石最易致之；总属气血凝结之过也。又经前痛而拒按者，为气凝血滞；经后腹痛喜按者为气虚；血少腹胀者，多气滞；腹痛而不胀者，多血积）。

色之红紫晦淡（经色以红为正，若黄如米泔者，为湿热；淡红淡白者，为虚寒；深红或紫黑色而稠黏者，为热；色暗而黑清澈无臭者，为寒）。以定寒温补泻之治，调经之能事毕矣。

又按前贤论曰：经病有不通者，有不调者，不通不调中，有兼疼痛者，有兼发热者，此应分而为四也。不调之中，又有钻前者，退后者。不通之中，又有血枯者，血滞者。疼痛之中，又有时常作痛，与经前或经后作痛者。发热之中，又有外感者，有内伤者。是四者之中，又当分而为八矣。

但是审证之法，不厌其繁，治病之方，最忌其杂，欲求一简当之方，以应后人之用，殊不易易，余意即从陈修园之法，虚用归脾汤、人参养荣汤；实用四物汤，或平胃散；因郁当调气者，用消遥散或越鞠丸。数方之中，均得随症加减。

如大黄、桃仁、红花之宜于攻。枳实、香附、青皮之宜于散。干姜、附、桂、吴萸之热以散寒。枝、芩、连、柏、门冬之寒以胜热。待用无遗，自可临机应变。

至于金匮温经汤一方，前人谓无论闭塞、崩漏老少均可用之。盖以其方刚、柔、寒、热并用，阴、阳、虚、实均可治也，亦惟高明基本加减用。

【汇证】

愆期　世以超前属热，落后为寒，此特言其常耳。然亦有气虚不能摄血而钻前者，有内热耗阴而退后者，或肝郁亦有退期者，前后二者，总当以脉症参之，不可拘执。

多少　因热而经多者，为妄行（固经丸）。因虚而不止者，为气不摄血（十全大补汤）。因瘀结而经少者，为虚中实症。因脾胃气虚不能化血而少者，为虚中之虚耳。经多无论寒热皆伤脏气，经少者又渐有经闭（有血枯、血滞之分）之患矣。

疼痛　经前及经行腹痛者，属内有瘀血，或厥气内阻，或感邪停滞，或风冷客于胞中。经后腹痛多虚，其四体皆痛者，则血虚不能荣养经脉也。若夫感外邪而致体痛，必有寒热可征，宜细察之。凡气血瘀痛，宜乌药、砂仁、木香、香附等，及失笑散。风冷作痛，宜温经汤。感邪停滞，按寻常疏邪导滞各法下药。行经体痛，桂枝合四君子汤和之。

倒经　《经》云：浊阴走下窍，是以行经而吐衄，大属不宜，此种倒经妇女，平素必多气郁情事，常觉胸痞不乐，肝热乘之，故血上溢而经行甚少，宜与畅肝清热，逍遥散加茅根、茜草、侧柏叶。或四物汤加味治之。但亦有阳虚体质，气伤而吐，阳伤而衄者，治宜固气潜阳，不可忽略。

寒热　经行而发寒热，有气血不足者，有荣卫不和者，有感受外邪者，有肝郁者，有瘀血作祟者，但属实者多，属虚者少。虚者桂枝汤合补中益气汤；感邪者视其所伤何气，而以六淫法加通经药调之；食积更加行滞之药；热入血室者，小柴胡合桃仁承气等汤，或刺期门亦可；血瘀者亦用桃仁承气汤；腹痛而有瘀血者，姜艾熨脐法；肝郁者逍遥、越鞠等方，此其大略也。

又发热、时热、潮热、往来寒热为四证，经前多血热，经后多血虚，发热、时热多外感。午后潮热属阴虚，此从表里言之者也。若潮热往来，或兼畏寒者，多属肝病，其间虚实，又当以脉象兼症细别之，非可概投地骨、柴胡、蒿、连、知柏者也。

血枯　此因有所伤损，肝脾亏竭，生化无由，以致月水衰少不来，与干血劳症之宜去瘀生新者，微有不同（干血劳为虚中之实，病此则为虚中之虚耳）。其见证为胸胁支满，妨于食，病至则先闻臊腥臭气，出清液，唾血，四肢清。时时前后血，又与干血劳症之肌错目黑者不同，《内经》治以四乌贼骨，一茹芦，丸以雀卵，饮以鲍鱼汁，盖通血益阴而补肝肾也。夫岂若干血劳瘵之宜大黄䗪虫之攻伐者哉。

夫干血劳之成病也，血本不枯，遭热煎熬，乃为瘀积，经遂不下，故宜下药以通之。血枯经闭者，则如灯暗，必资乎膏油，始得光明之恢复，故宜补血以养其阴。恐人误治，特详述之。

热入血室　妇人伤寒、伤风、温病，发热，经水适来，昼则安静，暮则谵语，有如疟状，此为热入血室，与两感症同。若论伤寒治法，无犯胃气及上二焦，宜小柴胡汤。肝火血热妄行，及暴怒动肝火者，亦可用消遥散加生地。温病治法，则以辛凉解肌兼清血分为主，竹叶玉女煎主之。瘀血在里者，桃仁承气汤。邪去正衰者，复脉汤加减。总之表邪未去尽者，仍借温通。气血两燔者，不妨凉解。血舍空虚，地黄补之。血瘀热蕴，桃、泽、大黄以通之。倘不辨血室之盈亏，热入之轻重，而遽以柴胡进之，为害不小矣。

老年及室女　妇人年逾七七，经当闭而不闭者，或属实症而为郁火所致，或禀质独厚，故虽年老而未衰也。室女经已行过而后闭者，大抵真元尚未充足，久之自当续来，倘不来而有损怯情状，即是童劳，法在不治。以上数者，均于脉象及兼症辨之。

怪异经　当行之期，只见吐衄者，是曰：倒经（说已见前）。三月一行者，曰：按季经。一年仅一行者，曰：避年经。一生不行，而又能孕者，是曰：暗经。受胎之后，月月行经而仍产子者，是曰：盛胎，亦曰：垢胎。受孕数月，血忽下而胎不堕者，是曰：漏胎。以上种种，总不出气血有余、不足之两原。因录之以备参考。

【列方】

《内经》茹芦雀卵方（见前血枯条下）《伤寒》中方均见《伤寒》书　篇中大温经汤即金匮温经汤　茶调散（见二卷　痰饮）　四物汤　四君子汤（见一卷　中风）　二陈汤（见一卷　眩晕）　四七汤（见三卷　痢症）　人参养荣汤　黑神散（见六卷　血症）　平胃散（见一卷　痉痫厥）　归

脾汤（见二卷　肿胀）　逍遥散　补中益气汤（见一卷　麻木不仁）　越鞠丸（见四卷　郁症）　十全大补汤（见五卷　腰脚痛）　失笑散（见五卷　心胃痛）　复脉汤（见一卷　类中风）

当归散（子和）　治月经欲来，前后腹中痛。

当归醋炒　元胡索　没药　红花

上为末，汤酒下二钱

又当归散行经　方用当归　蒺藜各等分

为末，米饮下。

又一方　当归　白芍　香附子炒，各等分

为末，米饮下

又附当归散（《简易方》）　治经脉或匀或三四月不行，或一月再至，腰腿疼痛者。

当归　白芍　川芎　黄芩各一两　白术　吴萸各五钱（一方有地黄。）

为末，空心温酒下三钱，日三服或锉服七钱加生姜煎，寒者去黄芩加肉桂。

桂苓白术散（子和）

官桂　茯苓　白术各半两　滑石二两　甘草　泽

泻　石膏　寒水石各一两

柴胡饮子（子和）

柴胡　人参　黄芩　甘草　大黄　当归　芍药各半两

三补丸（丹溪）　治经闭热症，并带下方。

黄芩　黄连　黄柏等分

蒸饼作丸。

和气饮（《局方》）　即升麻和气饮，治疮肿遍体，癞风入脏，阴下湿痒等症。

干姜三钱　升麻　枳壳　桔梗　苍术　陈皮　半夏　葛根　茯苓　当归　白芍　白芷　大黄　甘草各一两

加姜　灯蕊　水煎。

独附丸

大附子一枚，炮为末

姜汁糊丸，如梧桐子大，空心温酒下三十丸。

调经散（《三因方》）

当归　赤白术　没药　肉桂　细辛　麝香　甘草

为末，姜汁，酒，米饮，空心任意调服。

固经丸（大良良方） 治因热而经妄行者。

黄柏　白芍各三两　黄芩二两　龟板四两　樗根皮　便制香附子各一两半

酒糊丸，梧子大，每服五、七十丸，白汤下。

又补气固经丸（《尊生》） 治经病由于气虚者。

人参　黄芪　茯苓　白术　砂仁　炙草

竹叶玉女煎（《温病条辨》） 此加竹叶一味，于景岳之玉女煎方中以治妇女温病行经，脉数、耳聋、干呕、烦渴者，乃防邪陷发痉之法也。

麦冬　地黄四钱　石膏生用六钱　知母　牛膝二钱　竹叶三钱

第二章　带下

【《病源》】

带下者，劳伤损动经血，风冷入胞抟血所成也。（节） 冲任之脉，起于胞内，阴阳过度，则伤胞络，风邪乘虚入胞，损冲任伤太阳、少阴（义与前经候所论同）之血，致令胞络之间，秽液与血相兼而下，冷则多白，热则多赤。（三十七卷　带下候）

白崩者，劳伤胞络而气极所为也。肺主气，其色白，虚冷劳极，其色与胞络之间秽液相挟，崩伤血下，是为白崩也。（同上白崩候）

此条以与白带相类，而又别于赤崩，故录于此。

【戴人】（专主湿热。痰实者用吐、泻两法。）

《圣惠方》论：赤白带下，由劳虚风冷入脬抟血所成。巢氏内篇论任病，女子为带下，风邪乘虚入脬，致令秽与血相兼而下，冷多白，热多赤，二家所说皆非也，（节）《难经》曰：带之为病，溶溶如坐水中，冲任督一源三歧，皆络带脉，统于篡户，巡阴器，行廷孔溺孔，因余经（指十二经言）上下往来，遗热于带脉之间，血积多日不流，火从金化而白，少腹冤热，白物滑溢，随溲而下。

《内经》曰：少腹冤热，溲出白液，冤者，屈滞也。病非本经，为他经冤抑而成此疾也。（节）赤者新积从心火，白者旧积从肺金，不可曲分寒热，止可分新旧而治之。皆不可骤用峻热之药，燥之则内水涸，但可用治湿法治之，先以导水禹功泻讫，次以淡剂降心火，益肾水，下小溲，分水道则愈矣（妇人带下赤白，错分寒热解）。

【河间】（河间、戴人均论有余之症。）

赤带热入小肠，白者热入大肠，主苦楝丸。（《保

命集》)

【东垣】(除湿而兼顾其虚。)

白带者，脉必弦细，寒作于中。赤带者，其脉洪数，热症明矣。必腰痛或脐下痛，白带久下不止，脐腹冷痛，惟喜干食，大恶汤饮，此病皆寒湿乘其胞内也。当大泄寒湿，治宜缓以丸药，酒制白石脂、龙骨以治其湿，炮姜大热，辛泄寒湿，以黄柏之大寒为向导，伏其所主，先其所因之意也。再以柴胡为使，芍药导之，盖恐辛热太甚，损其肝经，故微泄之。用当归者，和其血也。名固真丸。其脐下冷痛者，当归附子汤，外治坐药龙盐膏，并胜阴丹。(《兰室秘藏》)

外附固经汤、茱萸浴汤

【丹溪】(去湿痰并补气血)

带下赤属血，白属气。主治燥湿为先。漏下与带，俱是胃中痰积流下，宜升提。又云：赤白带下，皆属血出于大小肠之分，血虚者补血，气虚者补气，湿胜者去湿，相火动者，于诸药中少加黄柏，滑者加龙骨、赤石脂，滞者加葵花，性燥加黄连，寒加干姜，必须断厚味。

赤白带者，皆因七情内伤，或下元虚惫，感非一端。叔和云：崩中日久为白带，漏下多时骨本枯。崩中者，始病血崩，血去亡阳，故白滑之物下流不止。是血海将枯，津液不养，投剂须以本部行经药为引，以大辛甘油腻之药润其枯而滋其液，以大辛热气味之药补其阳，以生其血，以寒苦之药泄其肺而救上热，此治之大法也。《心法》

谦按，《丹溪心法》治带方药颇多，兹择其与前论相合者，录存一方，以备参考。

丹溪白带方

龟板　枳子各二两　黄柏炒，一两　白芍七钱半　香附子五钱　炮姜二钱半　枣皮　苦参　椿树根皮各五钱　贝母一钱

上为末，酒糊丸，桐子大。空心米饮下五十丸。

又黄狗骨头烧存性为末，酒调服或入药服。外附樗皮丸、胜湿丸等方。

又云，带与漏俱是胃中痰积流下，渗入膀胱，无人知此。只宜升提，甚者，上必用吐以提其气，下用二陈汤加白术、苍术，仍用丸子。肥人有带，多是湿痰，用海石、半夏、南星、炒蘖、青黛、苍术、川芎。瘦人带

病少，如有，多是热症。用炒蘖、蛤粉、滑石、川芎、青黛、樗皮。

谦按：丹溪论带为湿热，而用苦寒。盖以脾伤木克，湿积热生，热主流通，所以浊滑之物渗入膀胱，从小便而出为带也。然亦有用温剂者，如丹溪高弟戴氏所云。虽是一种翻案，究非故意与其师相背，学者正宜合而参之，因列于下。

【元礼】

赤白带下，皆因七情内伤，或下元虚冷，感非一端。大率下白带固多，亦有下赤带者，并宜顺气药，吞震灵丹，仍佐艾、附等。或米饮调沙参末。带下不止成尫羸者，四物汤加煅牡蛎粉半钱，吞固肠丸，多服取效。

有带疾愈后一二月，或再发，先血而后下带，来不可遏，停蓄未几，又复倾泻，此名：漏带（漏带之名是元礼独创），是为难治。又云：下截之血，小腹主之。有因血虚，而虚热陷入小肠，致小便涩痛，色如白泔，或成沙粒，皆不可作淋治，而用冷药，宜四物汤、五苓散各半贴煎饮。

【守谦述】

郑守谦曰：古称带下为带脉病，其实心脾郁结，肝肾虚败，或为湿热，或属阴寒，秽浊稠粘，下注小肠胞宫血海之间，没淫而下，白滑如带之物，故以带字命名。《内经》谓：任脉为病则带下。《千金》论：带分三十六疾（十二瘕、九痛、七害、五伤、三痼）。《金匮》则谓：气冲急痛，腰胫疼烦，奄忽眩冒，状如厥巅，或有忧惨，悲伤多嗔，此皆带下，非有鬼神。

《圣惠方》以风冷入脬络立说，朱丹溪本此意而曰：胃中痰积下渗膀胱，近代傅青主氏又本子和、洁古之意，而以湿、热二字立说，《妇人良方》更分五色带症，专主风入胞门，传于藏腑；伤肝则色青，伤心则红，伤肺则白，伤脾则黄，伤肾则黑。

综观数说，则知带下之属于湿浊无疑，而为风寒湿热及何脏腑之虚，更宜于脉象兼症中细心辨别之。

假如肝郁脾伤，土气下陷，精气不能上输以生营血，遂下白滑之物，此为阳虚气陷，则宜补脾舒肝，而补中益气汤、威喜丸等药可用也。如所下气腥而热，其色黄赤，脾胃湿热居多，审其人气不甚虚，而但阻郁不化者，此为虚中夹实，则清利湿热，而完带汤、逍遥散、易黄汤、利火汤等药可用也。

但用清利者，以湿热除为度。用升提者，以下元不虚（尺脉尚好），始为中肯，其余十全大补汤、金匮肾气丸、家韭子丸。又为带下如鸡子清，如屋漏水之良药。并脾肾极虚者，势必腰胫酸，足胕肿，而为真液下渗之带。

先哲有云：精也；血也；液也，痰也，湿也；皆可由任脉下行而为带，不其然哉，不其然哉！

又按带病有因风冷入脬者，湿热下注者，痰积下流者，脾虚气陷者，因伤及五脏而下五色者，此其常也。其他血崩久则亡阳，亦下白滑之物，产前本无白带，有之则防产难，或生后有血晕之患，古云：用黑豆三合、白果十枚、熟地一两、红枣二十枚、山萸、苡米、山药、茯苓、泽泻、丹皮同服治之，录之以备采之。

【汇证】

带下三十六疾（虽分三十六种，总是冷热微甚所致，故后人只以赤、白二症总之）。《产宝》云：带下三十六疾者，是十二癥，九痛，七害，五伤，三痼也。

十二癥者，所下之物，一如膏，二如黑血，三如紫汁，四如赤皮，五如脓痂，六如豆汁，七如葵羹，八如凝血，九如清血似水，十如米泔，十一如浣，十二经度不应期也。

九痛者，一阴中痛，二淋痛，三小便痛，四寒冷痛，五月经来时腹痛，六气满来时足痛，七汗出阴中如虫啮痛，八胁下皮痛，九腰痛也。

七害者，一害食，二害气，三害冷，四害劳，五害房，六害妊，七害睡也。

五伤者，一窍孔痛，二寒冷痛，三小腹痛，四脏不仁，五子门不正引背痛也。

三痼者，月水闭塞不通，其余二者文缺不载。而仲景所说三十六种疾，皆由子脏冷热、劳损而下及于阴内也。

【列方】

威喜丸（见七卷　遗泄） 二陈汤（见一卷　眩晕） 四物汤（见　中风） 金匮肾气丸　导水禹功散（均见二卷　湿症） 逍遥散　补中益气汤（均见一卷　麻木） 十全大补汤（见五卷　腰痛） 五苓散（见寒伤） 震灵丹（见六卷　血症难治方）

固真丸（东垣） 治白带久下不止，脐腹冷痛。

黄柏酒洗　芍药五分　柴胡　白石脂烧，各一钱　龙骨酒煮　当归各二钱　炮姜四钱

上为细末，水煮稀糊为丸，芡实子大，晒干，空心下三十丸。忌生冷硬物、湿面。

当归附子汤（东垣） 治同上

当归二钱　炒黄盐三分（无此味则不效，盖为寒疝要药

也。）蝎稍　升麻各五分　甘草六分　柴胡七分　黄柏少许　附子　干姜　良姜各一钱

为末，每服五钱，水煎下。

坐药龙盐膏（东垣）

丁香　炮川乌　木香各钱半　全蝎五枚　良姜　木通各一钱　枯矾五分　龙骨　茴香　归尾　炒黄盐　防己酒洗　红豆　肉桂各二钱　厚朴三钱　玄胡索五钱

上为末，炼蜜为丸，弹子大，绵裹留丝在外，纳入阴户。

胜阴丹（东垣）因上药方力小再取三钱助之。

三奈子　川乌　大椒各五分　柴胡　羌活各二钱　全蝎三枚　大蒜　破故纸与蒜焙同各一钱　升麻　枯矾各二分　麝香少许　甘松三分

上为细末，同前制用。

补真固经汤（东垣）一妇白带漏久，诸药不效，心胞尺脉极微，白带长流不止，血海将枯，不能滋养。以大辛甘油腻之药，润其枯燥。以大辛热之气味补阳道，生其血脉。以苦寒药泄其肺而救其上热，勿令伤气。复以人参补之，佐微苦温药而益元气。名曰：补真固经汤。

人参 甘草各一钱半 生黄芩 郁李仁 柴胡 炙草各一钱 橘皮不去白，五分 白葵花十六朵

上除黄芩外，余以水煎后入芩同煎去滓，空心热服，候少时以早膳压之。

茱萸浴汤（东垣） 治下焦虚冷，脐腹疼痛，带下五色，月水崩漏淋沥不断。

吴萸 杜仲 蛇床子 五味子 丁皮各一两 木香 丁香各半两

上锉如麻豆大，每用半两，以生绢袋盛水三碗煎数沸，乘热熏下部，通手淋浴，早、晚二次熏洗。

苦楝丸（河间） 治赤白带。

苦楝子碎酒浸 茴香炒 当归

为末，酒糊丸。（一本云：腰腿疼痛者 四物汤四两加羌活、防风各一两。煎汤送下。）

完带汤（傅青主） 治白带，健脾消湿方。

白术土炒 山药各一两 人参二钱 白芍酒炒，五钱 车前子酒炒，三钱 甘草一钱 柴胡六分 陈皮 黑芥穗各五分

水煎，服五六剂。

易黄汤（同上） 治黄带如浓茶气腥者，用此清热利湿。

山药炒 芡实炒，各一两 黄柏盐水炒，二钱 车前子酒制一钱 白果十枚，碎

水煎，连服四剂。

利火汤（同上） 治火盛带下纯黑如黑豆汁气腥，小便如刀刺发肿者。

石膏五钱 白术五钱，土炒 茯苓 车前子酒制 王不留行 黄连 栀子炒 刘寄奴各三钱 知母二钱

水煎服，一剂便疼止而通利，二剂带变为白，三剂白亦减少，再三剂当愈矣。

家韭子丸（《三因方》） 养元气进饮食治遗溺、白浊、梦泄。

家韭子 鹿茸 肉苁蓉 牛膝 菟丝子 熟地 当归 巴戟 杜仲 石斛 肉桂 炮姜

樗皮丸（丹溪） 治赤白带有湿热者。

白芍五钱 良姜烧灰，三钱 黄柏烧灰，二钱 椿根皮一两半

为末，粥丸，桐子大，每服四、五十丸，空心米饮下。

胜湿丸（同上） 治同上

苍术盐炒 白芍 滑石炒，各一两 椿根皮一两半 干姜煨透，一两 地榆五钱 枳壳炒 甘草各三钱

为末，粥丸，梧子大，空心米饮下百丸。

侧柏樗皮丸（丹溪） 治白带，因七情所伤而脉数者。

椿根皮炒，二两 香附子醋炒 白芍 白术炒，各一两 侧柏叶酒蒸 黄连炒 黄柏炒，各五钱 白芷烧存性，三钱。（一方有木香）

上末，粥丸，桐子大，米饮下七十丸。

苍柏樗皮（丹溪） 治肥人白带是湿痰者。

苍术 黄柏 樗根皮 南星 半夏 海石 川芎 香附 干姜炮，各等分

为末，醋丸，梧子大，每服五六十丸，白汤下。

暑月去干姜加滑石。

第三章 胎前各证（附临产及半产）

【《病源》】

恶阻病者，心中愦闷，头眩，四肢烦疼，懈惰，恶

闻食气，欲啖酸果，多睡少起，此由本元虚羸，当风饮冷，心有痰水，经血既闭，水愦于藏，气不宣通，故心烦气逆而呕也。（四十一卷　妊娠恶阻候）

漏胞者，谓妊娠而经水时下，此由冲任脉虚，不能约制太阳、少阳之经血故也。（同上　胞漏候）

胎动不安者，多因劳役、触冒冷热，饮食起居失宜，若母疾动胎，治母则安，若胎不牢固致动以病母者，治胎则母瘥，若伤动甚者，候其母面赤舌青者，儿死母活，其母唇口青、两边沫出者，子母俱死，其母面青舌赤口中沫出者，母死子活。（同上　胎动候）

胎间水气，子满体肿者，此由脾胃虚弱也。（同上　子满候）

脏虚而热气乘于心，则令烦，停痰积饮在心胸，亦令烦也。虚热烦者，但烦热而已；痰饮烦者，则呕吐涎沫，谓之子烦也。（四十二卷　子烦候）

阳施阴化，精盛则成两胎，胎在胞以血气资养，若寒温节适，虚实调和，血气强盛，则胎无伤夭；若冷热失宜，气血损弱，则胎不育，其有两胎一生一死者，

是血遇寒，故偏夭死，候其胎上冷，是胎已死也。（同上　两胎一生一死候）

难产者，或先因漏胎去血藏燥，或子宫宿挟疹病，或触犯禁忌，或始觉腹痛，即便惊动，秽露早下，致子道干涩，产妇力疲，皆令难也。（四十三卷　产难候）

【戴人】

夫妇人怀身八月，可用长流水调益元散，日三服，欲其易产也。产后自无一切虚热、血气不和之疾，如未八月，则不宜服，以滑石滑胎故也。（《事亲》五卷　七十九条）

妇人半产，俗呼小产，或三月，或四、五、六月，因忧怒悲恐，或劳力跌扑，及触寒着热，不可用黑神散，止可用玉烛散之类。（五卷　六十九条）

谦按：子和法，于胎前多主凉滑之药，上录二条，可见一班，但施于体实而有热者则宜，若虚而寒，及体实而症寒者，皆未可用。万全曰：生育为妇人之常，非病则不必药，其束胎之方，用各不同，如枳壳瘦胎散，及用滑石方，气实多痰者宜之。达生散、束胎丸，气虚而稍有热者宜之。若不审其虚实，则不若不服之为善也。

【河间】

儿死腹中，及血暴下，胞干不能产者，半夏汤。胞死不下，三一承气汤调益元散五钱，或须臾再由油浆调益元散服。前后俱下而胎下，可活产母也。

夫难产死胎不一，脉弦数而涩，面赤或青，或变五色，腹满急痛喘闷，胎已不动者是也。手足温而脉滑者，只为难产，但宜滑胎催生，慎不可下。又曰：凡胎前药，毋犯母气。(《保命集》)

【丹溪】

产前宜清热养血，因火动胎，逆上作喘，用条芩、香附之类。堕胎乃气虚血虚血热。怀孕爱食酸物乃肝藏之虚(又云怀妊嗜物乃一藏之虚)。有孕八九月，必与顺气，须枳壳、苏梗。恶阻从痰治。子肿者湿多。胎漏为气虚或血虚，难产气血俱虚，九、十月之际，不谨守者有之，亦有气血凝滞者。生产如抱舡过坝一般(此句有深意)。

又云：催生只用佛手散最稳。又曰：世之难产者，往往见于郁闷安佚之人，富贵奉养之家，若贫贱辛苦者无有也。

古方书有瘦胎饮一论，而其方为湖阳公主作也，实非极至之言，何也？见有用此方者，其难自若，予表妹苦于难产，后遇胎孕，则触而去之，予甚悯焉，视其形肥，勤于针指，回思旬日，忽自悟曰：此正与湖阳公主相反，彼奉养之人，其气必实，耗其气使平和，故易产。

今形肥，知其气虚，久坐知其不运，必气愈弱，儿在胞胎用母气，不能自运耳，当补其母之气，则儿健易产矣，令其有孕至六、七个月时，遂以大全方、紫苏饮加补气药数十帖，因得儿而甚快，后遂以此方随母形色性禀，参时令加减与之，无不应者，因名其方曰：达生散。（《心法》）

【谦论述】

郑守谦曰：妊娠首重养胎，养胎宜视孕妇体质、起居、饮食及天时、地气若何？不必专恃药石，如必借助药石，请考《金匮》,《金匮》以白术散为养胎温补之方，又以当归散为胎前产后各病凉补之方，一则调中和胃，一则润木行瘀，所以视其寒热而安胎也。至于胎胀因寒，少腹如扇者，则用附子汤温之。胞阻（即漏下）因寒而痛，或半产漏下者，则用胶艾汤温之，瘀痛因寒者，则用当归芍药散温之，受妊六十日渴不能食者，则用桂枝汤温之，呕吐者（即恶阻）则用干姜人参半夏丸温之，是恐胎元无以发育，不使阴胜于阳，故多用温剂。

至于热证，则有桂枝茯苓丸以下宿癥（经断未及三月而得漏下不止，胎动在脐上者，为癥痂，血为瘕阻，不得养胎，故病漏下也）。急清血热，又有当归贝母苦参丸以清小便之涩（即后人所指为子淋症者）。而润肺与膀胱，寒热两途，其不可混有如此者（后人谓：胎前无寒者是不读《金匮》之过也）。

常考胎前杂症，总由胎气致之，胎动胎漏皆下血，但胎动则腹痛，胎漏无腹痛耳。恶阻者，经血既闭，痰水积留，故恶心而阻隔饮食，千金有半夏茯苓汤（即二味）。仲景用人参半夏干姜丸，罗谦甫用二陈去甘草，取温通和胃之义也。转胞者，小便不通而脐下急痛也，有因强忍小便，使水气上逆者，勿利其水而治其气则愈。有因胞压胎系不得自疏者，升举其气，服药后，探吐则愈。有饱食伤气，胎系下坠，压着膀胱偏侧，而气闭者，亦如之。此证与子淋相类，但淋以点滴频数而痛为辨，其症或因于湿热耳。

他如因热而子烦；因气而子满；因湿而子肿；因风而子痫；因痰而子嗽；因胞之络绝而子喑；因浊气举胎上凑而子悬。各探其源，而救其弊，总不离去邪安胎为主也。其余鬼胎非胎，肠覃似孕，蓄血、血蛊之类，皆宜辨之。通气破血，临时细酌可耳（除鬼胎外余均见前）。

至于死胎用药，法有二端，古方多以行血顺气及硝石、水银、硇砂之类，此治因热毙胎，毒气瘀血内外交攻，故欲使胎尽行腐烂而出。若胎漏血尽而子死，或坠堕颠仆内伤而子死，或病久胎痿而子死，斯则胞脏气冷，胎血凝滞，产母之微阳欲尽，而身中之升降失司。又必进附子汤三服，使胞脏温暖，血流不凝，腑中之生气盎然，而后死胎自出，此寒温用法不同之处也。

又千金神造散，专治双胎一生一死者，用蟹爪以去其死者，阿胶以安其生者，甘草和药性，立方之妙，意深远矣。

【汇证】恶阻转胞胎死各法见前

胎动　有因仆忤触动者，有因内伤而动者，或冲任不足，或脾胃气虚，或酒色劳倦，七情致病，不外虚、实、寒、热四端，在气、在血两项，宜察其病由而调剂之，不可泥定按月用某经药之例，亦不可尽从胎前宜用清凉之说，可从丹溪安胎饮、黑白安胎散及四物汤等选用之。凡母病而胎动者，治其母而胎自安；因胎动而病及其母者，安其胎则母病愈矣。

胎漏　孕妇冲任气虚不约，故病漏胎，血尽胎堕，然亦有血盛胞漏而胎不动者，俗呼狗儿胎，不治无恙。大凡漏胎之虚者，尊生安胎饮，景岳胎元饮，或归脾汤，其因热者（方书谓此症多热），薛氏多用防风黄芩丸，加味逍遥散，或增损八物汤。下黄汁或如赤豆者，银苎酒治之，均宜谨避房欲、气恼、劳役，并忌食煎炒。

堕胎小产　三、四月前胎未成形而下者，名曰：堕胎。五、六月后名曰：半产。总属气血虚弱不能荫胎所致，其余则劳怒、举重、闪跌之过也，其险甚于大产。

凡在欲产之前，宜八珍汤加阿胶、艾叶之类，未足月而欲产者，治法略同。若胎已下而血不止者，补中益气加鹿胶、童便或芎、艾等调之。其腹痛者，稍有瘀血（半产瘀少因血本不足也。故凡见腹痛有形犹恐气虚血逆也），先投生化汤，以后仍进温补，方为合法，若但知攻瘀，则逆气愈升，多致不救。

子悬（悬、肿、气、满、烦、嗽、痫、淋、喑、鸣）

子悬（胎逆胸满）　紫苏饮疏气舒郁，热者四君子加芩、芍、归、柴，临月胎逆呕哕欲死者，急灌童便，或煎乌梅生姜汤降兼散之。

子肿与子气（俗名皱脚）相类　（子气在下体，子肿在头面）。

子满又名胎水（五六月后，胎大腹满遍身浮肿）。　皆由脏弱湿渍而成，全生白术散、五皮饮、四六君子汤加腹皮、车前。补中益气汤、束胎饮、鲤鱼汤，均可选用。

子烦　有热，千金竹沥汤、或竹叶安胎饮。

子淋　亦因于热，用安荣散，不愈者，兼服八珍汤、八味丸等药，不可过利。

子嗽　宜培土生金，同六淫者，仍用六淫法施治，不拘何药。

子痫一名风痉，又曰：子冒（口噤、项强、手足挛缩、言语謇涩、痰涎壅盛）。　实非中风，乃血虚生热恶候，四物汤合二陈汤主之；热甚者可用羚羊角散、清神汤等药，总以护胎为主，不可过用风药。

子喑子鸣　不治自愈，方书所载治法（复空房鼠穴中土治子鸣之类），未可信也。

鬼胎　鬼胎一名夜叉胎，非实有神鬼交接成孕，盖由冲任蓄血，或痰水阻络，与络中瘀积互结而成，以致胸腹胀满，俨若胎孕，《经》曰：思想无穷，所愿不遂，白淫白浊流入子宫是也。然必见祟脉而腹渐重坠，皆阳气不充之验，当调其元，而继以去积之药，加味归脾汤、逍遥散，重者决津煎、通瘀散调之。

孕痈　小腹近下肿痛，皮薄光亮者，痈也。用乌药入牛皮胶煎化温服，或薏苡仁汤、牡丹皮散治之。

催生　孕妊八、九月，宜常服达生散及无忧易生散，临产催生，只用佛手散，或三合济生汤、催生万全汤可矣。交骨不开者，加味芎归汤；气虚甚者独参汤。胞浆先干胎涩不下者，急服大料四物汤，更煎葱汤熏洗产户。横生逆产，胶葵散，或催生如神散，横逆而胎死在腹中者，神柞饮。平常胎死者平胃散加芒硝，或脱花煎。胞衣不下者夺命丹，此大略也。余法当更求妇科各书，其余临产善法均见达生篇及《胎产心法》兹不备载。

【列方】

篇中所引《金匮》各方具见原书，慨不录入。方药只一二味已见于汤头名目者，亦不更录。 益元散即六一散（见一卷 暑症） 二陈汤 四物汤（均见一卷 风门） 八珍汤 补中益气 消遥散（均见一卷 麻木） 四六君子汤 五皮饮 归脾汤（均见二卷 肿胀） 加味逍遥散（见二卷 火症） 平胃散（见一卷 痫厥） 独参汤（见三卷 泄泻） 八味肾气丸（见二卷 痰饮） 生化汤 黑神散（均见六卷 血症） 羚羊角散（已见癫狂此处重录）

玉烛散（子和）

以四物汤 承气汤 朴 硝各等分，水煎，去滓食前服。

半夏汤（河间） 治胞干不产。

半夏曲一两半 肉桂七分 大黄五分 桃仁略炒，三十粒

先服四物汤一、二帖，次进本方加生姜三片，煎。

安胎饮（丹溪） 治胎气不安，腰腹作痛，五、六月后，并宜服之。

人参一钱 白术土炒 当归酒洗 熟地各二钱 川芎 条芩各八分 砂仁三分，带壳 陈皮 紫苏 炙甘草各四分 姜 枣引（一方无砂仁有炒白芍。）

黑白安胎散（经验方）　治胎动不安，为贫而无力服药者，谈也。

白术土炒　熟地各一两

水煎服。

安胎饮（《尊生》）　治血虚有火，曾三个月堕胎者，亦治胎动、胎漏。

归身酒洗　白芍酒炒　熟地　生地　砂仁　阿胶炒珠，各一钱　杜仲盐水炒　白术土炒，各二钱　条芩一钱五分　续断八分　川芎　陈皮　苏梗各五分

见血者加炒地榆　蒲黄各一钱。

胎元饮（《景岳》）　治冲任失守，胎元不安不固，随症加减服之。

人参　酒当归　盐杜仲　酒芍各二钱　熟地三钱　白术土炒，一钱半　陈皮七分　炙草一钱

多遗浊者加山药、固脂、五味。气虚甚者加芪、术。虚而寒者加炮姜。虚而热者加酒芩、生地。阴虚加枸杞。多怒加香附子。有所触而动血者加续断、阿胶。呕不止加半夏、生姜。

增损八物汤（《胎产心法》）　治妊娠漏胎，气血两虚，胎中有热，下元不固者。

人参　白术　归身　白芍　熟地　艾叶　条芩　黄柏　阿胶蒲黄炒成珠，去蒲黄不用　炙草各等分

姜枣引　并用杜仲、续断、枣肉为丸，常服。名：杜仲丸。

按千金保孕丸，即杜仲丸加糯米、炒杜仲及山药糊丸也。

无忧易生散（《心法》）　一名：千金不换方，又名：保产无忧散。一名安胎保产方。（均见《胎产心法》中）　胎动一服立安，胎安亦可常服二、三帖。近人以十三太保呼之。

当归二钱　川芎一钱半　北芪一钱　菟丝子一钱　蕲艾叶七分　荆芥穗八分　厚朴七分　川贝母一钱　羌活五分　甘草五分　白芍二钱　枳壳六分　生姜三片

达生散（丹溪）　孕妊八、九月常服方。即紫苏饮方去川芎加黄杨脑、白术二味也。

人参　陈皮　紫苏各五分　白芍酒炒　白术土炒　当归酒洗，各一钱　炙草三分　伏毛一钱半，黑豆水制　黄杨脑三个（即黄杨树叶稍儿也，胎瘦者不用）　葱白三根（一方无当归、白芍、白术）

佛手散（《达生篇》）　一名芎归汤。此方保胎、催生

均可通用。

当归三钱或五钱，酒浸　川芎二钱，先用酒一盅煎干，再用水一盅煎二三沸，温服。丹溪治胎死不下，并催生用归一两　芎七钱

酒水煎服。

瘦胎饮（《尊生》）　妊娠预服方，即瘦胎散。

川芎　当归　白芍　血余灰　木香　枳壳　甘草　乳香

按《病机气宜保命集》方治肥胖难产用枳壳、黄芩、白术三味研末煎服，名枳壳汤，后人误称瘦胎饮。至真瘦胎饮则应以尊生方为是。

枳壳瘦胎散（《尊生》）　孕八、九月胎气壅满，服之滑胎。

枳壳五两　甘草一两　香附子一两半

每末二钱，汤下。

束胎丸（《尊生》）　缩胎易产之方。

白术土炒　枳壳等分

水浸，烧蒸丸。

束胎饮（同上）　治孕妇七、八月胎长腹大，子户逼

迫不安者，谓之子满。

白术土炒　黄芩酒炒　苏叶各钱半　枳壳麸炒　伏毛黑豆水制　砂仁连壳各一钱　炙草三分　生姜引

紫苏饮(《大全》方)　治妊娠，临月浮肿、喘胀并子悬症。

当归三钱，酒洗　紫苏一两　川芎　酒芍　陈皮　伏毛黑豆水煮制，各一钱　人参　炙草各五钱　生姜　葱白引。(一方有香附子，无人参)

全生白术散(《指迷方》)　治妊娠，面目虚浮如水肿胀。

白术土炒，一两　生姜皮　大腹皮豆汁制　茯苓皮　陈皮各五钱

共为细末，不拘时，米饮下二钱，如未应，更佐以人参、甘草。

鲤鱼汤(《千金》)　治孕妇胸腹胀满，或遍身浮肿，小便艰涩，名曰：子满。又为胎水不利症。

白术土炒，五钱　白茯苓四钱　酒当归三钱　白芍二钱　鲤鱼一尾重二斤，要活的

上将鱼去鳞肠加橘皮五分、生姜七片用水煮取汁一盏，去鱼，入药四味于鱼汁内煎服，脾胃虚极者，当佐

四君、五皮，二汤合煎服之。

银苎酒（《准绳》）治妊娠下黄汁，或赤豆汁。

苎根去黑皮　好银各一觔

水九升煮取四升，每服入酒半升煎，分二服。

防风黄芩丸（薛氏）治肝经风热致便血胎漏者。

条芩炒焦　防风等分

为末，酒糊丸，梧子大，每服三、四十丸，食前米饮下。

安荣散（《本事方》）治子淋。

麦冬　通草　滑石　当归　灯心　人参　甘草　细辛各五分

水煎服。

竹叶安胎饮（《尊生》）治孕妇惊怯烦闷，名曰：子烦。

人参　生地　枣仁　远志甘草水制，各一钱　当归酒洗　白术土炒，各二钱　麦冬去心　条芩　川芎各八分　陈皮　炙甘草各四分　竹叶十四片　姜一片　枣二枚　渴加竹茹七分

竹沥汤（《千金》） 治子烦。

竹沥一盏 茯苓四钱 麦冬去心 防风 黄芩各三钱

羚羊角散（《准绳》方曾见本书八卷 癫狂中，因此详于彼故不惜重录。） 治孕妇口噤、项强、挛缩、痰壅不省人事，谓之子痫。

羚羊角 苡米 枣仁炒各一钱 当归酒洗，二钱 独活 五加皮 茯神各八分 川芎七分 杏仁十粒 防风五分 木香三分 甘草四分

生姜引 虚者加人参；痰甚加竹沥；胃寒加白术。

清神汤（《准绳》） 治孕妇忽然晕倒，口禁如中风状，时醒时发，由于气虚挟痰火者。本书八卷中尚有一清神汤。

人参 白术 茯苓 白芍 蜜芪 麦冬 归身 炙草各等分

姜 枣引。

决津煎（经验方） 治妇人血虚、经滞而痛者，以去积垢，随症加减。

当归三、五钱或一两 泽泻一钱半 牛膝二钱 肉桂一、二、三钱 熟地二、三钱或五、七钱 乌药一钱，气虚者不用亦可

呕加炮姜；阴重加附子；气滞加香附、木香；血滞加红花酒炒；小腹冷痛加吴萸；大便结燥加苁蓉；微者只用山楂亦可。

通瘀散（《尊生》方，一名通瘀饮。）　治妇人气滞、血积、经脉不利、痛极拒按，及产后瘀血实痛。

归尾三、五钱　山楂　香附子　红花各二钱，炒黄　乌药一、二钱　青皮　泽泻各一钱半　木香七分

寒者加肉桂、吴萸；热加炒栀子；微热血虚加芍药；血滞甚者加牛膝；瘀多者加桃仁、苏木、元胡；大便结燥加入大黄。

薏苡仁汤（薛氏）　又名瓜子仁汤。　治肠痈，妇人产后虚热、腹中烦痛、小便涩者，亦可与服。

桃仁　瓜子仁（无冬瓜子以栝蒌代之）　苡米。（一方桃仁用杏仁代之，并加芒硝、牡丹皮。）

牡丹皮散（薛氏）　治肠痈，腹濡而痛，时时利脓。

丹皮　人参　天麻　白茯苓　黄芪炒　白芷　苡米　桃仁　当归酒洗　川芎各一钱　炙甘草　官桂各五分　木香三分

加味芎归汤（《准绳》）　治交骨不开，并死胎不下。

川芎　当归各一两　龟板一个自死者，酥炙　妇人发烧存性五钱

上为末，每服一两，水煎。

三合济生汤(《尊生》)　治临产艰难，服此自然转易生。

当归三钱　川芎二钱　枳壳二钱　紫苏八分　伏毛钱半，姜汁洗　甘草七分

催生万全汤(经验方)　达生散调理产前，生化汤调理产后，今合二方之意共成一方，命曰：万全。盖散瘀与调补两兼之，使气血得力，自能健运易生也。

人参三钱至五钱　当归三钱　川芎一钱　桃仁十三粒　干姜一钱，炒焦　炙草六分　牛膝稍二钱　红花三钱，酒炒　肉桂六分，冬用八分　加枣

煎，食前温服，催生之效，过于佛手散矣。

催生如神散(《良方》)　一名黑神散。治横生、逆产，并崩漏症。

百草霜胞水过多可用　白芷　各等分，不见火。

上为末，每服二钱，以童便和醋，如膏，如沸汤，调进三服，能固血又免血干。一方加滑石每服三钱。

神柞饮(《准绳》)　催生。治横逆、倒产、死胎在腹，但必须儿头到门，始可用此以开交骨，早进此药反有损也。一名催生柞木饮。

生柞树刺枝(如小指大者一握，切片，一叶一刺者佳)　甘草五钱(一方五寸)　新汲水一碗半

新罐封纸，文武火煎，缓缓与食。

脱花煎(《尊生》)　将产宜先服此催生，并治产难，经曰：或胎死不下者。

当归七、八钱或一两　肉桂心一、二、三钱　川芎　牛膝各二钱　车前子一钱半　红花一钱

催生不用此味亦可，胎死加朴硝；气虚加人参；阴虚加熟地。

夺命丹(《良方》)　治瘀血入胞，胀满难下。药峻不可轻易用之。

炮附子五钱　干漆碎炒烟尽　丹皮　当归各一两

上为末，另用大黄末一两以好醋一升同熬成膏，和前药丸如桐子大，温酒吞五、七丸。

蟹爪一升　阿胶二两　甘草二钱　以流水先煮蟹爪、甘草，去滓纳阿胶烊化服之，血凝不下者，加桂心三钱。

胶葵散《胎产心法》 治横生逆产。

阿胶一两　黄葵子一两　每服四钱，水煎。

第四章　产后各证

【《病源》】

去血过多，下血极少，皆令运闷。去血过多，血虚而气运者，但烦闷，若下血过少，而气逆者，则血随气上，掩于心，必烦闷而心满急，二者各异也。（四十三卷　产后第一条血运闷候）

妊娠当风取凉，则胞络有冷，至产时其下血必少，或将产风冷抟于血分，致血不宣，蓄积在内，则血露淋漓不尽也。凡产，余血不尽，得冷则结，与气相抟则痛。（同上第一条及四条）

产后风痉者，因伤动血脉，荣卫虚，复感寒，寒抟于筋，则发痉也。（同上二十七条）

肠胃挟热，因产后血水俱下，津液竭燥，故大便不通也。（四十四卷二十三条）

妇人手太阳、少阴之脉，下为月水，上为乳汁，妊娠月水不通，初以养胎，既产则血水俱下，津漏暴竭，经血不足者，故无乳汁。其经血盛者，则津液有余，故乳汁多而溢出也。（同上四十条及四十一条）

【戴人】只录论乳一条

妇人有本生无乳者不治。或因啼哭，悲怒，郁结，气溢壅塞，以致乳脉不行，用精猪肉清汤，调和美食，于食后调益元散（方见前） 五、七钱服，更用木梳梳乳，周回百余遍，则乳汁自下也。

又一法猪蹄汤调和美味服之。又法针肩井二穴亦效。（《事亲》五卷七十二条）

【河间】

产后变化，尽从加减四物汤。产后诸积不可攻，当养阴去热，其病自退。

【东垣】

妇人分娩及半产漏下，昏冒不省，盖因血暴亡则心无所养，心与胞络为君火、相火，得血则安，亡血则危，火炽故令昏冒，火克肺金，故瞑目不省人事，是阴血暴去，不能镇抚也。，亡血补亡，又何疑焉？但当补而升举之，今立一方，生血益肠以补手中厥阴之不足，名曰全生活血汤。

【丹溪】

产后当大补气血为主，虽有杂症，以末治之。一切病多是血虚，不可发表。新产后不可用苦寒、酸寒，以其伐生生之气故也。产后血晕，因虚火载血上行，方用鹿角烧灰去火毒，研极细末，好酒同童便灌下，行血极快。

又方以韭叶细切盛瓶中，以热酸沃之，急封其口，以嘴塞产妇鼻中可愈。

血晕，用酒调黑神散最佳，烧漆器烟熏产母面即醒。

或问新产之妇，好血已亏，污血或留，彼黑神散非要药乎？答曰：初产之妇，好血未必亏，污血未必积，脏腑未必寒，何以药为？饮食起居，勤加调护，何病之有，诚有瘀血，体怯而寒，用药数帖，亦自简便，何有他病。当求病起何因？病在何经？气病治气，血病治血，不可拘执。

又曰：产后发热，用参、术、黄芪、陈皮、当归、川芎、炙草补虚，轻则加茯苓淡渗之，其热自除，重则加干姜。或云：大热而用干姜何也？曰：此热非有余之邪热，乃阴虚生内热耳。盖干姜能入肺分，利肺气，又能入肝分，引众药生血。然不要独用，必与补阴血药同用，此造化自然之妙，非天下之至神，其孰能与于此乎！

又曰，产后肿，必以大补气血为主，少佐苍术、茯苓使水自利。

又云：尝见收生者不谨，损破产妇尿脬，致病淋沥，遂成废疾，肌肉破伤，在外者可补完，血气内虚，宜以参、芪、芎、归、桃仁、陈皮、茯苓，佐猪、羊胞汤，极饥时饮之，一月而安。盖令气血骤长，其胞自完，恐稍缓亦难成功矣。

又云，产户下一物如手帕，下有帕尖，约重一觔，此因胎前劳乏伤气，或肝痿所致，急与炙黄芪半钱、人参一钱、白术五分、当归一钱半、天麻五分，三帖连服之即收，得汗通身乃安。

【谦论述】

郑守谦曰：产后调理，应分攻补两法（实宜攻，虚宜补）。 其有自病实症（三冲及胃实、血块之类）， 只宜去瘀；外感实症，按六淫饮食所伤调治可也。自病虚症，多系血亏（郁冒痉病之类，亦有气虚者），外感日久变为虚者，则月中虚邪酿成蓐劳（蓐劳见前劳瘵），是也。名家议论纷繁，骤读难提其要，兹特节录《金匮》为主。更载《胎产心法》及吴塘解产难诸说数条以副之，用为产后调治要法，医产妇者，从此精求，当不迷于歧路矣。

《金匮》论新产三病，一者病痉，二病郁冒，三者大便难。新产血虚，多汗出，喜中风，故令病痉；亡血复汗，故令郁冒；亡津液，胃燥，故大便难。谨按仲景以汗出中风而致痉冒，宿食不消而致胃实不便，三者均兼外感。是为产后虚中实症，故仍当以实治之，不可顾虑其虚。呕不能食之郁冒，则主小柴胡；于病解能食，七、八日复热者，则主大承气。一治表实，一治里实，其于血虚兹补之正法，则尚缺如，当以吴塘论补之，乃为完备，因录于后。上论表实里实症。

《金匮》实症治法，如大承气汤，治恶露不尽胃热瘀结者（产后七、八日无太阳症，少腹坚痛，不大便，日晡躁热，食则妄语，切脉微实，是也），枳实芍药散。治产后腹痛烦满不卧者，假令不愈，更得以下瘀血汤投之。中风而寒（阳旦症续在者），与阳旦汤。中风而热，与竹叶汤。即令中虚烦呕，亦与竹皮大丸。即令下利虚极，亦与白头翁加甘草、阿胶。

其于虚症当用温补者，一腹痛因寒之，当归生姜羊肉汤而已。意者产后应病虚而不宜于病实，故补虚宜缓，而攻实宜速乎。何后人竟谓产后皆虚，不审杂症，而专从事于补耶。

上论瘀热全实，及虚中兼实，全虚各症。

吴瑭曰：产后亦有不因中风而本脏自病（不兼外感）郁冒，痉厥，大便难，三大症者。盖血虚则厥；阳孤则冒；液短则大便难。冒者、汗者，脉多洪大而芤；痉者、厥者，脉则弦数。叶氏谓之：肝风内动。余每用三甲复脉、大小定风珠而愈。浅深、次第，临时斟酌。典云：筋脉失养，风入而劲，此筋病也。阴亡阳厥，而寒复郁之则眩，此神病也。津亡胃燥，则便难，此液病也。三者同为亡血伤津之病，即此推之，产后诸症，可以心领神会矣。

前方皆能调筋守神增液，产后邪少虚多者，便可选用。误用风药，误用辛温刚燥，致令津液受伤者，并可以前方斟酌救之。又无他病而但大便难者，可与增液汤。余所制方，实从《金匮》体会而来，用之无不应手取效，故敢以告来者。上论三大症之全虚症。

吴瑭曰：丹溪谓产后当大补气血，一切病多是血虚，皆不可发表；张景岳谓产后既有表邪，不得不解，既有火邪，不得不清，既有内伤停滞，不得不开通消导。愚按二子之说，不可偏废，亦不可偏听（产后诚虚不可不补，但杂症一概不问，则亦不可。产后实症，当治上，不犯中，治中不犯下，认症真确，一击而罢。且外感已，即复其虚，快如转丸，能事毕矣）。执其两端，用其中于民，平日参悟古书，临症不可有丝毫成见而已。

上论宜补、宜泻诸法。

吴瑭曰：张石顽云：产后元气亏损，恶露乘虚上攻，眼花头眩，或心下满闷，神昏口噤，或痰涎壅盛者，急用热童便主之，或血下多而晕，或神昏烦乱，芎归汤加人参、泽兰、童便兼补而散之（此条极需斟酌，以芎、归太窜也，吴氏主三甲复脉、大小定风等方）。

又败血上冲有三，或歌舞谈笑，或怒骂坐卧，甚则踰墙上屋，此败血冲心，多死。用花蕊石散，或琥珀黑龙丹。如虽闷乱不致颠狂者，失笑散加郁金。若饱闷呕恶腹满胀痛者，此败血冲胃，五积散或平胃散加姜、桂，不应，送来复丹。呕逆腹胀血化为水者，金匮下瘀血汤。若面赤呕逆欲死，或喘急者，此败血冲肺，二味参苏饮，甚则加芒硝荡涤之。大抵冲心者十难救一；冲胃者五死五生；冲肺者十全一、二。

又产后口鼻起黑色而鼻衄者，是胃气虚败而血滞也，急用人参苏木，稍迟不救。愚按产后瘀血等症，张氏之论详矣，但实痛拒按，轻者用生化汤，重者用回生丹最妙，取其破瘀而不伤正也。

上论三冲宜分虚实，及温通滋润两法。

谦按：产后不语，有因败血，闭于心窍者。古法用七珍散，与石顽首条症同而方较善，因附于此。

《胎产心法》论恶露不下，为风冷抟血，治宜温暖。

黑神散、生化汤、尊生四味散均可选用。恶露不止为脾虚不摄，或内热动血。一宜寿脾煎，一宜保阴煎，余参血崩诸法调理。

上论恶露。

产后发热，其症多端，除伤寒伤食外，又有似太阳症、似少阳症者。皆由气血虚，阴阳不和，治者慎勿以麻黄、柴胡发汗亡阳，以致变症百出。仲景谓亡血不可汗，丹溪谓产后不可发表，非云：产后全无伤寒，诚恐后学泥成方而误表耳。

例如感有外邪，生化汤加芎、姜亦能散之，其纯因血虚阳无所附，浮散于外而为热者（产时伤力发热、去血过多发热、恶露不快发热、三日蒸乳发热、早起劳伤发热，皆是），只服生化汤去恶生新，诸热悉退矣。

又尊生用丹溪甘温除大热之法，以四君子汤加芎、归、黄芪、炮姜治产后虚热。冯氏用四物汤去川芎加熟地、人参、炮姜治热亦效。余谓当分块、痛有无，有者宜生化汤，而参、芪、芍、地等当缓用。若无块、痛，产日已久，则尊生冯氏两法均合经旨。

薛立斋云：阴血暴亡，阳无所附而外热者，宜四物加炮姜，误用寒凉而外热者，此为寒气格阳于外，宜四君子加姜、桂。若肌肤发热、面赤、大渴引饮（有类白虎症，惟脉大无力），此血脱发燥也，当归补血汤（此东垣法，本劳役伤阳之义也)。此皆虚烦之症(必兼恶寒),误作火治表治,祸在反掌。

又养葵云:胎前有肝火,产后去血必烦热,若用大补,其病必增,当用消遥散。此则专以肝火立说,更当以脉候参详可耳。

谦按:产后虚寒虚热,更当分治,当于从阳补阴,从阴补阳,两法中求之。

上论发热当分虚实、阴阳。

又产后暴崩为血脱;气短似喘为气脱;妄言妄见为神脱。若非急救,失之者多矣。并宜用加参生化汤,其血脱患崩一症,由冲任已伤,或劳役惊恐,或恶露未尽,固涩太早,以致停留。一旦复行,然经血大来,当审血气而辨色之红紫,形之虚实。如血多紫色有块,乃当去之败血也。其少腹必胀满,按之则痛,此不可言崩,只服生化汤自愈。

如鲜血大来,乃心不生,肝不藏,脾不统,血藏有伤之症,当以崩症法治之,用荆芷治崩汤。兼有块痛者,加参生化止崩汤。半月外崩者,必无块痛,尊生升举大补汤。若小腹满痛不已,而脉实大紧数者,此肝经已竭,肝气随败矣,难治。《医通》治产后崩中去血,赤白相兼(或如豆汁),用千金伏龙肝汤。

其气脱，短气似喘一证，因荣血暴竭，卫气不能运行，独聚于肺，肝肾不接，故令呼吸短促，实非喘也。孤阳将脱，最为危候，惟大进参附，或可再生。有块、痛者，进大补回阳生化汤，连二、三帖；景岳贞元饮亦佳。无块痛者，即用续气养荣汤亦妙；兼寒者，大补元煎、理阴煎。

其神脱妄言妄见一证，因心肝脾三阴血少，故神昏无依，虽有谵语郑声发狂等症，统归于妄耳。当论产期块病有无，先后施治，有块痛而昏者，宁神生化汤，甚者合失笑散同服。痛止者，宁心定魄茯神汤，服至元足，其病自愈。此症曾有服八珍汤加炮姜十数剂而愈者。欲泄其邪，当补其虚耳。

又产后间有败血停积，上干于心，而昏乱狂妄者（系实症非内虚）照石顽败血冲心例（见前）治之，调经散亦可用。

上论血脱、气脱、神脱三症。

【汇证】

前阴产伤诸病

（一）产后阴脱，努力伤也，归、芪、参、芎、升麻主之，外用五倍子煎洗，肠出不收者同治，外润香油以托之。

（二）产户下一物如手帕者。丹溪云：系肝痿，同阴脱法治之。产后出一肉线，动之则痛绝者，先服失笑散，次以带皮姜二两研烂入清油二觔煎干，用绢兜起肉线，曲出于水道边，以姜渣熏并熨之自然缩上，若线断者不治也。

（三）产门不闭，阴失敛也，十全大补汤主之，肿者当归煎洗之。

（四）肿痛㤉热，肝经虚热也，逍遥散加味治之。

（五）产后脬破小便淋漓者，补脬散主之。由气虚者，亦可用补中益气汤。

（六）产后交肠（粪由小便而出，失行常道），乃气血俱虚，先用六君汤二帖，继服五苓散。

乳病

乳汁过多欲退者，单服麦芽一味而退之。乳汁不通，因于气实而闭者，涌泉散、行气下乳汤。乳汁自流者，因于阳明不固者则为虚，因于血热或肝火者则为实，或补或泄，临症酌之。

倘未产而乳汁自下者，谓之乳泣，必生而不育，血虚乳少，事赖滋补，猪蹄汤，或十全大补汤培之。若因气虚，专以归、芪合四君子以养脾胃可也。

新产三日后发寒热者，名：蒸乳，可以不药。小儿鼻风吹入乳房以致肿痛者，名：外吹。内服栝蒌散，外用南星末敷之，甚则连翘金贝煎。

孕妇寒热乳肿者，名：曰内吹，橘叶散治之。新产儿尚未能吮乳，或无子食乳，蓄结作胀发热内渴者，名：妒乳。宜挤去宿乳，四物汤煎麦牙消之。

又乳头生热疮，搔出黄水者，亦名：妒乳。以陈皮甘草煎洗。平常乳痈，多成于吹乳不散，轻则变成妒乳，重者竟成乳痈，均为胆、胃二经（乳头属厥阴，乳房属阳明）热毒壅滞，故宜选用前载栝蒌、连、贝等剂，或人参败毒散，加味消遥散，神效括蒌散，《胎产心法》中消毒饮，栝蒌贝母饮等方也。

至于腐朽脓溃，则由实而虚，归脾汤随加乳、没、贝、芷、鼠粪、土楝子、露蜂房等药，外用桑根、木芝或菌烧灰和梅片掺之，其有因忧气结，乳内起核而不红肿者，则名：乳岩，久则溃烂如巉岩深洞，血水淅沥，或生蛆不痛者，皆难治也。初起小核，急用生蟹壳爪数十枚，焙末酒服，再用归、陈、枳、贝、连翘、白芷、甘草节、蒲公英等服之。久之不散，则当内服益气养荣等药，盖元气消弱，不宜过攻，故专家有云：溃后最忌乳没耳。（乳岩原非产后专症，因论乳病故故并及之。）

【列方】

可参阅血症及癫狂失志诸方

益元散　四物汤　四、六君子汤　八珍汤　十全大补汤　归脾汤　补中益气汤　逍遥散（均见前）《伤寒》、《金匮》中方概未录入　当归补血汤　黑神散　生化汤　寿脾煎　花蕊石散（均见六卷　血症）　理阴煎（见八卷　癫狂）　五积散（见卷　中风）　平胃散（见一卷　痫厥）　人参败毒散（见三卷　痢症）　失笑散（见五卷　心胃痛）　加味消遥散（见二卷　火症）　大补元煎（见四卷　关格）三甲复脉汤　大小定风珍（均见二卷　燥症）　琥珀黑龙丹（见五卷　头痛）　来复丹　（见一卷　暑症）

全生活血汤（東垣）　治分娩及半产、漏下、昏冒无知，因血暴亡心无所养，用此汤补血升阳。

升麻　白芍各三钱　当归　葛根　柴胡　羌活　独活　防风　甘草各二钱，炙　川芎　藁本各一钱半　生地夏月加　熟地各一钱　蔓荆子　细辛各五钱　红花三分

㕮咀，每服五钱，煎服。

芎归汤　普通活血方。

即归　芎二味。

升举大补汤（《沈氏尊生》）　治产后日久，血崩如鸡蛋大，或如血片者。

人参　熟地　当归　白术各二钱　蜜黄芪一钱　防风三分　黑荆芥　羌活　升麻　白芷　陈皮　黄连炒　黄柏炒　炙甘草各四分　枣二枚

煎服，燥甚者加麦冬、五味子。泄泻者去黄柏加泽泻、莲子肉；痰多加半夏；白带兼下加半夏、苍术各一钱。

加参生化汤（《胎产心法》） 治产后危急诸证。

即生化汤（见血症内）加人参　大枣。汗多渴甚者，再加麦冬。

大补回阳生化汤（同上） 治新产厥症。

即于前加参生化汤内减当归　川芎半数，饮之。

宁神生化汤（同上） 治产块痛不止、妄言妄见，不可用芪术者。

人参二钱　当归三钱　炮姜　炙甘草四分　茯神　柏子仁　川芎各一钱　桃仁十粒　益智仁八分　陈皮三分　大枣二枚　桂元肉五粒

水煎服，瘀血不散者，合失笑散。

调经散（《局方》） 治血虚经闭、浑身疼痛、心神烦躁，及产后败血乘虚停积五藏，循经流入四肢，浮肿遍体或败血干心，颠倒等症。

赤芍炒　当归各七分　细辛五分　没药　琥珀　桂心各一钱　麝香少许

上为末，每服半钱，姜汁、温酒各少许调服。

续气养荣汤（《胎产心法》） 治产后气短而促，无块痛者。

人参　熟地　当归　川芎　黄芪蜜炙　白术土炒　陈皮　炮姜　炙草　大枣

肢冷加附子；渴加麦冬　五味子；伤食加神曲　麦芽。

宁心定魄茯苓汤（《胎产》） 治产后块痛已止，妄言妄见者。

人参　当归　熟地　川芎　蜜芪　白术土炒　枣仁炒　柏子仁　茯神　益智仁　麦冬　陈皮　五味子　炙草　大枣　建莲肉　桂元肉

二味参苏饮　治产后血入于肺，面黑发喘欲死者。一名参苏煎。《沈氏尊生》加麦冬名苏木汤，《胎产心法》加炮附子五钱名三味参苏饮。

人参一两　苏木二两

水煎顿服。

四味散　（《沈氏尊生》） 治瘀血不下。

当归　元胡索　血竭　没药各五分

为末，童便半钟调服。

荆芷治崩汤《胎产心法》 治产后血崩色鲜红者。

川芎一钱　当归四钱　炮姜二分　荆芥穗炒黑，六分　白芷五分　炙草四分

枣煎服。

伏龙肝汤（《千金》） 治劳伤，冲任崩中去血，赤白相兼，或如豆汁，脐腹冷痛者。

伏龙肝如梧子大七枚　生姜　生地各一两五钱　甘草　艾叶　赤石脂　桂心各六钱

上七味，㕮咀，水煎服。

回生丹（《金鉴》） 催难产，破血晕，下胞衣，均有神验。（一方有羌活　益母草　马鞭草　秋葵子。）

苏木三两，煎去渣　红花三两，酒煮去渣　黑豆三升，水煮去豆　大黄一斤

为末，醋煮成膏，次下上三项药汁，再熬成膏，瓦盆盛之入后药同磨，杵作丸，阴干随用。

人参　白术　青皮　木瓜各三钱　当归　川芎　延胡索　香附子　苍术　蒲黄　赤茯苓　桃仁　熟地各一两　牛膝　三棱　枣皮　五灵脂　地榆　甘草　楂

肉　陈皮　白芍各五钱　良姜四钱　乌药二两半　木香　乳香　没药各五钱

共为细末，和前膏，丸如弹子大。

七珍散（《产育宝庆集》方）　治产后不语，心气闭塞者。

人参　石菖蒲　川芎　熟地黄各一两　细辛　防风　朱砂各五钱

上为末，每服一钱，薄荷汤调下。

增液汤（《温病条辨》）　治不大便，因于热结液干者，作增水行舟之计也，方从炙甘草汤变化而来。

元参一两　麦冬八钱，连心　细生地八钱

保阴煎（《景岳》）　治一切阴虚内热动血等症。

生地　熟地　芍药各二钱　山药　续断　黄芩　黄柏各一钱半　生甘草一钱

水煎，食远服。此方加减从略，但芩、柏等物，当于产后日久，方可用之。

贞元饮　（《景岳》）

熟地七、八钱　炙甘草二、三钱　当归三、四钱

水煎服。

补脬散（《补遗方》）治胞破，小便淅沥。

生黄绢一尺　白牡丹根皮　白芨各一钱

水一碗煎至绢烂温服，服后忌言语。

涌泉散（《卫生宝鉴》）通乳方。

王不留行　瞿麦　麦冬　龙骨煅　穿山甲，炒各等分

为末，每服一钱，酒调下，须饮猪蹄汤少许，以木梳在两乳上梳二三十下。

行气下乳汤（《胎产心法》）治气血滞无乳者。

生地　当归　川芎各一钱　白术土炒　茯苓各六分　香附子　陈皮　红花各五分　穿山甲三片，炮　木香二分

水、酒各半煎服。

猪蹄汤（同上）治产妇气血不足，乳汁不下。

用八珍汤（见前）料加炙黄芪　漏芦　陈皮　木通　或天花粉　先煮猪蹄一付，取汁煎药，服之。

又方用川芎一两　通草二两　甘草一钱　穿山甲十四片，炒　同猪蹄煮至三碗加葱　姜　盐料取汁饮之。

栝蒌散（《准绳》）治吹乳肿痛。

栝蒌一个，打碎　乳香二钱

用酒煮服。外用南星末汤调，涂之。

神效栝蒌散（《尊生方》）　治乳痈及一切痈疽，初起即消，脓成即溃，瘰疬疮毒尤效，痈疽余毒皆宜用之，神效无比。

栝蒌一个　当归酒洗　生粉草各五钱　乳香　没药各二钱

酒煎服。肝经血虚者，佐四物汤、柴胡、升麻、白术、茯苓；脾弱甚者，佐四君子；忧郁甚者，佐归脾汤。

连翘金贝煎（经验方）　治阳分痈毒，或在藏腑、肺膈、胸乳之间者，此方最佳。

金银花　土贝母去心　蒲公英　夏枯草各三钱　红藤七、八钱　连翘一两或五、七钱

好酒煎服，暖卧片时，不能饮者，酒水各半煎服。热甚者可加花粉。

橘叶散（《金鉴》）　治妇人有孕，胎热为内吹，或有儿食乳成外吹，致乳结核肿痛，寒热交作者，一名橘叶栝蒌散。

柴胡　陈皮　川芎　山栀炒　青皮　栝蒌　石膏

煅　黄芩炒　连翘　甘草各一钱　橘叶二十片

水煎，食远服。

消毒饮（《胎产心法》）　专治乳房，或乳头黑晕之内，肿毒未破发热恶寒疮处麻痛者。

陈皮八分　甘草三分　蒲公英　紫花地丁各一钱二分　当归　白芍醋炒　赤芍　丹皮　地骨皮　天花粉各一钱　灯心五十寸

水煎服。仍以艾水不时洗之。

栝蒌贝母饮（同上）　治乳房结核焮肿。

栝蒌实　土贝母　甘草节　已溃者加忍冬一两佳

水煎服。

第十篇　儿科各证

第一章　痘科　麻疹附

【《病源》】

热病疱疮者，由表虚里实，热气盛则发疮，重者周身，若疮色赤头白则毒轻，色紫黑则毒重，其形如登豆，亦名登豆疮。（九卷　热病疱疮候，十一卷　疫疠疱疮论同）

按【《病源》】无痘症专条因疱疮一条与今所谓痘者相近故选录于此。

【戴人】

凡小儿疮疱丹熛瘾疹，皆少阳相火客气胜也。遇亢阳炎热之时，以辛凉解之；遇久寒凝冽之时，以辛温解之。疮疱熛疹，或出不均，大小如豆黍，相天寒温，以蝉壳烧灰，淡酒调少许饮之，或用百祥丸、紫草饮子皆可。（右节《事亲》一卷　小儿疮疱丹疹旧蔽记）

按：戴人相火客气之说，与时贤吴塘所谓痘症与温病之发同为一类者相等。盖痘毒藏于先天，必待君火司令之年，与人身之火两相搏激而后发，胎毒如火药，岁气如火线，故初起均主辛凉解毒。钱仲阳之用凉剂者以此也。

至于本身气血虚寒，七日以后，脏真之火过微，不能炼毒成浆，火不外鼓，必致内陷，又必用温煦保元之法，此陈文中之所以主温而远凉也。先后虚实，下手不同，可不察其理乎！

【丹溪】

痘疮分气虚、血虚，气虚者参、术加解毒药；血虚者四物汤中加解毒药。初出色白者，大补气血；但见红点便忌葛根，恐发得表虚也。吐泻食少为里虚，不吐泻能食为里实。实而用补，则结痈毒。陷伏倒靥为表虚，灰色亦表虚，用烧人粪或酒炒黄芪、紫草、人参。红活绽凸为表实，实而用发散，则反溃烂不结痂。

炉灰白，色静者，怯者，作寒看。勇者，燥者，掀发者，作热看。疏则无毒，密则有毒，宜凉解之；疮干者宜退火，退火只用轻剂。疮湿者宜泻湿，用风药走肌表，如防风、白芷之类。色淡者宜助血，归、芎、酒芍之类，或加红花。又鼠粘子、连翘、山楂、甘草为必用之药。上引用升麻、葛根，下引用槟榔、牛膝。助以贝母、忍冬、白芷、栝蒌之属。

将成就时，却色淡者，宜助血药；将成就却紫色者，用凉血解毒药；痒塌者，脉上分虚实，轻者用淡蜜水调滑石末以羽毛刷润疮上。将靥时如豆壳者，因初起饮水过多，其靥不齐，俗呼倒靥，但服实表之劑消息之。

小儿痘疮，大约与伤寒相似（相似而实不同，当知从表入里，从里达表之义），发热烦燥，脸赤唇红，身痛头痛，乍寒乍热，喷嚏呵欠，嗽喘痰涎，伤寒症候类有之。始发之时，有因伤风寒而得者，有时气传染而得者（此项较多），有因伤食呕吐而得者，有因跌扑惊恐蓄血而得者。

或为鼠眼、嘌牙、惊搐、如风之状，或口舌、咽喉、肚腹疼痛，或烦燥、狂闷、昏睡，或自汗，或下痢，或发热，或不发热，证候多端，卒未易辨。必须以耳冷、尻冷、足冷验之。

疮疹属阳，肾藏无症，耳与尻足，皆属于肾，故独冷耳。又视其耳后有红丝脉赤缕为真。调护之法，首尾俱不可汗下，但以温凉之剂兼进之，解毒和中安表而已。如欲解肌，干葛、紫苏可也，或小儿气实烦燥热炽大便秘结，则与犀角地黄汤，或人参败毒散，紫草饮，多服亦能利之。恒法于大便不通者，少与大黄，尤宜仔细斟酌之。

若小便赤色，分利之，则热气有所渗而出，凡热只可轻解，若无热则疮又不能发也。凡已发未发，并与紫苏饮相宜，虚者益之，实者损之，冷者温之，热者平之，是为权度。

如果妄汗，则荣卫既开，转增疮烂；妄下则正气内脱，变而归肾，身体振寒，耳尻反热，眼合肚胀，其疮黑坏，十无一生。钱氏云：黑陷青紫者，百祥丸下之，不黑者勿下。余知其所谓下者，泻膀胱之邪也。又云：下后身热可治，水谷不消或寒战者为逆。余以为脾强者可以治水，然百祥丸太峻，当以宣风散代之。泻后温脾，则用人参、茯苓、白术、厚朴、木香、甘草各等分为妙。盖疮发于肌肉，阳明所主，脾土一温，胃气随畅，此钱氏不刊之旨也。

痘疮用药，固有权度，然大小二便不可不通，其有大便自利，所下黄黑，则毒气已减，不必多与汤剂，若大小二便，一或闭塞，则肠胃壅塞，脉络凝滞，毒气无从而发泄，眼闭声哑，肌肉黧黑，不旋踵而告变矣。

凡痘疮初起之时，须看胸前若稠密者，急宜消毒饮加山楂、酒芩、甘草。减食加人参。出不快者加味四圣散、紫草饮子、紫草木香汤，丝瓜汤。

陷入者加味四物汤，更以胡荽酒薄薄傅其身，厚傅其足，喷其衣服，以厚棉盖之，若犹未也，独圣散入麝香老酒少许调剂，不用酒，则木香煎汤。若其疮已黑，乃可用钱氏宣风散加青皮主之。

痘疮初出时，或未见时，人有患者，宜预服丝瓜近蒂三寸连皮子烧灰存性，沙糖拌干，入朱砂末服之，多者令少，重者令轻。

丹溪有丝瓜汤一方，即丝瓜近蒂三寸烧存性，加紫草、甘草二味为末，汤调下之。

坏痘有三：一曰：内虚泄泻，一曰：外伤风冷，一曰：变黑归肾。

以下续录治痘名家要论　计六家。

【**钱仲阳**】小儿药证直诀

小儿在胎，食五脏血秽，生后，其毒当出，故疮疹先见五藏症，其呵欠顿闷者，肝也；时惊悸者，心也；乍寒乍热手足冷者，脾也；面颊赤嗽嚏者，肺也；肝水疱，肺脓疱，心为癍，脾为疹，惟肾在下，不能食秽，故无候。其受风寒而倒靥变黑者，则归肾难治也。

肾无候，但见平症，耳骶凉是也。耳骶属肾，居北方，主冷也，若黑陷而耳骶反热者为逆也。用百祥丸、牛李膏各三服，不愈者，死病也。

疮疹，天行病也，惟用温凉药治之，不可妄下妄攻发，及受风冷。

有大热者，当利小便；有小热者，宜解毒；黑紫干陷，百祥丸下之；不黑者慎勿下；能食而痂头焦起，或未黑而喘实者，可下之；身热烦渴腹满而喘，大小便涩，面赤闷乱大吐，此当利小便，不瘥者，宣风散下之；五七日痂不焦，是内发热，气蒸皮中，故疮不得焦痂也，宣风散导之；用生犀角磨汁解之，使热不生，必着痂矣。

一发便出者重，疮夹疹者半轻半重，外黑里赤者微重，外白里黑者大重，水谷不消及泄乳不化者逆，疮端里黑点如针孔者势剧也。青干紫陷，昏睡汗出不止，烦燥热渴，腹胀啼喘，大小便不通者，困也。

大抵疮疹属阳，出则为慎，春夏顺，秋冬逆，春脓泡，夏黑陷，冬疹子，亦不顺也。黑者十难救一，其候或寒战噤牙，或身黄肿紫，宜以百祥丸下之。下后恶寒不已，身冷汗出，耳尻反热者死。下后身热气温，欲饮水者可治，以脾土胜，肾寒去而温热也。

【陈文中】小儿痘疹方论

痘出一日至十日，浑身壮热，大便黄，是表里俱实，其疮必光泽，起发饱满易靥，若无他疾，不必服药。表虚难出，里虚难靥，表里俱虚，易出难靥，随症治之。

痘未出已出之间，或泻渴，或腹胀，或气促，谓之里虚，速与十一味木香散。如已出之间，疮不光泽，不起发，根窠不红，谓之表虚，速与十二味异攻散。如已出见表里俱虚者，速与十二味异攻散，送下七味肉豆蔻丸治之。

腹胀泻而渴，足指冷而渴，惊悸身温渴，身热面皖白而渴，寒战渴不止，气急咬牙，饮水转水泄不已者，皆非热也，乃津液少，脾胃肌肉虚，故也。宜审用木香散加减。

发热口渴，不宜与蜜柿、西瓜、橘子，生冷等物。

【翁仲仁】痘疹金镜录

痘疹初起，现症极多，卒未易辨，必以耳冷、臀尖、足冷，及耳后红丝目赤缕验之。发热三日而见标，两颧有红花色，当托里解表，和其气而不可用芪。出齐三日而后起胀，当清凉解毒，忌苦寒药。蒸长三日而后贯脓，当温养气血。浆满三日而后收靥，当和气血补脾利水。

大抵寒为虚，实为热，气虚则宜温补，气实热则宜清凉，血虚则宜补血，血热则宜解毒也。

凡气虚症未见点前，用参、芪、苏、芷、防风转剂发散。见点后，用参、芪、芎、桂随症加减。七、八日浆足，保婴百补汤。塌陷黑靥者，用木香异攻散收功。

凡血热症，未出之前，十神解毒汤。三、四日后，热症悉平，从太乙保和汤加减。八、九日浆足，保婴百补汤。若七、八日间，紫黑干枯，及青灰黑陷者，一字金、百祥丸、猪尾等方审用。惟经泄泻之后，有黑陷干红者，仍用木香异攻散治之。

凡热毒壅遏症，未见点前，须升麻葛根汤一服。便结狂言，服羌活散郁汤。至见点三日，诸症悉平，用益元透肌散加减，浆水调养，婴童百补汤。六、七日有紫黑干枯及青灰白陷者，一字金、百祥丸、猪尾等方。曾泄泻者木香异攻散。

辨证云：出眼胞唇内者为避痘，喉舌胸背為悶痘，一起紫黑者為倒靨，諸痘未起，其中先見虚大如黃金者為贼痘，宜剔破之，大而黑者为痘疔，宜刺破吸去恶血。

辨吉凶云：耳后颈项心胸少者佳，眉棱颧额润而不滞者妙，阴上先收者吉，点至足心者安，先从唇口结靥而及胸腹两腿者顺，若腰足先结靥者凶，腰下见点，腰上不见者，不治。起胀时六、七粒细而成块，其中有一大者扁阔歪斜，不治。齐出掀红烦红干燥，如针如蚕如面如疹，色昏光涩，顶陷塌根脚松者险，外黑里赤，外白里黑者重，红变黑白，白变红，生红变紫，紫变黑者，死不治也。

发热三朝死症云：初发热时，偏身红点稠密，摸不碍手者死。腰腹大痛，至报痘而仍不止者死。头面一片如胭脂者六日死。用红纸条沾麻油照心头皮肉里，有一块或周身皆有成块红者，八九日后死。

报痘三朝死症云：报痘时烦燥，腰腹痛，口气大臭，出紫黑点者死。痘色白，皮肤薄而光，根窠不红，或带一线红，三、五日即长如绿豆大，此决不能成浆，后成一包清水，擦破即死。不可谓好看妄与下药。不起顶如汤泡灯火烧者，十日后痒塌而死。起红斑如锦纹者，六日死。如蛇皮者死。黑瘢如痣，肌肉成块黑者，即时死。

起胀三朝死症云：起胀时，痘顶陷，其中有眼如针孔紫黑者死。偏身紫点如蚊蚤咬，全不起发者死。根脚不起，其头面皮肉红肿如瓜状者死。伏陷不起，腹膨胀气促者死。黑陷闷乱气溃者死。根窠紫色干燥全不起发者死。

贯浆三朝死症云：贯脓时，纯是清水，皮白薄与水泡相似，三、四日抓破死。吐利便血，食不化，痘烂无脓者死。二便闭，目闭声哑，腹胀肌黑者死。

痘后死症云：结靥时，发痒抓破无脓，皮卷如豆壳干者死。臭烂如塌饼，目无神者死。寒战咬牙噤口者死。落靥后疤痕雪白无血色者危。

【聂尚恒】活幼心法

痘毒发自五脏，必借气血送于皮肤，化脓结痂，而收全功，故诸疮以解毒为主。痘疮以气血为主，是毒有不必解者，更有不可解者，气血若旺，自能送毒以成功，此不必解毒者也。若脾胃均弱，血气不能送毒出外，当速用温补以扶胃气，此不可解毒者也。丹溪教人以犀角地黄解毒，以痘属心火也，不知痘借心火，以运用一身之血而成功，岂有心火可泻而去之者乎！余谓痘出之后，未痂之前，一切凉心之药，均在所禁，其或血气与毒气俱盛者，脉必洪数，痘必稠红，内症烦渴，二便赤秘，此则实热宜清，方与解毒，倘毒气虽盛而血气不旺者，解毒之中，尤必兼以活血养气，如参、芪、芎之类，不可离也（如果热入心经，而狂燥不知人者，猪尾膏可间用之，虚弱仍忌）。

发热之初，因于外感（必有见症），仍不可不发散，壮实者升麻葛根汤，怯弱者加味参苏饮微汗之，然皆不可出汗过多，以虚其表，发汗后且勿峻攻，其或烦闷腹痛妄语者，用败毒和中散清之。

身热至二、三日后，痘欲出不出，烦闷惊搐者，皆由毒不宣发，宜清解散以宣之。有外邪束缚者，加紫、芷等药，其或气虚不能送毒者，仍用温中益气活血等方，均于形色声脉间辨之。

凡发热至三、四日，报痘，头面先发数点，淡红润泽者最吉，不必服药，若热一、二日即出，痘先发于天庭、印堂等处，一齐出而稠密者，或干枯紫黑成片不分颗粒者，皆气血凝滞，最为可忧，用调元化毒汤。

痘出齐后之三日，为紧要时期，好痘全要脓满痂厚，其次亦要六七分脓浆，方保无虞，其下焉者，遍身疤，最下者，密不成颗，串为一片，或疤密而溃也，至于干枯无浆，先则浆薄，继而塌痒者，无生意矣也。

血气流畅，则毒化为脓，脓之不成，其病有二，一为毒炽血燥，宜清毒活血汤。一则气虚寒缩，宜参归鹿茸汤，或千金内托散。脓浆不足，鸡冠血酒亦可用。

痘出齐后，有面目肿胀而痘不胀者，血气虚不能摄毒成脓，故毒反漫行肉分也，此为危候，宜急用大补气血，小儿痘多，气血有限，不能尽成脓浆，而水疱与脓疱相间者，此常理也。惟独有水疱而无脓者为血少不化，可用参归鹿茸汤。

出痘太多者，收结之时，还元之后，五脏真气发泄已多，耗散将尽，虽或毒有未净，不得以凉药泄之，如必用时，亦须酒制。

【叶天士】临症指南幼科

伤寒邪由外入，痘子热从内起，盖时邪引动而出，与伤寒两途，周岁小儿，初热即现惊搐、昏迷之状者最多，是谓惊痘。方书云：先惊后痘者生，先痘后惊者死。频频惊厥，最多闷痘。

周岁内身小元弱，常有热一日即出者，亦有顺痘，但须看神气静躁，若形色呆钝，隐隐欲息，或短气如喘，或呕或泄，亦多闷痘。一发热烦躁，标点虽见，热躁愈加，细询无忽，再参兼症，为六气郁遏者，从时气治；为内伤停滞者，从里症治；亦有表里两解者，亦有下夺者，但下法寒凉之中必须活血理气，防其凝涩冰伏。

初起必三次而出，热止即齐。其痘点亦有陆续发出者，须看颜色灵活，顷刻转机变化为要，表药活血疏肌；次则凉血解毒；实热便闭者微下之；虚弱气怯者忌进疏解寒凉；间有虚寒弱稚，初发身不大热，四肢冷，吐泻，痘点不长，闻声悠悠欲绝，色惨淡，见症虚寒，不因厉气表邪，焉用表药解毒。玫万氏以脾胃为主，用理中汤加丁香，甚则参、归、鹿茸合钱氏异攻散，或魏氏保元汤。

二、三日间，痘苗已长，终日烦燥不止，须防隐处发疔，及发癍夹疹等症。

年长出痘，男女欲火已动，其初即现膝痛、腰酸、咽痛，苦辛寒药，必不效验，宜甘咸寒滋水降火，佐以解毒，六、七日来，痛势日缓，聂氏有参麦清补汤，余每用钱氏六味丸加龟胶、元参、秋石获效甚多。

【庄在田】福幼篇

痘禀于阴而成于阳，譬之种痘，必天气阳和，地土温暖，方能发生也，治法宜温补兼散。如治麻疹，则宜养血兼散。二症俱忌寒凉消导，所谓秘诀，如是而已。

小孩发热，五指稍及中指冷是痘疹，耳后红筋者痘轻，紫筋痘重，青黑难治。痘症顺者不必治，逆者又不能治，可治者惟险症耳。得法则生，不得法则死，是治法不可不精也。

诸书皆本诸疮属热立意，先言解毒，恣用寒凉，殊不知痘以发透为吉，全赖气血滋培，方能自内达外，齐苗、灌浆、结痂，无非阳气为主，寒凉则血滞，克削则气破，毒气乘虚深入，此痘症塌陷之由也。小儿发热，正是痘欲见苗，斯时气虚者宜补中益气；血虚者宜荆、防、地黄；兼寒者宜温中补元；疏通经络，无不立效，时医不明此理，定言补住气血，乃愚陋之甚也。

一、发热时用药以温补，少加发散为首务。

二、形色不佳，多半是气虚，必见寒症，又有一种遍身血疱者，此非血多，乃气少不能统血，故血妄行，均宜培补，如泄泻不止者，并当添入龙骨、粟壳等以收之。

三、痘色以红为贵，有圈红、噀红、铺红之别。铺红有属热症者，必见便结、口渴、口臭诸候，宜白虎黄地汤以利之。热退身凉，即用平补，不可过剂。

四、痘有五泡，曰：水泡，曰：脓泡，曰：灰泡，曰：血泡，曰：紫泡。痘有五陷，曰：白陷，曰：灰陷，曰：血陷，曰：紫陷，曰：黑陷。

水泡火少，误用凉药则转为白陷矣；脓泡失治，则破流脓水，灰泡失治，则转为灰陷；血泡乃气虚而非血热，失法则变为血陷；紫泡有寒热二种，紫带青者，阴血凝结而成，失治则变为紫陷；其紫黑焦枯者，乃实火纯阳之症，宜清凉解毒，白虎地黄汤酌加大黄以行之，失治则变为黑陷而不可救矣。总之实火二便燥闭，虚火泻利不止，全在体察细心耳。

一、起胀者有救，不起胀者无救，元气虚则不能送毒外出，故当进大补气血，少佐发散之药。

二、浆成则毒化，养浆全在助其气血，倘阳气一亏，毒必内陷，定当预为提防。

三、收靥时，遇浆回而肿不消，脓成而痂不结者，是真阳不足，身无热不能干浆化毒之故，急与培补真元。

【谦论述】

郑守谦曰：欲治痘症，必先看明吉、凶、虚、实、寒、热六者，然后分正气、邪气二者如何？以定补泄之要。形气本实，其治从标，形质本虚，便当顾本。治标宜分表、里以解其毒，顾本宜辨阴、阳、气、血以护其虚。大约七日以前，外感用事，可投辛凉解肌，芳香透络之品；七日以后，本身气血用事，全赖藏真之火，炼毒成浆，则当温煦保元，此为定法。

程氏云：六日前不宜温补，亦不得妄用寒凉。谓当以解毒、温中两者相兼也。六日以后毒气尽出肌表，但用温补壮脓可矣。古分安表（桂、葛、升、苏、枳壳之类）、和中（木香、砂、楂、归、地、丁香温养等药）、解毒（银翘、牛蒡、豆根、紫草、荆、防、蚕、蝉、犀角、牛黄之属。毒疮则干，人粪、朱砂、片、麝之类）、发痘（除匀气、透肌两法之外，药用丝瓜藤、笋尖、山甲、荔壳、鸡冠血及黑陷之人牙、乌跎、紫背荷叶、胡荽酒喷、茧、陈、熏痒等法皆是）、温补（保元汤、异攻散等方）数条。而始终均以脾胃为主，盖起发灌浆收靥，无不惟脾胃是赖，调和中气，又所当先讲者也。其余良法尚多，不能备述，当更于各名家法中，心诚求之。

【列方】

理中汤（见《伤寒》） 白虎地黄汤（见保赤诚心赋，条中小注） 人参败毒散（见三卷　痢症） 四物汤（见一卷　风门） 六味丸（即金匮肾气丸去桂附见二卷　痰饮） 犀角地黄汤（见一卷　暑症）

消毒饮（丹溪） 治痘初出稠密，及咽肿上膈热盛者。

牛蒡子四两　荆芥二两　防风五钱　甘草一两或加犀角名犀角消毒饮

为末，煎紫草、糯米、荽子汤调服。

十神解毒汤（翁仲仁） 治血热，痘疹初起方。

归尾 生地 红花 丹皮 赤芍 桔梗 木通 连翘 川芎 伏毛

随症加药，引用灯芯。

羌活散郁汤（同上） 大实证，热壅不透，及风寒外搏，令痘出不快者，用此方治之。

防风 羌活 白芷 荆芥 桔梗 地骨皮 川芎 连翘 紫草 甘草 鼠粘子 灯芯引

（发热初见，点后并宜此方，依法见症加减） 三日后，痘已出齐，血泡已成，前症之烦满、喘吃、便秘、面浮、眼张若忽各悉平者，不得更用此方，巩后散太过另方列后。

太乙保和汤（同上） 又名紫草透肌汤。 治血热痘，服十神汤后，热症已去，三、四日见点不长者。

人参 生地 木通 红花 紫草 桔梗 川芎 山楂肉 甘草 糯米 灯芯 生姜引

随症加减，如浆足者，禁用此方，另立汤饮于后。

益元透肌散（同上） 治七、八日，拥热痘症，已服羌活散郁汤，拥症悉开，痘不肥大不成浆者。

即前太一保和汤去红花 生地加蝉 蛇 鼠粘

子　陈皮　灯芯大枣

煎服。

鼠粘子汤(《准绳》)　治痘欲出未透，热攻喉痛、目赤、心烦。

鼠粘子四两　荆芥　甘草各一两　防风五钱

解毒防风汤(张氏医通)　治痘干燥毒盛者。

防风　地骨皮　黄芪　芍药　荆芥　枳壳　鼠粘子各等分

为末。

四圣散(钱乙)　治痘出不快，及倒靥、小便不利。

紫草　木通　枳壳　炙甘草　(一方有黄芪。)

百祥丸(同上)　一名南阳丸，治痘黑陷、寒战、咬牙、身黄紫肿(此下毒重剂也)。

红牙大戟

煮软去骨曝干复纳汁煮令汁尽，焙为末，水丸黍米大，每服二十丸，芝麻汤下，治龂齿甚验。

四顺饮(同上)　治痘壮热大便秘(此下毒中剂也)。

当归　芍药　大黄　甘草。

宣风散（同上）　下毒轻剂。

槟榔　陈皮　牵牛半生半孰　甘草

易老加防风。

升麻葛根汤（阎氏小儿方）　治痘初，表实热盛拥遏，而不因外感风温者。

升麻　葛根　白芍　甘草　葱　姜　无汗加苏叶。

紫苏饮（丹溪）

前胡　人参　苏叶　干葛　半夏姜制　茯苓　枳壳　陈皮　桔梗　甘草　姜　枣

煎。

紫草饮子（同上）

紫草一两

锉细，百沸汤，大碗沃之，盖定勿令出气，旋取温服，紫草能导大便。

紫草木香汤（同上）

紫草　木香　茯苓　白术　甘草炙

入糯米煎服。

独圣散（同上）　发痘用方。

牛蒡子五钱，炒　白僵蚕三钱　紫草三茎

同煎，进三服，其痘即出。

清解散（聂氏）　毒气拥盛用之。

防风　荆芥　蝉蜕　桔梗　川芎各四分　前胡　干葛　升麻各五分　酒芩　紫草　木通各六分　牛蒡子　连翘各七分　山楂肉八分　甘草三分　姜三片

同煎，温服。

败毒和中散（同上）

连翘　牛蒡子各八分　酒黄连　枳壳，炒各七分　防风　荆芥各五分　桔梗　紫草茸　蝉蜕　川芎各四分　前胡　木通各五分　升麻　甘草各四分　麦门冬八分

便闭者加大黄一、二分　服此，觉烦闷少解即止服，听其痘外出，则中自安也。

调元化毒汤（同前）

生黄芪八分　人参四分　白芍　当归各六分　牛蒡子　连翘各七分　芩　连酒炒，各八分　防风　荆芥　桔梗　前胡　木通各五分　紫草茸六分　红花　地黄俱酒洗，各三分　甘草　蝉蜕各四分　山楂肉八分　生姜一片

同煎。

清毒活血汤（同前）　治紫陷及灌脓时，六、七日不大便者。

紫草　当归　前胡　牛蒡子　木通各六分　生地　白芍　连翘　桔梗各五分　芩　连酒炒，各七分　甘草四分　山楂肉八分

烦渴者加麦门冬　酒炒花粉各八分　生姜一片同煎。

一字金（翁仲仁）　治黑陷倒靥，干枯不起。一名一字金丹。

紫花地丁　山慈菇　河车　金线全楼

按河车或是误刻，姑仍之以俟识者。金线重楼系草名，生田间结小实如谷精草者，其实上有蛛丝物被之。

猪尾膏（同上）　治倒靥心神不安。

小猪尾刺血三四点，入冰片　辰砂少许

研成膏，木香汤化下。

牛李膏（同上）　一名必胜膏。

牛李子不拘多少

煎熬成膏，逐丸如皂大，煎杏仁汤下。

按牛李子又名鼠李子，牛诮子，猪李子，乌是子，随其地俗呼名，石臼中捣烂，取汁用。

加味参苏饮（聂氏） 虚人表症用方。

人参　苏叶　川芎　桔梗　前胡　陈皮　甘草　茯苓　粉葛　半夏　牛蒡子　山楂肉　生姜

保婴百补（翁仲仁） 浆足之后，别无他症，以此调理气血。

黄芪　官桂八、九日加入　当归　芍药　地黄　白术　人参　茯苓　山药　炙草　大枣

保元汤（魏氏） 即参芪饮，此方加入当归、川芎名芎归保元汤。（此方已载入四卷血症，兹重录者，以其为痘科专方也。）

人参　黄芪　炙甘草

虚寒加肉桂，升顶加鹿茸。

十一味木香散（陈氏） 治痘灰白，表里皆虚者。

木香　人参　桂心　青皮　前胡　诃子　半夏　丁香　伏毛　茯苓　甘草　或加生姜

十二味异攻散（同上） 治表虚塌痒，内虚泄泻诸症。

木香　官桂　当归　人参　茯苓　陈皮　厚朴　丁香　肉果　白术　附子　半夏　生姜　红枣

七味肉荳蔻丸（同上） 治泄痢。

木香 砂仁 龙骨 诃子 肉豆蔻 赤石脂 枯矾

千金内托散（千金方） 治白陷、灰陷。

人参 当归 黄芪蜜炙 川芎 白芍 官桂 炙甘草 木香 防风 山楂肉 白芷 厚朴 生姜 桂元肉

入好酒同煎，亦有用人乳和服者，惟便泄者忌之。

参归鹿茸汤 治白陷、灰陷，痘不光溜，疱虚浆清者。

鹿茸 黄芪 归身 炙甘草 人参 生姜 桂元肉

酒水伴煎，服。饮食少者加木香、官桂；寒战者加桂、附；泄去当归加白术、白芍、茯苓、丁香。

参麦清补汤（聂氏） 治长年男女出痘，血气既耗，津枯不任，温补，烦渴，咽痛，鼻衄，痘不成浆者。

人参 麦冬 花粉酒蒸晒 黄芪 前胡 牛蒡子 炙甘草 生甘草 酒芍 当归 红花 川芎 生地 桔梗 楂炭 生姜 桂元肉

附 麻证 麻疹 痧疹 痧子（吴音） 瘄子 浙江疹（北音） 丹

古法自钱乙以下，多用柴、升麻、麻、桂治麻。以温济温，实不可法。庄在田虽能自分寒、热二症。而用药未甚简明。今特举吴氏凉散、清降两法，而佐以治虚阳外越变症一法，知常知变，乃可与言治麻。

吴氏鞠通曰：若明六气为病（麻疹系温热病），疹不难治，但疹之限期最迫，只有三日。一以辛凉为主，如俗所用防风、广皮、升麻、柴胡之类，皆在所禁。大约先用辛凉法（药如银花、连翘、薄荷、牛蒡、荆芥、杏仁、桔梗、竹叶、通草、蝉、蛇等走气分。山楂、归尾、生地、花粉、知母、山栀、郁金、元参、僵虫、紫草等走血分是也）。解后以甘凉收功。

赤疹误用麻黄、三春柳等辛温伤肺，以致喘咳欲厥者，初用辛凉加苦根、旋覆花，上提下降，甚则白虎加旋覆、杏仁，继用甘凉加旋覆救之。凡小儿连咳数十声，不能回转如鸡声者，千金苇茎汤加葶苈大枣泻肺汤主之，近世用大黄者，杀之也。

谦曰：麻与痘始似而终殊，源同而证异（形似伤寒，咳、嚏、流涕、眼泡肿、泪汪汪然、面赤、口渴是也。其身微汗、潮润，则出最轻。若气喘、鼻干，若呕惊狂者，则重甚也。如见如疥、如米尖，最后成片色红活者轻，紫色者险，黑色者逆，白色出不快者则为寒疹，另法治之）。痘疮纯然发自五脏（毒深难散且脏阴多寒，故谓宜温补药），麻疹出于六腑（府属阳而多热，故谓麻宜清凉）。

而兼病于手太阴肺藏（肺主皮毛，实受其毒），其病先动阳分，而后归于阴经，故标属阴而本属阳，治宜先用凉散以行其气，然后滋阴清热而毒自解。及其变也，亦有引动虚阳上浮，而面赤唇枯，烦渴，大汗喘急者，又宜用固本回阳之药（福幼篇有人参理中汤，若欲潜阳则更宜用固脂、龙牡），不可拘执常例。

春令发疹从风温，夏从暑风（暑必兼湿），秋从热灼燥气，冬从风寒及冬温，二便不利者多凶，治法大忌止泻（疹以泻为顺），轻则分利，重则苦寒泄毒。

上焦药　气药宜轻，外邪用辛，里邪宜苦，久或淡渗。

中焦药　阳明燥化，苦寒为宜，日久胃津消烁，禁苦燥，宜易甘寒。

下焦药　咸苦为主，若热毒下注成痢，不必咸以软坚，但取苦味坚阴燥湿。

一忌、荤腥、生冷、风寒。

一忌、骤用寒凉。（注意骤字。）

一忌、误用辛热。忌在一误字。

一忌、用补涩升提。

世有所谓寒麻子者，色白而出不快，多见寒症，此体虚之故也。或因偶染时邪，或无所传染，凭脉据症，皆应用温药而远寒凉，此皆不与正疹同例，所谓瘾疹（感风寒）、瘙疹（湿气所发）、痘疹（痘余毒发）及虚寒疹之类，特另表之。

第二章 虫证

（大人痨虫见痨瘵类，兹不赘）

【《病源》】

九虫者，一曰：伏虫，长四分，群虫之主也。二曰：蛔虫，长一尺，贯心则杀人。三曰：寸白虫，长一寸，白虫相生，子孙转大。四曰：肉虫，状如烂杏，令人烦满。五曰：肺虫，状如蚕，令人嗽。六曰：胃虫，状如虾蟆，令人呕逆喜哕。七曰：弱虫，状如瓜瓣，又名膈虫，令人多唾。八曰：赤虫，状如生肉，令人肠鸣。九曰：蛲虫，至细，形如菜虫，居肠间，生痔瘘。诸虫依肠胃之间，若腑脏气实，则不为害，若虚则侵蚀，随其所动而变成诸患也。（十八卷　九虫候）

蛔虫因藏府虚弱而动，或食甘肥而动，其发动则腹中痛，去来上下，痛有休息，亦攻心痛，口吐涎及清水，贯心则死。腹痛其脉当沉，今脉反洪而大，则是蛔虫也。（同上第三条蛔虫候）

【戴人】

虫䘌以湿热为主，得木之气乃生，得雨之气乃化。以是知非厥阴风木之气不生，非太阴湿土之气不成，岂非风木主热，雨泽主湿所致耶。热则虫生，寒则不生，理固然也。治法先令饥甚，次以槟榔雷丸为引，别下虫药，大下十数行，若夫疮久而虫蛆者，以木香槟榔散传之。（三卷二十八论）

【丹溪】

小儿吐蛔，以苦楝根为君，佐二陈汤煎服，冬月吐蛔，多是胃寒胃虚所致，钱氏白术散加丁香二粒。（《心法》）

【太仓公】

录此案者，所以证明寒湿亦能生虫也。

蛲瘕为病，腹大肤黄粗，饮以芫华一撮，即出蛲可数升，病已，蛲病得之于寒湿，湿气不发，化为虫也。

【许叔微】

五脏虫皆上行，唯肺虫下行，最难治，可用獭爪为末，调药于初四、初六日治之，此二日肺虫上行也。

【谦论述】

郑守谦曰:《金匮》于蚀喉蚀肛之狐惑症，主泻心法及苦参洗法以清湿热者。盖指浸淫糜烂之实症而言，非所以论断小儿吐泻腹痛之虫症耳。观其于吐涎心痛，则用甘草粉蜜以安之。于烦呕吐蛔，则用乌梅丸以降之。并于篇中指出脏寒二字，示人当以泻肝温胃为主，不得纯用毒药杀虫，则知脾胃不伤，风木不动，而虫伏矣，即饮食外来之湿，亦无留积寒热(肥甘生热。生冷致寒)之虞矣。

其或壮盛小儿，偏于湿热邪盛而正未甚衰者，如腹痛烦渴，虫积成疳之类，势当攻逐以治其标。后人所用黑丑、槟榔、大黄、川连、芦荟、胡粉、三棱、禾术之属可从也，虫去再与扶脾,。

若虚弱之儿，但见腹痛不食(痛止能食)，面色痿黄，唇红或白而吐(清涎时出)，腹泻肢冷等症，势必消滞而运脾阳，于扶脾去湿药中，兼以相制相畏之品，如苦楝、川椒、雷丸、芜荑、使君、榧肉、乌梅之类是也。虫类虽多，总由湿生，湿生由于土虚，土虚又由于饮食不节，气积不化，而肝木遂郁于土中。

张子和一以湿热为主，谓风木主热，雨泽主湿，岂知热因肝郁而成，湿自脾寒而得乎。仲景乌梅丸之寒热并用者，即本此意也。

《伤寒论》:病人有寒复发汗，胃中冷，必吐蛔。盖因发汗伤其谷气，胃脘阳虚，无谷气以养其蛔，故蛔动从口出也。此亦蛔症原因之一。

【列方】

甘草粉蜜汤　乌梅丸（均见《金匮》）　二陈汤（见一卷　风门）钱氏白术散（载列幼科保赤诚心赋，后列方中吐乳条内）

附方一首

疗百虫方（外台）

石榴皮　槟榔

服时先嚼鹿脯，咽汁。

第三章　幼科保赤诚心赋（笺注）

儿科有证，脸色堪凭，保赤子以深心，披热肠而置腹，呱呱徒泣，彼幼弱兮何知，懵懵谁怜，我良医也须慎。

小儿初生为乳子，半周至两岁为婴儿，三、四岁为孩儿，五、六岁为小儿，七、八岁为龆龀，九岁为童子，十岁为稚子，凡十岁内小儿有病者，比大人更为难治，前三、四年病变尤速，四诊虽必合用，尤以望色为先，故首述之。

端昂方正，五体以头为尊，精彩光明，一面惟神是主。

看头部以察颅囟为要，凡婴儿百日以后，周岁以前，可察颅囟以辨吉凶。诀曰：囟门青筋，脉虚不荣；囟门常陷，滑泄便便；囟门肿起，风疾不止；囟门久冷，吐利清清；囟门虚软，癫痫不免；囟门扁阔，暴泄易脱；囟门歪长，风作即亡；囟门连额，惊风屡得。颅囟未充，寒热易攻；颅囟缓收，胎气不周；颅囟动数，神气昏弱；颅囟宽大，受疾恐怕；颅囟未合，筋骨柔薄。大抵囟门各症，虚多实少，即如填囟一项，方书虽云：脾胃实火熏蒸，然亦有因寒而得者。说见填囟本条。

天庭应心观离火，紫赤热剧，可喜者红黄。承浆通肾测坎阴，黑暗寒深，最宜者光润。左颊属木，风盛色青，火动胆肝则赤。右颊属金，气衰色白，风乘肠肺则青。舌系心苗，根联肾部。鼻司脾土，孔涉肺宫。土荣于唇，疮肿则火炽。木华于眼，光射则神强。牙床探胃肠，紫肿破疼金土热。肾窍开耳齿，痛聋疏缺血精伤。颈伸无力，阳气已亏，则头颅倾倒。体倦少神，元精将竭，而形色晦枯。年寿紫鲜，火湿侵金脓血甚。山根青

黑，风寒贼土滞疼多。风气二池似黄泥，土亏木胜。左右两颊如青黛，气弱风乘。风门在耳前，青为风，黑主寒疝。眉稍名方广，光则吉，暗必忧危。

古法直鼻上下候五脏，夹鼻两旁候六腑。又鼻候肺；目候肝；舌候心；唇候脾；耳候肾；皮候大小肠；肉候胃；爪候胆；腠里候三焦、膀胱。其肝青、心赤、肺白、肾黑、脾黄者，是各藏之气色也。

肝旺于春，心旺于夏，肺旺于秋，肾旺于冬，各七十二日，脾寄旺于四季之末，各一十八日，是其本位。然有时不春不冬而面变青黑者，非肝与肾也。不秋不夏而变赤白者，亦非心与肺也。盖五藏之气，随症变色，而无一定。如忽然青黑者主乎痛，忽然赤者主乎热，忽然白者主乎冷，忽然黄者主乎积。可见非系于时，不拘于位也。

又如心主额与发际；肝主眼与左脸及太阳；脾主唇之上下及鼻准；肺主右脸及太阴；肾主耳轮及下颏；其色亦有见于本位，或露于他部者，大抵见本位者顺，若露他部而又相克是斯为逆矣，更凡诸色上行者其病益甚，其下行如云散者，其病渐已，或色从外走内，其病当从表入里，色从内走外，其病当从里出表。

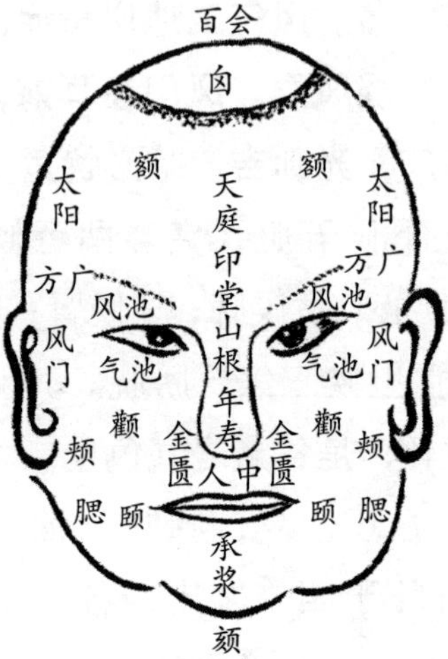

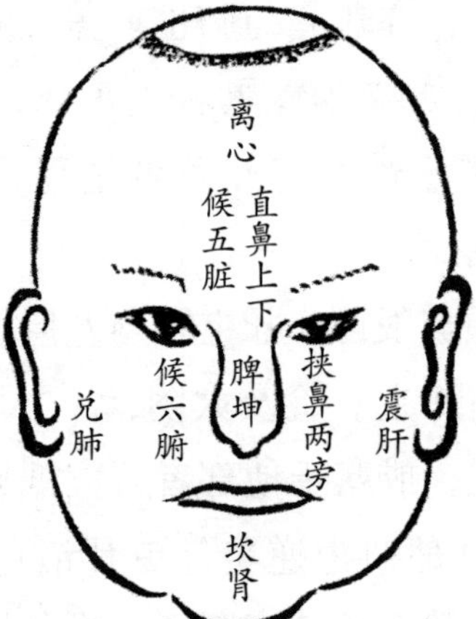

钱仲阳曰：儿医号为哑科，其脉难凭，故以察色为要，面上左腮为肝，右腮为肺，额上为心，鼻为脾，颏为肾。赤者热也，黄者积也，白者寒也，青黑者痛也，面见浮肿主久咳成疳。唇上白主吐涎，红主渴。若久咳久渴而唇红者，又是虚症，勿用凉药。唇黄主脾受积，黄后发肿，带紫色吐涎者，主虫痛，不吐涎者，是积痛。唇口四畔黄如橘色主口臭，脾有积热。青色则主血虚，脾寒，不能食也。

按察面各法，即《内经》五藏有五色皆见于面之义。以部位分别者，视内藏五行之生克如何？以四季分别者，视天时节序相应之何？若按部位者，是一看法，不拘部位者亦一看法。又小儿啼叫动作，及大人怀抱凉暖不同，饮食饥饱房中喧静各节，皆能令病儿形色异常，此处真假，最宜审认。若无故而小儿形色陡变者，不因外惊，不因吐泻，即是胸腹内痛，或痰结风扰虫动等症。不然，则神气妄动也，其或一时面上五色加临，变幻不测者，必是五藏神气发越之症，不可救药矣。

牙床肿突号重龈，龈宣息露牙疳发，腭皮掀肿称重腭，喜唾黄痰胃冷来。

齿龈上肿者为肿龈，宜银针挑破出血。颊里及腭上皮肿者为重腭，即口疮之类，其起满口者，俗呼鹅口白。皆胎毒，或乳母多食辛腻之物，致脾胃蕴热而成，药用轻清，不可太凉，遇脾寒者，且宜温散。牙疳腮龈并肿，痛溃流涎，不数日即蔓延唇鼻，故有走马牙疳之号。用败毒药敷洗兼行，内清胃热。

头缝不合谓解颅，只因肾髓怯，囟门肿高曰填囟，亦缘实火蒸。

头缝不合，肾髓虚也。陷者亦如之，但亦间有髓热之症。头皮光急日渐长大者是也。囟肿高突者，脾热上冲也。但热肿必见柔软，若肿而坚硬则为寒凝气聚，又有乳母夜睡，鼻近儿头，鼻息吹其囟门者，亦令脑痛囟肿鼻塞不乳，疾变百出，且细审之，不可谓囟肿尽为热症也。

小舌生舌根，重舌多火，肿硬填满口，木舌必清。

脾脉络舌本，而舌为心苗。脾热上盛，则毒附于舌根，壅肿叠出而为重舌。心热炎蒸，则毒发于舌尖而为肿硬不转之木舌。两症均宜清热化痰，顺气消毒，重舌用针轻挑舌下紫脉，用药涂之。木舌宜蓖麻肉捣烂，油纸裹成条，烧烟向舌熏之，但小儿舌肿舌硬，亦有瘀血、风寒、虚火、风痰，等症者不可不知。

眼备五行，疾则血弱兼风热，项名天柱。倾则肺风或气虚，朱雀贯双瞳，火居水位。青龙达四白，木入金乡。白珠淡黄，脾困气衰。黑珠纯黄，水亏凶证。白珠深黄，肺郁湿热。瞳人无彩，发燥髓干。大角烂，大肠风火。上皮红瘴脾热。小角破，小肠湿热。下皮青暗胃寒，目勇视而转睛，手如数物，血弱兼肝火。目窜看而

直视，面若涂朱，水干心胃烧。

钱仲阳论小儿目症，曰：赤者心热，淡红者心虚热，青者肝热，浅淡者补之，黄者脾热，无精光者肾虚，目赤脉贯睛明者不治。方家又云：但见两眼无睛，光无运转，目睫无芒锋，如鱼猫眼状，或两目闭而黑睛朦胧者主死。外若昏困，而内仍有神者生。大抵精神皆寄于目，故病之虚实，皆可于此验之。睛明者无病，晦小或见诸不正之色者，随症辨病。开目为阳，闭目为阴，至于勇视转睛，即肝风，目睛翻上之类也。窜看直视，即精竭神呆与鱼目定睛无异，此必死之证也。又有半开半闭，终日似睡者，则脾虚欲绝之候也。

舌伸不语心热迷，风痰则嘶喉咬齿，舌弄口疮脾火积，虚寒则撮口抵唇。

不语分热、痰、风三因，喉齿各症，亦有因热甚生风者，但不可拘泥，一说弄舌多属心脾两虚，大病后，最忌见此。其有弛长不收者，名曰：吐舌。间有心脾积热而成者，宜参兼症治之。口疮有热、有寒、有血虚、有虚火，各宜分别。撮口与脐风无异，但不仅见于七日之内，至一、二月内犹有之。其症面目黄赤，气喘啼不出声，不能吮乳。盖由胎寒夹风痰而成，内滞脐腹，上及胸喉，故令舌强、唇青、口撮，甚至吐泄，吊肠卵疝各症并作。

倘四肢清冷，口出白沫者，百难救一。治法先看口内龈上有小白点如粟米大，即用帛沾温水裹指揩去，或银针挑破之，便能开口服药。外敷蜜捣僵蚕末于唇上，此症又与噤风相类。凡小儿百二十日以内，见眼闭、口噤、啼少、舌泡口沫、便闭、不能吮乳者，即名噤风。总为风邪搏击之症，用药不离南星、姜汁、全蝎、朱砂之类。虚寒甚者附、桂兼用。

鼻准惨黄脾虚，红燥者火灼，人中黄晦胃湿，平满者凶多，头毛作穗血脉微，黑掩太阳莫救，囟门成坑精气乏，青遮目角难医。

鼻准人中，看后天之虚实。第一次鼻孔不润泽无涕液者为最危。头毛囟额，看先天之气候。凡发枯色晦惨白者皆为不吉。小儿色气中凶险状态颇多，此其尤著者也。

耳虚气逆则鸣，暴聋赤肿胆肾火，齿肿燥疼为热，生迟黄黑血精亏，肿痛聤耳火兼风，肾败则两耳枯黑，流涎滞颐水侮土，胃热则变颐肿红。

此于耳、齿、颐三部分胎寒、胎热也。耳疾多因风热上壅，亦有因沐浴水入耳中，湿停化脓者，亦有肾虚成脓者。方书曾分五般：黄脓为聤耳；红脓为脓耳；白脓为缠耳；痞臭者为伍耳；青脓虚鸣者为震耳。

聤耳因水湿，脾主之；脓耳为血脉有热，心主之；缠耳实肺气不利而然；伍耳乃邪气忤逆经隧，肾虚不能上达于心，心肾不通，心主臭，故酝而为疳臭；震耳者，胆络附耳，肝胆为病，则耳中虚鸣震动而出青脓。

病有五脏之殊，脓遂有五色之别，其法应推五藏致病之源以治之，不可拘执聤耳为热，概以寒凉从事也，齿有寒热，滞颐颐肿，亦各有寒热，医者当明辨之。

面目虚浮，脾肺虚寒腹胀喘，青筋克土。肚大足小疳积虫，面红目直睡多惊，肝虚血热风痰搐，面青唇撮眉频蹙，胃寒腹痛哭声雄。

腹中胀痛，因湿，因寒，因积，因虫，因热，因血凝气滞，因肝风，因中恶，因肠痈，其因不一，各以其法治之。

俗又以因惊发搐、腹痛、面青者，名曰：惊风内钓。此症虽见眼尾红赤，然唇黑尿白，囊肿泄利，实寒凝使然，必面红烦渴，乃为血热风痰之症。俗又以寒症腹痛、面白、肢冷、大便色青者，名为盘肠内钓。以腹痛、坚硬、二便不通、手足口气俱冷者，为锁肚症。均宜用葱熨法，及温口吸咂前后心，手足心，脐下，共七处以通其气。

然则腹痛一症，寒多热少，从可知矣。总之挟热而痛，必面赤、肚热、四肢手足心皆热；挟冷而痛，必定面青白、手足冷、爪甲青也。

舌黑为热，润滑虚寒，枯燥实火，舌赤为佳，紫肿心热，淡白阳虚。

钱仲阳曰：凡小儿舌干，舌白，舌燥，舌胎，舌黄或赤肿，皆主大便不通，或通利必赤色焦黄，如舌裂，舌上芒刺，舌上出血，皆热极阳毒也。舌疮心脾有热，舌卷主惊，久患泄利，舌黑而润，不可认为热，盖久病上焦虚热故也，久泻利舌黑者必死。

唇如漆黑胃家倾，淡红寒沤焦紫火，口频撮扯脾宫湿，向左肝风向右痰，鼻塞声重肺多风，热则枯黑寒清涕，目眩头旋肝有热，虚则眵胶火硬干。

唇乃脾胃之窍，故中宫寒热虚实，均可于此处察之，鼻为肺窍，以之察肺；目为肝窍，以之察肝；但眉目之间，另有看法。如两眉红色主惊啼，山根青黑主惊、主风、主滞、主痛，青经横络眼上胞者，多凶；眼胞浮肿主脾虚咳泄；黑睛多者为胎实；白睛多者是胎瘦；

目皆深黄为病将愈之兆。此皆老医之说，故附于此。

形白肌羸，吐清水而肚疼，虫兼寒湿，口苦胆热，大便臭而腹痛，脾损食伤。

钱乙谓：小儿积痛、食痛、虫痛，大同小异。惟虫痛口淡而出白沫，又虫痛与痫症略似，但目不斜手不搐，寒症主理中汤、乌梅丸；热症主五苓散加乌梅法。其于脾初虚而后有积滞者，宜先补而后下之，主塌气丸。

又沈氏撰用歌括，兹并录之，以广闻见。歌曰：

腹痛腹胀，病属中宫。脏气相击，邪正交攻。夹寒夹热，症各不同。曰食曰积，壅滞胃胸。有虚有实，其故宜穷。二病之因，各以类从。先详腹痛，势若攻冲。脾虚气冷，胃虚呕忡，虚热面黄，实热面红。食积便臭，虫积沫灖。肝木乘脾，两胁恫恫。寒水侮土，泻利重重。脾气下陷，重坠而疼。脾土克肾，小腹如舂。盘肠内吊，腰曲疼胸。啼干唇黑，病由肝风。亦有锁肚，坚硬如铜。口撮面青，初生屯蒙。此二大症，患之实凶。以上种种，务通其中。次详腹胀，痞气填衷。闷乱喘急，下则倥侗。不喘虚痞，误下疲癃。土虚及肺，目胞腮肿。或缘痰食，或缘热烘。或因寒滞，黄瘦其躬。丁奚哺露，无辜病丛。审其根源，毋俾病隆。或补或泄，令其必松。莫作等闲，用拯幼童。

再察形之肥瘦枯光，能知吉凶虚实，细审舌之白黄、白滑，便识表里、阴阳。

伤寒则脊强头疼，伸缩就暖周身热，伤风则鼻壅气喘，咳烦出汗四体蒸。

钱仲阳谓：小儿伤寒，男体重面黄，女面赤喘急憎寒，皆口中气热，呵欠顿闷项急，伤风则昏睡口中气热，呵欠顿闷，兼惊悸，兼气喘，此大略也。究竟伤寒伤风，仲景已明论之，兹可勿赘。但小儿之不同于大人者，即藏腑薄嫩，一感表邪，则皮肤闭而为热，热盛生风，最易发搐，此即因表及里之症，宜早开散。若兼里症，即变症百出矣。如斑疹初发，亦类风寒，必以耳尻肢冷为分辨。

或胃热湿痰，必通面赤紫。苟肝风怔悸，定满脸青蓝。似橘之黄，脾弱食伤而吐利。如煤之黑，寒同恶中而逆传。又赤又青，风火成瘛疭。乍黄乍白，积疳损肺脾。青黑相兼，冷风头旋腹痛。白红并见，虚热气耗金伤。

面上五色，黄赤为热，青白黑为风、为寒、为痛，此常法也。若论相兼而见者，大都赤而兼紫者为热；赤而兼青者为风热；赤兼白者为虚热；两颊鲜红或作或止者必是戴阳之症；；黄兼赤者亦为热；纯黄者为湿，或积聚、疳泄；黄兼青者为木来克土；黄兼白者为脾虚而寒；白虽主寒，亦主气脱，或血虚，白兼青者主泄泻慢惊；黑主阴寒厥逆；紫而黑者恐血瘀而痛；或火极反似水象；宜细察之。

呵欠连绵，阴阳交引兮哮嗽，疟痢吐泄，风热食停兮痛号。

凡小儿有病而不时呵欠者，其病为进，以其神困而阴阳不舒也。

手心似灼内伤，手背如蒸外感。

时医看孩子手指，别有妙法。其诀曰：手背烧来外感明，内伤烧掌并五心，十指热时伤寒滞，五指冷时痛或惊，两手中指稍头冷，即妨麻痘症相侵。手足甲青心痛别，手足甲黑是绝筋。指上若有红丝缕，手心发赤命难生。手掌近腕名坎位，此处色黑祸灾临。手心指甲忌花白，三关另察寅卯辰。手开撒者慢惊症，手握拳者急惊形。气虚发寒手足冷，血虚发热手足温。

坐卧喜冷而身热燥啼，汗漏渴烦多内热，怀抱欲温而喉鸣嗽涕，腹疼厥逆必中寒。常欲俯眠，火焚肺胃。不能吮乳，热郁心脾。

俯眠亦有胸腹痛者，不尽因火，不吮乳除口舌喉痛之外，尚有食滞、痰滞、胃冷等项，寒热之辨，宜以口气热与不热分之。他如急欲乳而口不能食者，钱乙谓因客热风邪入儿脐内，流及心脾，即舌厚唇燥，口不吮乳，当凉心脾。然必有唇燥或兼壮热等症者方是，否则口舌喉胸有所痛苦，亦令饥而不能吮乳也。

爱看灯火，心烦闷热。惯吃泥土，胃热疳痨。

爱火属心热，即同气相求之义，然有见灯光而反躁啼不已者，夏禹铸谓系两阳相搏，亦属心火，两说相背，而各有理，岂可拘泥一途，愚谓爱灯是小儿习惯。如躁啼不寐，见灯而啼止躁宁者，多属心神不安之疾。吃泥之症，曾观丹溪用石膏芩术治验一案，徐氏用六君子、肥儿丸一案，则知吃泥为虚症，而寒热各异也。疳、痨二字分两症，俗称十六岁以后病者为痨，十六岁以前病者为疳疾。痨症自宜按仲景甘缓理脾法治之。说见《金匮》。

疳则脾虚有积，多因食甘肥而成，其病状则见发肤干瘦，故以疳字命名，方书条目颇多，不及备载，兹录其要于下：

疳症之常，不外热、积、虫三者而已。盖肥甘郁热，成积生虫，虽致脾伤泄利，不可专顾其虚，方中每用连、柏、山栀、胆草、青黛、芦荟以清热；芜荑、川楝、雷丸、鹤虱以杀虫；莪术、楂、曲、青皮、木香以消滞；虾蟆、蟾酥以败毒；五灵脂、夜明砂以去瘀而生新；深知热、积、虫三者宜攻忌补耳。

至于钱仲阳所论疳有冷、热两种。初病疳热则凉之，久病为冷瘦，疳冷则温之。温之一法。是谓治疳之变。又曰：若积而虚甚，则先扶胃气，方与微利，扶虚救里，如白蔻、莱菔、砂仁。消积则蓬术也。又胸腹癖痛亦虚中之积，冷热疳以胡连、木香、丁香、肉果，寒热并用云云。

善乎！初虞世之言曰：热疳病多在外，头鼻赤痒、烦热、卧地是也。冷疳病多在内，利色无常、肢软、目肿，是也。又有一种躁渴卧地之冷疳，惟不食滑泄而已，不可认作热疳。其有泻血、瘦弱、寒热，兼有者，则谓之冷热疳矣。大抵疳病皆体虚使然，热者虚中之热，冷者虚中之冷，积者虚中之积，治热不可过凉，治冷不可峻温，治积不可猛攻，盖小儿脾气一损，寒温两药，总难过受，业幼科者，慎之！慎之！

疳之变者，又有一种魃病，乳母未断乳时，又复有孕，儿饮其乳，成为魃病，以其疳成肉消，颅大发穗腿枯，形肖魃鬼，遂名魃病。此与母体虚弱，乳汁不足，强喂粥食伤脾成疳者，有一饱一馁之别。其余五藏疳症之外，更有所谓蛔疳，脊疳，脑疳，干疳，疳渴，疳泻，疳痢，疳肿，疳疮，疳热，疳气，疳痨，丁奚，哺露，走马牙疳，以及《圣惠方》所谓脑后有核如弹丸，捏之反下转，中有虫如米粉，得热则长，肌肉作疮，大便脓血，黄瘦发直者，名曰无辜疳症。其名目虽不一，而治法不离调理肝脾。

叶氏谓是症夏令为多，当治脾胃，最忌生冷肥凝，初用清热和中分利，次则疏补化运，此一定之理耳。若初起即与苦寒杀虫，不甚合法。考《难经》常谓伤其脾胃者，调其饮食，而洁古、东垣每用丸药缓运脾阳，或从升降胃气诸法，推陈致新，务使脏腑复其本来之真性，斯将治痞要诀矣。

寒湿表里壅，则冷热交作。风痰肝肺客，则呕恶难安。

寒热交作，有因邪在半表半里而成疟者，人知之。有因于寒与湿混，先受寒而后受湿，湿凝痰郁为烧者，人不知也。呕恶有因积滞伤脾者，人尽知之。又有因水饮风痰停聚膈间伤肺脏者，或肝气上逆者，人则不知也。故特申明之。

喘气硬气岂无由，虚火实火伤肝肺，重舌木舌原有故，风寒风热积心脾。

热喘气粗急而热，两鼻孔扇；虚喘呼吸不匀，出多于入，痰涌喘亦气急，但觉呼吸艰难；风寒伤肺之喘，必兼痰咳，喉中作声也。硬气胸喉梗塞而痛，火症极少，惟肝风挟热者间亦有之。又有五硬，头、颈、手、足，俱强直如木者，乃肝受风邪，故喘、硬二者，均属肝、肺二经，舌症详前，兹不赘。

龟背肾膀风，郁于骨髓内。鸡胸肝胃火，乘于肺膈间。

鸡胸、龟背，古称龟胸、龟背，一属乳母多食辛热，贻毒于儿；一属寒客皮毛，内合于肺，喘咳太久，故令胸膈高满。若邪入于背，或督脉虚羸，则背高而偻伛也。古法并灸肺俞穴，在背第三椎下两旁，各开一寸半。及膈俞穴，在背第七椎下两旁，各开一寸半。以祛其寒。如属热症，鸡胸用天冬、杏仁、百合、桑白、葶苈、膏、黄等药凉泄之。龟背用前、枳、麻、活、当归、大黄等药攻下之。钱仲阳治龟背，用龟尿点背，亦是一法。

腹大项细号丁奚。盖因脾羸气惫。翻食吐蛔为哺露，治宜益土扶元。

丁奚取伶仃之义，哺露即吐症之一，或曰此为无辜一类，盖疳症之属也，古用布袋丸极效，即四君子汤加夜明砂、芜荑、使君子、芦荟，同精肉煮食，扶脾而兼去积耳。

癣疥诸疮，因湿热或因寒湿，癫痫狂症，是痰饮或是火风。

癣疥丹疮，治法无在不有，但宜分寒、热及在肺、在脾、在血脉，风湿、热毒何者为重也。癫狂、痫症，论载专门。惟小儿患痫疾者颇多，而胎痫尤甚，无非风痰或郁热、惊骇而成。病在心胞络、肝、脾各藏。阳痫仆地多仰，身热抽叫而脉浮，其治尚易。阴痫厥冷不啼不搐，脉沉或伏，其治甚难。修园陈氏谓乌梅丸寒热合用，可治癫痫诸疾，不为无见，此外尚有数家专论儿痫者，有可节取处，亦附此后，以便查阅。

痫分惊、食、风、痰四种　又分阴、阳二症。

杨士瀛谓：惊痫，恐怖积惊而发，风寒风邪外袭，先屈手指如数物乃发。食痫因乳食停积成癖，大便必酸臭。史演山谓：慢惊后去痰不尽，痰入心胞，吐舌摇头，牙紧嚼沫，不甚惊搐作啼，面青脉沉，是谓阴痫。按此则纯因痰冷而成者也。

王肯堂引金婴方云：风痫因厚衣汗出，腠理开而风邪入之，其病在肝，症见目赤面青，发搐惊痫，因血气盛实，脏腑生热，惊怖大啼，精神伤动，外邪入心，心主惊，见症忽然声叫发搐，不生别病。食痫病专在脾，症见嗳酸发搐，或大便酸臭，以上三者，大同小异。皆目睛翻斜，手足潮热，并属阳痫。

又驳千金六畜痫症及钱乙五脏痫症云：初发作羊、犬声者，咽喉为风痰所梗，声自如此，故丹溪谓治法未有五者之分，据此则因痰为患者又实多也。

戴元礼云：五痫无非痰涎壅闭孔窍，先之以吐法，继之以安神平肝之药，法与丹溪无二。

痫症可治与不可治

周梦觉痫脉论云：有得之胎前者，儿在母腹，其母受惊，痰气逼入心肝，与本来气血搏成窠臼，此不可治者也。有得之怀抱者，小儿心肝有余，神气不足，偶有所触，风动于肝，火发于心，神不守舍，痰涎蔓衍，浸淫乘其隙而入之，据以为主，此介于可治不可治者也。有得之成人者，外感风寒，内伤饮食，逆于脏气，闭塞诸经，郁而生痰，胶固心肝，此无不可治者也。

沈氏幼科释谜歌曰：仆地作声，醒吐痰涎，异于惊痉，痫症名传，小儿脆弱，血脉未全，乳哺失慎，客气干连，风痰惊食，乃痫之原，风属外感，痰属内缘，不内不外，惊食是专，症之所属，心肝脾焉，古痫有五，五脏殊看，马鸣心病，羊叫属肝，鸡痫肺部，猪痫肾残，牛痫脾土，声似则然，五藏五色，面部斑斑，岂竟确切，如是实难，先调血脉，顺气豁痰，脾舒肝静，痼疾自安，肢冷皮热，别其阴阳，真诠已得，勿等泛常。

肛脱下陷气虚，湿热则粪枯壅闭，溺黄痛涩心热，阳虚冷浊清长。

久患泄痢而致肛脱为气虚下陷，宜用升提。有非久泄而脾阳不运，因于食伤而脱者，宜运其脾。有湿热壅聚于肛门而脱者，宜用宣清导浊法以通其闭。均可煎五倍子末洗之。

溺黄为热，清长为虚，此固然也。但有小儿溺出清长，转眼变为米泔浓浊之状者，是因脾虚食滞，阑门清浊不分所致，宜与导滞去湿。温行之之方。又溺涩为热，专以为心与小肠之病，亦不尽然。盖肝主疏泄，肾司二便，有时小儿溺后，点滴不收，望之若甚滞涩，而溺点许久仍不停止者，是为肝气或肾气之虚，人多昧而不察，兹特表明之。

茎肿而疼，膀胱有寒湿。闻声而悸，胆肝少血津。

小儿阳茎肾囊红肿，光亮木痛等症最多，其因为寒湿，其源发膀胱。若风湿或单系寒冷各症，则又有属于肝或肾者。如初生五、六日阴囊收缩入腹，啼哭不止者，则系寒，以寒主收引也，宜用硫黄、吴萸之类；如囊肿大坠下不收者，丹溪用水调紫苏茎叶末，荷叶包以敷之，神效。有啼哭怒气所发者，宜青皮、木香、葱、盐，各药调涂之；有坐地虫吹而致者，用蝉蜕、蚯蚓煎洗之。

是不仅以膀胱一经论治可穷其源也，此外尚有湿热须用五苓散者；瘀血、蓄血须用桃仁、丹皮者；即以膀胱一经而论，又不止寒湿一门也，因论茎肿，故并及之。

然则闻声而悸，专指肝胆，岂又与心无设耶，医者慎毋胶柱鼓瑟可也。

夜啼不寐审实虚，自利肠鸣分冷热，况啼有干湿之异，声有轻重之殊，气壮者语雄，若虚则怯，肝实者泪热，若冷则寒。

儿科泄利分冷热，治法均如大人，兹不复赘。夜啼亦分冷热，钱乙言：脾冷而痛，当与温中；邪热乘心，当与安神。后人分阴盛于夜而痛啼者，服茯神、木香、芎、归、姜、枣之属；心热烦啼、面赤、溺赤者，前方去木香、当归加勾藤、辰砂、木通主之；此外客忤、中恶两症，均惊跳啼哭，宜服安神药；外以醋炭或焚降香、皂角熏之。

又有儿母孕时腹伤风冷，致儿生后冷凝脐腹，或乳哺不节，邪正两争而腹痛躯张蹙气而啼者，谓之躽啼，须理中丸等温之，总之善啼本小儿之常，有病而啼，甚者去其病，而啼自止，若无大病而常常夜啼者，必因惊扰有所不安故也。

病后痛塌肾已颓，嗽后首失肺将痿。

听声之法，曰：粗重则实，曰：轻缓则虚，曰：嘹亮而长者善，曰：沉重而浊者病。急者主惊与痛，塞者主痰主寒。火发叫狂，寒重颤哑，呵欠者，知其困而病将进；鸦声无还音者，知其不治；不大啼哭，声啾唧者，知其必夭。

倦眠脾弱自见，渴烦心热可知。

倦眠脾弱为寒症，然亦有因热者，火能令人昏也。渴烦固是心热，然亦有虚阳上越者，只宜引火归原，数者均宜细察兼症，方能明晰。

痉由寒湿而生，病分虚实，搐缘风痰而发，症别阴阳。

痉、搐同类，而有微、甚之分，世称角弓反张者为痉；手足蠕动者为搐搦；头目仰视者为天吊；仆地作声者为痫。别有因惊气入心肝而卒得之急惊风，因吐泻脾虚木侮痰搐而缓得之慢惊风，名目繁多，兹人疑惑，因启后人以痉字读作惊，以惊风看作筋病之弊。故此篇特表明痉由寒湿而有虚、实之分，全不以风字示人。

应以《内经》诸痉强直皆属于湿一语为标准，且当细悟《金匮》痉湿同门之理由也。盖病有因外寒而致者，《金匮》所言痉属太阳是也；病有脾湿土郁，木气不舒而致者，《内经》所言脾病善瘈是也，寒湿固属一气，而二字又当分读。湿土居四季之末，凡风、寒、暑、燥、火五者皆得兼之，故六淫俱可致痉。湿归中央脾肺之乡，凡三阳三阴各经亦皆可病痉，因六淫而致者为实；本脏自病者为虚；又误下成痉为气虚；小儿神怯受惊成痉者亦气虚；误汗而致者为血虚；诸亡血伤津而致者亦血虚；此其大略也。余详急慢惊风本条。

急惊而百救百安，慢惊则半生半死，荡惊回阳（逐寒荡惊汤　胡椒、炮姜、肉桂、丁香、灶心土，煎。六味回阳饮　附子、炮姜、当归、肉桂、党参、炙草。均出福幼篇。但回阳救急汤亦可通用）。**加味理中**（附子理中汤加当归、枸杞、枣皮、枣仁、故纸、蜜芪、熟地、姜、枣煎、胡桃肉　引，名加味理中地黄汤，此庄氏福篇方也），**慢症好，清宫**（汤），**清营**（汤），**牛黄**（丸），**紫雪**（丹），**急惊良。**

急、慢二症，得自于惊，急者肝风心火交争，故曰：急惊风。其症属阳而热。惊者脾虚木侮，由渐而成，故曰：慢脾风。其症属阴而寒，大抵急惊乃突起之症，元气未至十分虚弱，不过邪与正争，故一时抽搐大作，关窍郁闭，面赤头颤目斜也。慢惊乃病后虚弱，故露睛昏睡，吐舌咬牙，唇缓流涎，面青肢冷，手足无力，只见抽搐蠕动耳，症状颇易分别，而治法之宜寒宜热，不容相紊。兹采古今名论一二，以备参考。

钱仲阳曰：男发搐左视无声，右视有声，女发搐者反是（李杲曰：男属木故左视木位无声，右视金位相击有声，女亦反是)。又曰急惊当凉泄，慢惊当温补。

王肯堂曰：小儿急慢惊风，古谓阴阳痫。急者属阳，阳盛而阴亏；慢者属阴，阴盛而阳亏；阳动而躁疾，阴静而迟缓，皆因藏府虚而得之。虚能发热，热则生风，是以风生于肝；痰生于脾；惊出于心。热发于肝，而心亦热，以惊、风、痰、热，合为四症。

搐、搦、掣、颤、反、引、窜、视为八候。凡眨眼摇头，张口出舌，唇红脸赤，面眼唇色及泻皆青，发际印堂青筋，三关虎口纹红紫或青者，皆风候也。大抵肝风心火二者交争，而后发搐，故热必论虚、实，症必分顺、逆，治则有后、先，盖实热为急惊，虚热为慢惊，慢惊当无热，其发热者虚也，急惊属阳，用药以寒，慢惊属阴，用药以温，然又必明浅深、轻重、进退、疾徐之机。

故曰：热必论虚实，男搐左视左，女搐右视右，男眼上窜，女眼下窜，男握拇指出外，女握拇指入里，男引手挽左直右曲，女引手挽右直左曲，凡此皆顺。反之则逆，亦有先搐左而后双搐者，但搐则无声，搐逆则有声，其指纹湾弓入里者顺，反外者逆，出入相半者难痊。故曰：症必分顺逆。

阳病阴脉，阴病阳脉，亦为反，热甚生痰，痰甚

生惊，惊甚生风，风甚发搐，治搐先截风，治风先利惊，治惊先豁痰，治痰先解热，至若四症俱有，又当兼营并理，一或有遗，必生他症，故曰：治有先后，纲领如此。

若分三者言之，暴烈者为急惊；沉得者为慢惊；至重者木克脾土为慢脾风；丹溪云：急惊用下火降痰养血药；慢惊当补脾兼安神养血药。世人以一方通治者甚妄。

叶天士云；小儿仓猝惊搐，古名阳痫，从热症治，用凉膈散（翘、栀、芩、薄、硝、黄、甘草）。以清膈间之热，此宣通一定之法，然必询病因察时候治之。

惊为七情，内与肝应，肝病惊骇，木强火炽，病来迅速，后世用龙、荟、芩、连，必加冰、麝、硝、黄，取其苦寒直降，咸苦走下，辛香通里窍之闭也，他如牛黄丸、至宝丹、紫雪丹，皆可选用。凡热邪塞窍，神识逃愦者仿此。若系火热劫烁血液，若寒咸又不中与，宜犀角地黄汤之属。方书有镇坠金石之药，有攻风劫痰之药。虽非常用，要不可不考。

又云：慢惊古称阴痫，其法急培脾胃，理中汤为主。有痰呕吐，用白附子、南星加入六君子汤。声闭如竹沥、姜汁、菖蒲开窍，是病皆他病致变，其因非一，有过饥禁食气伤，有峻药伤胃，吐血败脾，其症面青㿠白，身无热，昏倦如寐，皆宜温补，但温补或反佐姜、连耳。连理汤钱氏益黄散、异攻散择用之。

补中益气（汤）**大补**（遂生福幼篇大补元煎　熟地、党参、山药、杜仲、枣仁、枸杞、枣皮、故纸、白术、肉桂、附子、炙草、姜、枣、核桃肉。引。）温（遂生福幼篇大温中饮　熟地、白术、山药、党参、黄芪、柴胡、麻黄、肉桂、炮姜、炙草、生姜、灶心土水煎，加黄酒灌之。）**痘症虚寒要药，荆、防、地黄**（六味地黄汤加荆芥、防风）白虎地（遂生福幼篇白虎地黄汤　石膏、生地、当归、枳壳、大黄、木通、泽泻、甘草、灯芯　水煎服。）**血亏风热奇方**。

今世竞称痘疹为小儿至凶之症，而《内》《难》《金匮》并无明文，宋师巫《颅囟经》，亦只有火丹，而无痘疹。虽钱乙本此详论小儿疮疹证治，开后世治痘麻之门径，然其书只言水疱，而未当以痘称。至马伏波征交趾时，士卒染疫成疮，归而蔓延各处，其形如痘，遂以痘名之。故陈文中特立有小儿痘疹方论，而后世治痘疹者，即以钱氏、陈氏为宗，不过钱专主凉，陈专主热，二说背驰。致令后人私立痘宜温、麻宜凉之论。不知天下之病，五分之体质不同，四时之时气各异，随时随地，变化不拘一说。近人黄坤载，谓痘原寒疫，宜以汗解皮肤；疫为温疫，宜以凉泄营分；理虽纯正，亦只言其常，而未及其变，知常知变，乃可与言治痘疹矣。

总之外感各邪，暑湿风寒易袭，至于内伤诸候，心肝脾肺多因。

外感单指四项者，六淫中火统于暑，燥则本气近于寒，其标仰统于暑，内伤单指四脏者，五脏惟肾不能伤，伤则不治耳。

病未流连，速攻休误，疴方沉痼，缓补莫伤，襁袍未妥，但调其母，匍匐不快，当顾其元，奈何积久成疳，泻久成痢，疟久成癖，搐久成痫，倘泻痢而戴阳难安，或咳嗽而拖蓝可畏，头倒神亡，阳精早竭，瞳贯脉赤，肝肾先伤，身强肢软卧如尸，心脾皆殒。胸陷唇干掌内冷，肺胃俱倾。目闭肝绝无魂，狂叫热壅有祟，蠶虫脏匮，蛔吐胃空，囟中成坑，筋青肚大，目直不转，鼻孔黑枯，指甲青黑，啮齿咬人，不识吐吞，反加闷乱，鸦声鱼口，肉折皮枯，吐泻精神强，疟痢饮食绝，气冷鼻张舌出，声哑口噤头摇，火丹一周，脐风七日。

脐风抽搐，乃脐被水湿风寒所致，多发于三朝七日之中，目下先见深黄，递至鼻准人中，若黄色直到承浆者不救。脐边青黑爪甲黑，兼之撮口者，亦必不救，其兼症则吮乳口松，时时呵欠，然此症宜早治。一见黄色，即用灯火，或可挽救，夏禹铸有脐风灯火法，详录于下。

夏氏脐风灯火图

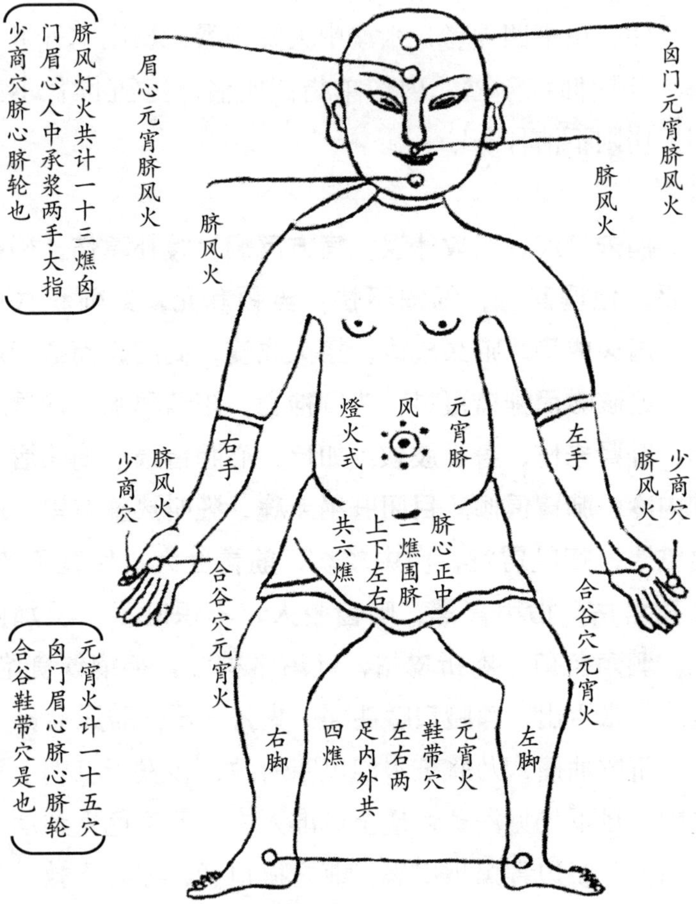

附定惊元宵灯火穴道

火丹者，谓胎毒发为赤斑，有触目之色，无碍乎之质也，古称丹毒因胎热浴汤烘衣所致。而乳母七情郁结内热外风亦能致之，以其赤如涂丹，故谓之丹。以其遍走周身，故又名赤游丹也。

小儿患此，总在周岁前后，或数岁犹患此者，亦间有之，从四肢起入腹囊者不治。当急用磁针批患处，使出血，大法外涂青黛、硝黄、滑石、鸡子、青芭蕉根之类。内服清血败毒药，惟百日内患此者忌砭。

此皆难生之证，惟是尽力而医。

小儿危候一览表

囟肿及陷　鼻孔干黑　鼻孔开张　鼻内气冷　吹鼻不嚏　目直无光　赤脉贯瞳　目青面黄　眼陷唇青　眉黑入耳　耳干如煤　发穗齿焦　人中平满　唇不盖齿　唇反舌缩　舒舌弄舌　舌如猪肝　久痢舌黑　鸦声鱼口　声哑项软　口噤不乳　腹痛鼻青　咳嗽白气入眉　锁口吊肚　摇头气喘　黑气悬针及绕口　齿黄吐利　面暗黄焦　面白肌枯　吐泄神强　惊叫咬人　四肢不收　手足心肿　十指无血　手抓人筋　肢冷不温　经纹过三关　五心凸肿　腹胀青筋　冷汗如油　渴止又渴　脉退而热不退　体热多睡　啼哭无泪　阴囊不收　臀肉不生。

欲立起死之功，当具通神之术，阐发轩岐之窍妙，

吐来灵府珠玑，完全儿女之天真，凿破医门锁钥，百沴莫滋，将济人于靡既也，一诚保赤，愿寿世其无穷乎。

【汇证】【列方】

儿科症同大人者，可照各门方药治之，兹概不录。所录者小儿专科一、二验方。且仅就保赤赋所述要症选方，以备采用。

脐风　撮口　噤风（眼闭、口噤、吐沫、便闭，百二十日以前皆名噤风。）

龙胆汤（《千金》）　治胎惊，月内气盛发热、脐风、撮口、壮热、搐掣，及中恶、诸惊，十岁以下皆可服。有魃气者加人参、当归，儿大者，一岁加五钱。

龙胆草　钩藤　柴胡　黄芩　桔梗　芍药　茯苓　甘草各五钱　蜣螂二只，去翅炙　大黄煨熟二钱半　（《直指方》有防风　麦冬　黄芩减半加枣　无蜣螂。）

上每服二钱　水煎去半服之。以渐加之，俟大便行即止。

金乌散（丹溪）　一名定命散。一名麝香散。治脐风。

川乌尖三个　蜈蚣半条，酒浸炙枯　麝香少许

每末半字金银汤下。

不乳　吐乳　妒乳（亦名螳螂子，即小儿变蒸，口内微肿，两颐内皮有泡如螳螂子者，故名此疾。不治自愈。）哺露（吐而出虫者，用布袋丸。见前哺露注中。）

藿香散（《千金方》）治毒气吐下，腹痛、逆害乳哺。

藿香一两　生姜三两　青竹茹　炙甘草各五钱

每五、六钱煎热，加升麻。

蘖黑散（钱乙）治断脐后为水湿所浸，令儿脐肿多啼不能乳哺。

黄蘖炒　釜下墨　乱发灰各等分

为末，敷脐。

白术散（钱乙）治脾虚、吐泻、烦渴、不乳、羸瘦，变为惊痫者。

人参　白术　茯苓　藿香叶　木香　葛根　甘草

葛根二两余皆一两，每服三钱。

香银圆（钱乙）治一切吐。

丁香　葛根各一两　半夏　水银各五钱

三味同末，将水银同研匀，姜汁丸如麻子大，每用一、二丸金银汤下。

虎睛丸（《颅囟经》） 治孩儿风痫、惊啼、不吃乳。

虎睛一只　犀角　子芩各等分　栀子　大黄各十分

为末，蜜丸桐子大。乳汁下七丸。

调中汤（同上） 治孩子诸疳热攻心肺，气急，昼夜有汗，日渐羸瘦，不吃乳。

柴胡　茯苓　人参　木香　桂心　大黄煨　枳壳炒　炙草　鳖甲醋炙各等分

上为末，蜜丸梧子大，每岁两丸，至五岁三丸，热水下。

吐乳方（幼幼新书）

莲心焙七枚　丁香三粒　人参三分

用研，乳汁浸令儿吮食。

夜啼、惊啼、躽啼（腹痛、躽张、蹙气而啼。）

当归散（钱乙） 治夜啼、不乳、脏寒腹痛、面青手冷、如热痛者亦啼叫不止、夜发面赤、唇焦、小便黄、与三黄丸人参汤下。

人参　当归　芍药各二钱半　炙草一钱二分　桔梗　陈皮各一钱

煎服，每一、二钱。

安神丸（钱乙）　治邪热、惊啼、一切心虚肝热、神思恍惚之症。

马牙硝　茯苓　麦门冬　寒水石　山药　甘草各五钱　朱砂一两　龙脑二分半

上末，蜜丸鸡子大，每服半丸，沙糖水化下。

花火膏（钱乙，亦作陈无择方）　治夜啼。

灯花一伙　涂乳上令儿吮之。

蝉花散（钱乙）　治惊风、夜啼、咬牙、咳嗽及咽壅痛。

蝉退　僵蚕酒炒　甘草各一分　延胡索半分

上为末，一岁一字，四、五岁半钱，蝉壳汤下，食后服。

钩藤饮（钱乙）　治小儿脏寒夜啼，阴极发躁。

钩藤　茯神　茯苓　当归　川芎　木香各一钱　甘草五分（《撮要》方有芍药一钱。）

姜　枣煎服。

囟陷　解颅　填囟　鼻风伤囟　项软

治囟开不合，鼻塞不通方（钱乙）

天南星大者，微炮去皮

为细末，淡醋调涂绯帛上，贴囟，火炙，手频熨之。

乌附膏（孙一奎） 治解颅

细辛　桂心各五钱　干姜七钱

为末，乳汁调，敷囟上，干再易之，俟儿面赤则愈。

乌附膏（《准绳》方）

川乌　附子各五钱，生捣　雄黄

共研，生葱和捣，再煮作膏，贴患处。

地黄丸（孙一奎） 治颅解不合，肾元不足或项软者。

六味地黄丸去泽泄加人参　鹿茸为丸。

天柱丸（同上） 治项风气起，颈软头不正坚，或去前，或去后者。

蛇含石醋煅七次一两　郁金三钱　麝香少许

捣饭为丸，芡实子大，每一丸荆芥汤下。

通关散（同上） 治鼻风伤囟，令儿鼻塞不能吮乳。

香附子炒　僵虫炒各三分　川芎七分　荆芥四分　细

辛二分　牙皂一分

上末，生葱白去须捣碎，调药，涂囟上。

泻青汤（《幼科铁镜》）治囟填，因肝胃风热者。

羌活　川芎　桃仁　龙胆草　当归　防风各等分　大黄少许

水煎竹叶引。

口疮　牙疳　马牙（方药见本书五卷齿痛类宜参阅之）重腭　重龈　重舌　木舌　弄舌

五福化毒丹（钱乙）治疮疹余毒上攻口齿，躁烦、咽干、口舌生疮等症。

生、熟地黄各五两　元参　天冬　麦冬各三两　甘草二两　青黛一两半

上为末，入青黛，炼蜜丸如鸡头大，每用半丸，或一丸，水化，食后服。

龙骨散（钱乙）治口疮走马疳。

砒霜　蟾酥各一字　粉霜五分　定粉（疑即靛粉）一钱五分　龙骨一钱　龙脑半字

上先研砒霜粉极细，次入龙骨再研，次入定粉等，同研，每用少许敷之。

地骨皮散（钱乙） 治肾疳龈腭，牙齿肉烂，腐臭出鲜血方。

生地五钱　地骨皮　细辛各一分　五倍子炒焦二钱

上为末，每用少许傅之，不妨频用。

兰香散（钱乙） 治小儿走马疳，牙齿溃烂，以至崩砂出血落齿者。

轻粉　兰香末各一钱　蜜陀僧半两，醋淬为末

研粉傅齿龈上，立效。

槟榔散（钱乙） 治肾疳宣露方。

木香　槟榔　人参　黄连　炙草各等分

为末，每一钱熟水调服。

甘露饮子（钱乙） 治心胃热、咽痛、口舌生疮疹皆可服又治热气，上攻牙龈肿痛动摇。

干地黄　熟地黄　天冬　麦冬　枇杷叶　黄芩　石斛　枳壳炒　甘草　茵陈

上各等分　为粗末，每用二钱，水煎，食后温服。

《千金方》 治重舌。

黄柏　竹沥浸一宿

点舌上。

马牙方（《生生宝录》） 小儿初生数日，龈上白泡如牙硬，名曰：马牙。用针挑破，以墨涂之，或用人中白调硼砂、青黛、蒲黄、黄柏、冰片等药擦上。名：清胎散。然有寒症马牙，目皮下青、唇白、流涎，啼时腰向内曲，吐乳沉闷，用针刺牙皮破而色白无血宜用此方涂之。

胡椒一粒　香附二分　羌活三分　麻黄一寸

研细，用芭蕉心内水和之，棉花涂擦患处。

保命散（张涣方） 治婴儿胎毒致生鹅口。

白矾　朱砂各二钱半　牙硝五钱

研细，服一字，水调涂舌上，先拭净舌。

茱萸膏（孙一奎） 心脾虚热、唇口生疮、重舌、木舌，用此引热下行，外用金丝膏涂口。

吴萸　为末，醋调涂脚心。

金丝膏（同上） 治小儿口疮

黄丹一钱　生蜜一两

和匀，蒸黑为度，每用少许，刷口内。

泻黄散（钱乙） 治脾热弄舌。又名泻脾散。

藿香叶七钱　栀仁一钱　石膏五钱　甘草三两　防风

四两，焙

上同锉，蜜酒微炒，为末，每服二钱，水煎。

聤耳　缠喉风（麻痒肿绕于外者）　走马喉风

治脓耳方（同上）　亦名龙骨散。

白矾火飞一钱　麝香一字　胭脂一钱

后人加海螵蛸一钱尤妙。

上同碾末，每用少许，先将棉裹杖子搌净掺之。

桔梗汤（《拔萃》）**治热肿喉痹。**

桔梗　连翘　山栀　薄荷　黄芩　甘草各五分

每末一钱煎。

透关散（《圣济》）　治缠喉风，一息不至，滴水不入，命悬呼吸间者。

雄黄　猪牙皂荚　藜芦去皮，各等分（备急方名如圣散有白矾，《准绳》名一字散，有白矾、全蝎。）

捣研为散，先含水一口，用药一字许，吹入鼻中，即吐去。水少时涎出立愈

惊风内吊（腹痛、面青、发搐），盘肠内钓（寒症腹痛、面白、肢冷、大便色青），锁肚（腹痛、坚硬、二便不通、手中口

气俱冷、用咂五心法治之），天吊（瘈疭不定、眼翻头仰，故名。治同急惊风）

至圣保命丹（《准绳》）惊风内钓，肚腹坚硬，夜多啼哭，眼目上视，手足抽搐，不省人事。

全蝎十四枚　防风　胆星　蝉退　僵蚕　天麻各二钱　白附子　辰砂各一钱　麝香五分

（一方有羌活二钱。一方加人参　茯苓。）

上末，糯米饮丸，芡实大，金箔为衣，每用一丸，钩藤灯心汤下。有热加牛黄、冰片、硼砂。

钩藤膏（钱乙）治小儿腹痛、干啼，后偃，名：盘肠内吊。

没药　乳香　木香　姜黄各四钱　鳖子仁十二个

上末，炼蜜成膏，一岁儿可服半皂子大，余以意加减，煎钩藤汤化下，次用阿魏、莪术焙末，共半钱，紫苏米饮空心调下。

塌气丸（钱乙）治虚胀，腹大，盘肠内吊可通用之。

胡椒一两　蝎尾五钱　加萝卜子　名褐丸子。（一方加木香一钱）

为末，面丸，粟米大，每服五、七丸至二十九丸，陈米饮下。

急惊风　慢惊风　慢脾风（惊即痉也，俗以因惊而得，遂名曰：惊。又分慢惊中无治之症为慢脾风，故又名曰：虚风云。）

大青膏（钱乙）治小儿热盛生风，欲作惊搐，大小便依度，口中气热。

天麻一钱　白附子一钱半　青黛一钱　蝎尾　乌蛇稍肉酒浸焙干取末各一钱　朱砂　天竺黄少许

上同研细，生蜜和成膏，每服半皂子大，至一皂子大，月中儿用粳米大，同牛黄、薄荷水化一处服之。

凉惊圆（钱乙）治惊痫。

龙胆草　防风　青黛各三钱　钩藤　黄连五钱　牛黄　麝香　龙脑各一字

面糊丸，粟米大，每服三、五丸，金银花汤下。

利惊圆（同上）治小儿急惊风。

青黛　轻粉各一钱　牵牛末五钱　天竺黄二钱

上为末，自曲糊丸，如小豆大，每用二十丸，薄荷汤下。

镇心圆（同上）治小儿惊痫心热者。

朱砂　龙齿　牛黄各一钱　铁粉　琥珀　人参　茯苓　防风各二钱　全蝎七个焙（一方无牛黄有胆星。）

上末，炼蜜丸，如桐子大，每服一丸，薄荷汤下。

保命丹（《本事》）通治急慢惊风。

虎睛一对，焙　朱砂五钱　全蝎　麝香各五分　天麻一分　蜈蚣二条

蜜丸，豆大，每用三丸，薄荷汤下。

紫雪丹（《局方》）治惊痫，百病，烦热，涎厥，胃热，发斑，一切热毒，喉痹，疮疹，卒死，温疟，疫毒，尸疰。

黄金　寒水石　磁石　滑石　石膏各四两八钱，捣碎

以上用水五升，煎至四升，去渣，入下项药。

玄参一两六钱　木香　羚羊角　犀角　沉香各半两并捣碎　升麻一两六钱　丁香　炙甘草八钱

以上八味入前药汁中，微火煎，柳木篦搅，不住手，候有七合投在木盆中半日，欲凝，入下项药。

朱砂三钱飞过　麝香当门子一钱一字研

以上二味入前药中，搅匀凉之，两日侯成紫色霜屑，每服一字至半钱，水调冷服，大小以意加减。

又牛黄丸已载暑症中，清宫汤、清营汤，系热症通

用方，并可于吴鞠通温病书中参考之，以上均急惊备用方，以下接录慢惊各剂，但慢症中，回阳救急汤、理中汤，通治寒疾各剂亦不载入。盖可于各书随手翻阅也。

钩藤饮子（钱乙） 治吐利、脾胃虚风，慢惊。

钩藤三分 蝉壳 防风 人参 麻黄 僵蚕炒 天麻 蝎尾炒，各五钱 炙甘草 川芎各一分 麝香一钱，另研入

上为细末，每用二钱，水煎，量多少与之。寒多加附子末五分。

虚风方（钱乙） 治小儿吐泻，误服冷药，脾虚风生，因成慢惊者。

大天南星一个重八九钱

掘地上坑深三寸许，用炭五斤烧令通赤，入好酒半盏在内，然后入天南星，却用炭火三两条盖却坑子，候南星微裂，取出刺碎再炒，不可稍生，候冷为末，每服五分或一字，浓煎生姜防风汤，食前调下。

温白丸（钱乙） 治小儿脾气虚，困泄，瘦冷，疳久病成慢惊者。

天麻生用半两 僵蚕炮 白附子生用 干蝎 天南星锉汤浸七次，焙，各一分

上同为末，汤浸，寒食面和丸，如绿豆大，丸好。仍放寒食面内养七日，取出。每服五、七丸至二、三十丸，空心，煎生姜米饮服。

金液丹（钱乙）　治吐利、脾虚、厥逆、多睡睛露、鼻张欲成慢惊风者。

舶上硫黄拾两，先飞炼去砂石，秤研为末

用砂盒子盛令八分满，生水和赤石脂封缝，盐泥固护，晒干，别于露地先埋一水罐子，盛水满坐，盒子在上又以泥固封，盒子底与罐口相接之处，常以三斤火养三日夜，再于顶上加火一煅，即成，候冷，取药以柳木槌乳钵内研细，每服二钱，生姜米饮调下，大小以意加减，多服取效。

逐寒荡惊汤（《福幼编》）　治小儿吐泻，误服寒冷，转为慢惊者。

胡椒　炮姜　肉桂各一钱　丁香十粒

研末，以灶心土三两煮水澄清煎药，灌之，接服理中等汤。

鸡胸　龟背

百合丹（孙一奎）　治胸高胀满其状如龟，肺胃实热者。一名宽气化痰丸。

大黄煨　天冬　杏仁　百合　木通　桑白皮　葶苈　石膏

上末，蜜丸，绿豆大，每服五丸，白汤临睡服。

枳壳防风丸（同上）　治客风入背如龟高耸。

枳壳　防风　独活　前胡　麻黄　当归　大黄煨各一钱

面糊丸，黍米大，米饮下。

囊肿　偏坠

青木香散（《颅囟经》）　治孩子阴囊如疝肿胀。

狐阴一具，炙　疾藜炒　地肤子　昆布　枳壳炒　槐子炒各一钱

上为末，空心，米饮下一钱。

钱乙治外肾肿硬成疝方

干蚯蚓为末

用唾调涂，常避风湿。

诸疳　无辜疳　丁奚　腹大项细

木香丸（钱乙） 治小儿疳瘦腹大。

木香 青黛另研 槟榔 豆蔻各一分 麝香另研钱半 续随手一两 虾蟆三个，烧

上为末，蜜丸，绿豆大，每服三、五丸至二十丸，薄荷汤下。

益黄散（同上） 亦称补脾散，治脾疳、腹大、身瘦。

陈皮一两 丁香二钱（一本作木香） 诃子煨 青皮 炙草各五钱

上为末，三岁小儿一钱半，水煎，食前服。

胡黄连丸（同上） 治肥热疳。

川黄连五钱 胡黄连五钱 朱砂一钱，另研

上共末，填入猪胆内，淡浆水煮，以杖于铫子上用线钓之，勿令着锅底，候壹炊久，取出研入芦荟、麝香各一分 饭和丸，如麻子大，每服五、七丸至二三十丸，食后，米饮下。

大胡黄连丸（钱乙） 治一切惊疳、腹胀、虫动、好吃泥土、生米、不思饮食、多睡、脏腑或闭，或泄，肤瘦、毛焦、五心烦热、疮癣等症。

胡黄连 川黄连 苦楝子各一两 白芜荑半两（秋初

三分） 芦荟，另研 干虾蟆头烧存性各一分 麝香一钱，另研 青黛两半，另研

上先将前四味为末，猪胆汁和为剂，每一胡桃大入巴豆仁一枚，置其中，油单一层裹之，蒸熟去巴豆，用米一升许蒸，令米熟为度，入后四味，为丸，少入面糊亦可，大如麻子，每用十丸至十五丸，清米饮下，食后临卧，日进三服

使君子丸（同上） 治脏腑虚、滑、疳、瘦、下利、腹胀、不乳，常服安虫、补肾、消疳、肥肌。

厚朴姜汁涂焙 炙草 诃子半生半熟 青黛各半两（兼惊及带热泄用此味，若但疳瘹不用此味） 陈皮一分 使君子肉一两

上为末，蜜丸，如鸡头大，每一丸，米饮化下，百日内一岁下者半丸，乳汁化下。

如圣丸（钱乙） 治肝脾疳热。

芜荑 川连 胡黄连各两半 使君子一两 麝香五分

以干蟾蜍酒煮成膏，为丸，以意加减，服之，人参汤下。

蚵皮丸（同上） 治小儿五疳、八利、脚细、肚大、颅解、胸陷、寒热、尪羸、脑后核起、腹内生块、小便

泔浊、咬指吃土、蛔虫咬心，名曰：丁奚。此药神效。

蚵皮酒浸焙　芜荑　黄连　胡黄连各两半　青黛半两为衣

上研末，猪胆汁面和丸，粟米大，每服三十丸，用饭饮吞下，日进三服。

蟾蜍丸（徐灵胎）治无辜疳症，一服热退，二服渴止，三服泻愈。

蟾蜍一枚（夏月沟渠中，取用大、不跳、不鸣、身多瘟者。）

上取粪蛆一杓置桶中以尿浸之却将蟾蜍跌死投与蛆食一昼夜，用布袋盛蛆置急流中一宿，取出瓦上焙干为末，入麝香一字，粳米丸，麻子大，每服二、三十丸，米饮下，其效如神。

布袋丸（《尊生》）诸疳面黄、腹大、饮食不润肌膏。

夜明砂　芜荑　使君子各二两　白术　甘草　茯苓　人参　芦荟各五钱

上末，蒸饼为丸，弹子大，每一丸以生绢袋盛，用猪精肉二两同入瓦罐煮极烂，听儿食肉饮汁，其药取起悬于风处，次日再用。

丹毒　疥癣

金华散（钱乙） 治干湿疮癣。

黄丹煅一两　轻粉一钱　黄柏粉各半两　麝香少许（一方加黄芩　大黄。）

上为末，先洗次擦，或用蜡猪脂和傅，用麻油和傅均可。

白玉散（同上） 治热毒客于肌表，皮上赤丹。

白土二钱五分（又云滑石） 寒水石五钱

为末，米醋调涂。

硝石散（《颅囟经》） 治孩儿身上无故肿，但觉肉色赤热。

硝石　大黄　绿豆各等分

为末，用鸡子白或车前草根叶涂肿上以此散敷之。又孩子胎中受风，长后满身痱痒如疥疮者，宜葱白、硫黄、朴硝熬油中下蜡少许，研细旋涂之。

《颅囟经》诸丹治法　丹名颇多，无方者不录，药名不释者不录。

凡起脐中，曲臂，头背，阴踝，背脊，面上，两胁，耳上，及遍身赤绿色者，皆可用猪粪烧灰，并槽中泥调涂之，日三次。

从肚起，名神灶丹，用土蜂窠、杏仁、腻粉、生油，调涂。

从踝起，名尿灶丹，用屋四角头茅草烧灰，鸡子白调涂。此方亦治废灶丹。从曲臂起者。又治土灶丹。从阴踝起者。

从阴囊起者，胡吹灶丹，用水茄窠下泥和苦酒涂之。

腹背遍身者，天火丹。用桦皮白末和生油或赤石脂调涂之。

头项起者，天雷丹。用屋漏水调灶中泥涂之。

头背上起者，神气丹。用牯牛骨烧灰羊脂涂之。

从耳起者，萤火丹。圣惠方以醋涂之。

大连翘饮（孙一奎） 治胎热、大小便秘、诸般疮疥、丹毒、风疹、壮热。

连翘　瞿麦　荆芥　木通　当归　防风　赤芍　柴胡　滑石　炙甘草　蝉退各一钱　山栀　黄芩各五分

上看大小，每加紫草煎服，热甚者可加大黄。（《金鉴》方有牛蒡子、车前子。）

惺穹散（孙一奎） 治赤游丹毒、中气弱不可服寒凉者。

四君子汤加桔梗水煎服。

葛根白术散（同上） 治赤白丹毒，不可太凉者。

白术　茯苓各二钱　木香　甘草各一钱　赤芍　葛根各三钱　枳壳二钱半

每三钱水煎服。

防己散（同上） 丹毒、赤游风，入腹、入肾防其杀人。

汉防己五钱　朴硝　犀角　黄芩　黄芪　升麻各七钱（一方无朴硝有泽泻。）

上每服二、三钱加竹叶五片煎服。

伤风（风寒、风温） 伤寒（伤寒宜照仲景六经法治之，兹录一二古方者，备参考耳。）

抱龙圆（钱乙，亦见和剂） 治风寒、温疫、伏暑、身热、昏睡气粗疾壅、惊风潮搐、虫毒等症。

天竺黄一两　雄黄一钱，水飞　辰砂　麝香各别研五钱　天南星　四两腊月酿牛胆中阴干，如无只将生者去皮脐锉炒干用。（一方有僵蚕、牛黄、全蝎、琥珀、茯苓。服法用灯心薄荷汤下。）

上为末，煮甘草水和丸，皂子温水化下，百日小儿每丸作三、四服。

惺惺散（钱乙，亦见和剂方） 治伤寒时气，风热痰壅、咳嗽及气不和。

桔梗　细辛　人参　甘草　白术　茯苓　栝蒌根各一两（一方有防风。一方有川芎。）

为末，每服二钱，水煎，入薄荷五叶，可加生姜

新选七方　从宋本《传信适用方》录出。

四库全书中《传信适用方》云：姑熟李氏《小儿保生要方》三卷其论议治疗之法甚详明，有钱氏所未及言者，予家常用之辄应手效，今选录数方于下。

常用米朱膏，安神、镇惊、去痰、退热。

人参　茯神　防风　山药　甘草　黄芪蜜炙　麦门冬去心，各半两　朱砂六钱，研　麝香半字

上为细末，研匀炼蜜丸，如樱桃大，金箔为衣，每服半粒或一粒，薄荷汤化下，不拘时。

欢喜散　治小儿感外风，发热、头痛、无汗、恶风，或些小温度，鼻塞、清涕、泪出、喷嚏并皆治之。

防风　人参　甘草炙　天麻　前胡各二钱半　细辛一钱半　柴胡一钱半　白茯苓二钱　桔梗二钱　枳壳去白麦炒秤二钱半　川芎三钱

上为细末，每服三钱，周岁以上用一钱匕，水六盏

薄荷两叶同煎，数沸，通口服，不拘时，更量力加减。

六神散 治小儿胃气不和、表里俱虚、脏腑冷泻、不饮饮食及治身热，服药既表解后再发热者，盖气不归元而阳浮于外故耳，此非热症也。当用此药加粳米煎，和其胃气身体自凉，如治胃冷及冷泻即加附子，治风症加天麻，治痢加罂粟壳，同煎服之。

人参　白茯苓　干山药　白术　白扁豆　甘草炙

上六味等分，为细末，每服一大钱，水半盏，枣一个、生姜二片同煎至三分，通口服。

白附子丸 治小儿青粪及吐，而冷症多者。

白附子一分为末　蝎稍一分为末　舶上硫黄半两，细研　半夏半两，生为细末，用生姜自然汁和成剂，拍作小钱，大饼子，沸汤内下候煮熟，不麻人为度，取出研成胶。

上将前三味一处研匀，入在半夏胶内和，令得所干即添汤丸，如萝卜子大，每服三、五十丸米汤或乳汁下。

羌活膏 治小儿胃虚、吐湿、生风。

羌活　天麻　防风各半两　人参　茯苓　蝎酒炒　桂各一分　朱砂一钱，研　水银一钱　硫黄一钱　以上二味同研如泥。

上先将八味为细末，入水银硫黄研匀，炼蜜成膏，每服一皂子大，用荆芥薄荷汤化下，食前服更，量度加减。

小儿青粪者，冷也，亦是肝克脾之症也。肝属木，其色青，脾属土，其色黄。粪黄者脾家之本色也，若脾受肝克，则其粪青。肝木主风，宜早治之，不尔成脾风，发痫也。然所谓青粪者，才下便青，若初下时黄，良久乃青。小儿安乐者皆然，不可认为青粪也，可服白附丸、羌活膏。

治小儿吐泻，初定当服醒脾散。

天南星，沸汤浸洗七遍。

上一味为细末　一岁儿每服半钱匕，以河水七盏、冬瓜子七粒同煎至二分，温服，不拘时候。

御米饮子　治赤白痢

罂粟壳半两　人参一分　厚朴一两，去粗皮锉姜汁炒熟　白茯苓半两　干姜炮一分　乌梅三个，连核用　甘草半两，炙

上为粗末，每用五钱匕，水一盏半、生姜三片、枣一个、同煎至一盏，去滓，温服，量儿大小分作服数。若赤多者，加黑豆三十粒同煎。

小儿暑月多吐泻，其症不一，宜详审其因由，用药不可差谬。有伏暑一泻者，小水必不利，宜服五苓散、香芋散。有伤食吐泻者，其吐及粪皆有酸臭气，宜服感应丸。此三方易知今不复载。泻久唇白粪色亦白及泻粪颇多者，因而成冷也，宜以前方六神散，每二钱匕加附子一钱匕煎，作三、四服以防变痢也。

凡泻者不可急以热药止之，若以热药止之便变成痢。凡病痢者皆因有积，赤痢热积也；白痢冷积也；赤白痢冷热不调积也；赤多白少者，热多而冷少也。白多赤少者，冷多而热少也。

附预验小儿病候吉凶方

问命丸（《颅囟经》） 一名保童丸

朱砂　麝香　新蟾蜍各等分

上研合成剂，盒子内盛丸如麻子大，又于一盒子内水浸一丸以箸头点入儿鼻孔中或得七喷，可以治之，五喷即甚，三喷必死矣。此不可深着水浸，临时入滴，水浸之，可也。